Atlas and Anatomy of PET/MRI, PET/CT and SPECT/CT

PET/MRI, PET/CT 及 SPECT/CT 解剖图谱

〔美〕埃德蒙·基姆

主　编　〔韩〕任亨浚

〔韩〕李东洙

〔韩〕孔建旭

主　译　黄云超　孙　华

副主译　陈　龙　杨聪慧

天津出版传媒集团

天津科技翻译出版有限公司

著作权合同登记号：图字：02-2017-2

图书在版编目(CIP)数据

PET/MRI，PET/CT及SPECT/CT解剖图谱／（美）埃德蒙·基姆（E. Edmund Kim）等主编；黄云超等译. —天津：天津科技翻译出版有限公司，2017.8

书名原文：Atlas and Anatomy of PET/MRI，PET/CT and SPECT/CT

ISBN 978-7-5433-3670-4

Ⅰ.①P… Ⅱ.①埃… ②黄… Ⅲ.①计算机X线扫描体层摄影-图谱 Ⅳ.①R814.42-64

中国版本图书馆CIP数据核字(2017)第015774号

Translation from the English language edition：
Atlas and Anatomy of PET/MRI, PET/CT and SPECT/CT
by E. Edmund Kim, Hyung-Jun Im, Dong Soo Lee and Keon Wook Kang
Copyright © SPRINGER International Publishing Switzerland 2016
This work is published by Springer Nature
The registered company is Springer International Publishing AG
All Rights Reserved

中文简体字版权属天津科技翻译出版有限公司。

授权单位：Springer-Verlag GmbH
出　　版：天津科技翻译出版有限公司
出 版 人：刘 庆
地　　址：天津市南开区白堤路244号
邮政编码：300192
电　　话：(022)87894896
传　　真：(022)87895650
网　　址：www.tsttpc.com
印　　刷：山东临沂新华印刷物流集团有限公司
发　　行：全国新华书店
版本记录：889×1194 16开本 31印张 550千字
　　　　　2017年8月第1版 2017年8月第1次印刷
　　　　　定价：280.00元

（如发现印装问题，可与出版社调换）

主译简介

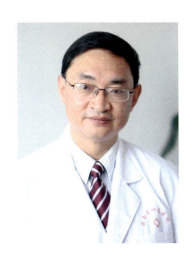

黄云超，教授、博士、博士研究生导师，云南省肺癌研究所所长、云南省癌症中心主任、云南省肿瘤医院暨昆明医科大学第三附属医院院长，主要从事肺癌等胸部肿瘤临床科研教学工作。教育部高原区域性高发肿瘤国际合作联合实验室主任、中国肺癌防治联盟云南分盟主席、云南省肺癌防治协会会长、云南省高校胸外科科技创新团队主任，中国抗癌协会肺癌专业委员会常委、中华预防医学会肿瘤预防与控制专业委员会常委、云南省抗癌协会肺癌专业委员会主任委员、云南省医师协会胸外科医师分会主任委员、云南省肺癌研究重点实验室及肺癌国际合作基地主任。

云南省医学领军人才、云南省学术技术带头人、云南省高发肺癌防治研究创新团队首席科学家。主持国家自然科学基金重点项目、面上项目、地区基金、科技强省重点项目等15项，主持科研项目成果获云南省科技进步一等奖、二等奖等6项。在国内外医学杂志上发表学术论文150余篇，其中SCI论文30余篇。主编《临床肺癌学》《临床肿瘤外科学》《临床肿瘤学概论》等专著11部，参与编写和翻译《胸心外科学》《肿瘤早诊早治》等专著多部。担任《中国胸心血管外科临床杂志》《中国肺癌杂志》《中国心血管病研究杂志》等杂志编委。

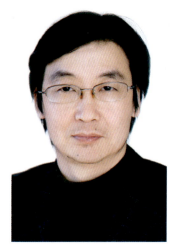

孙华，主任医师、教授、硕士研究生导师，云南省肿瘤医院暨昆明医科大学第三附属医院PET/CT中心主任。从事影像医学与核医学工作31年，具有扎实的专业理论知识和丰富的临床实践经验。

曾获云南省卫生厅科技进步三等奖2项。国家自然科学基金地区项目1项。在省级以上刊物发表论文30余篇。参与编写全国高等医学院校规划教材《核医学》，参与完成2部医学专著的编写工作。现负责全科室的业务、科研、教学及行政工作。

目前担任中国医师协会核医学医师分会第三届委员会委员、中国医师协会核医学医师分会委员会信息宣传工作委员会委员、中华医学会核医学云南分会常务委员、云南省肺癌防治协会第一届理事、中国肺癌防治联盟云南分盟委员、中国肺癌防治联盟云南省肿瘤医院肺结节诊治分中心副主任、云南省预防医学会乳腺癌专业委员会常委、云南省医师协会肿瘤生物治疗医师分会第一届委员会委员、云南省医院协会核医学管理工作委员会第一届委员会委员、云南省医院协会医学影像管理工作委员会第一届委员会委员、云南省抗癌协会肿瘤影像专业委员会第一届委员会委员、中国西部肺癌研究协作中心云南分中心委员、云南省抗癌协会肉瘤专业委员会第一届委员会委员。

译者名单

主　译　黄云超　孙　华

副主译　陈　龙　杨聪慧

译　者　(按姓氏汉语拼音排序)

陈　龙　云南省肿瘤医院暨昆明医科大学第三附属医院 PET/CT 中心，博士

管一晖　复旦大学附属华山医院 PET/CT 中心主任，主任医师、教授、博士研究生导师

黄云超　云南省肿瘤医院暨昆明医科大学第三附属医院院长，云南省癌症中心主任，主任医师、教授、博士研究生导师

廖承德　云南省肿瘤医院暨昆明医科大学第三附属医院放射科副主任，副主任医师、副教授、硕士研究生导师

孙　华　云南省肿瘤医院暨昆明医科大学第三附属医院 PET/CT 中心主任，主任医师、教授、硕士研究生导师

唐晓霞　昆明医科大学第二附属医院药学部，硕士

汪　春　云南省肿瘤医院暨昆明医科大学第三附属医院 PET/CT 中心，硕士

谢　燃　云南省肿瘤医院暨昆明医科大学第三附属医院 PET/CT 中心，硕士

徐艳红　云南省第一人民医院核医学科，主管技师

颜建华　新加坡临床影像研究中心、山西医科大学分子影像精准诊疗协同创新中心，博士

杨聪慧　云南省肿瘤医院暨昆明医科大学第三附属医院 PET/CT 中心，在读硕士

赵　升　云南省肿瘤医院暨昆明医科大学第三附属医院 PET/CT 中心，在读硕士

周智洋　中山大学附属第六医院放射科主任，主任医师、教授、硕士研究生导师

编者名单

Jamilla Gomez, MD National Kidney and Transplant Institute, Quezon City, Philippines

Hyung-Jun Im, MD, PhD Department of Nuclear Medicine, Seoul National University, Seoul, Republic of Korea

Keon Wook Kang, MD, PhD Department of Nuclear Medicine and Cancer Research Institute, Seoul National University, Seoul, Republic of Korea

E. Edmund Kim, MD, MS Department of Radiological Sciences, School of Medicine, University of California at Irvine, Irvine, CA, USA

Yong-il Kim, MD, PhD Department of Nuclear Medicine, Seoul National University Hospital, Seoul, Republic of Korea

Dong Soo Lee, MD, PhD Department of Nuclear Medicine and Department of Molecular Medicine and Biopharmaceutical Sciences, Seoul National University, Seoul, Republic of Korea

Sohyun Park, MD Department of Nuclear Medicine, Seoul National University Hospital, Seoul, Republic of Korea

Min Young Yoo, MD Department of Nuclear Medicine, Seoul National University Hospital, Seoul, Republic of Korea

中文版前言

精准医学，影像先行。

自19世纪末发现X线以来，历经百余年的探索和实践，医学影像学取得了举世瞩目的不凡成就。20世纪70年代初，在普通X线成像的基础上发展而来的CT成像技术开创了以体层成像和计算机图像重建为特征的医学成像新阶段；其后10年，以诊断中枢神经系统和软组织病变见长的无创性MRI也正式应用于临床；PET成像是进行功能、代谢和受体显像的技术，具有无创的特点，是目前临床上用以诊断和指导治疗肿瘤的最佳手段之一。反映解剖学信息的放射学和反映代谢水平的核医学并驾齐驱，在各自的领域均有独特的优势，但不同影像学技术"尺有所短，寸有所长"，因此复合型设备——融合解剖形态和功能代谢特点信息的融合检查技术成为医学影像学发展的趋势和方向。

近年来，多种融合影像设备(尤其是PET/CT)在我国多地蓬勃发展，为守卫人民群众的健康做出了卓越贡献，但医师的诊断经验和技师的操作水平依然有很大的提升空间。本书中PET/CT、PET/MRI及SPECT/CT是目前融合医学影像的经典代表，原著者是该领域经验丰富的专家学者，书的内容严谨，案例丰富而详实。我们希望借助本书的翻译，为我国广大核医学医师、影像学医师，以及影像医学与核医学专业研究生在融合设备的使用，尤其是疾病诊断方面提供一定的参考，为实现疾病的精准诊疗提供有力支持。

《PET/MRI，PET/CT及SPECT/CT解剖图谱》是一本非常实用的临床应用图谱，由多位工作在临床一线的影像学医师共同完成，书中收集了100余例典型、不典型或疑难病例，内容涉及PET/MRI、PET/CT及SPECT/CT在呼吸系统、消化系统、神经内分泌系统、生殖系统、循环系统等多个系统病变中的应用，并重点论述了上述融合诊断设备在不同部位肿瘤的诊断、分级与分期及疗效评价中的应用。通过对1000余幅图像的影像特征分析，可以指导初学者快速解析PET/MRI、PET/CT及SPECT/CT图像。

《PET/MRI，PET/CT及SPECT/CT解剖图谱》由云南省肿瘤医院暨昆明医科大学第三附属医院PET/CT中心基于科室九年多的临床实践，结合当今融合图像发展趋势翻译而成，是首部系统介绍PET/MRI、PET/CT及SPECT/CT临床应用的专著。本书内容全面、图文并茂，以具体案例形式编排，病例资料真实可靠，影像图片清晰全面，具有极强的学术价值和实用性。本书既可作为与PET/MRI、PET/CT及SPECT/CT等影像相关的核医学医师、放射学医师、临床医师和工程技术人员的标准工具书，同时也可作为本科生和研究生的参考教材。

在此书的翻译过程中,云南省肿瘤医院的党政领导给予了充分的关怀,我院 PET/CT 中心的诸位同仁和天津科技翻译出版有限公司的编辑们为此书的顺利出版付出了辛勤的努力,然而由于译者水平有限,纰漏在所难免,恳请各位同道不吝指正!

谨以此书献给云南省肿瘤医院暨昆明医科大学第三附属医院 PET/CT 中心成立九周年以及正在路上的同道们!

2017 年 5 月于昆明

前　言

自从我们2007年出版发行《PET/CT及SPECT/CT断层解剖》以来，使用融合成像技术诊断疾病取得了长足的进展。相比单一成像技术而言，融合成像技术具有更高的敏感性和特异性，使其成为更为精准的图像诊断方法。

由于解剖关系的复杂性，我们很难在单纯的PET或者SPECT中准确定位病灶，而这一点在诊断疾病中是非常关键的。无论是在轴位、冠状位或者是矢状位，我们的大脑很难构建出三维的立体图像来观察病变与周围正常组织的关系。伴随着仪器的进步和计算机软件提供的矫正技术，我们已经使用了新的PET/CT及SPECT/CT图像，此外，我们也新加入了PET/MRI图像。

在所有的融合成像中，好的工作流程是高效临床工作的重要保证。由于在放射系统上的数据采集只能是动态或静态的，因此实际上成像协议主要根据正常解剖来制订。我们编写这本图谱，其目的在于为广大核医学、放射学、肿瘤学、神经病学、心脏病学及全科医学领域的医务工作者提供断层解剖及常见病变的有效信息。

埃德蒙·基姆

任亨浚

李东洙

孔建旭

致 谢

我们由衷地感谢韩国国立首尔大学总医院的同事们；我们真诚地感谢美国得克萨斯州安德森癌症中心的同事们；同样，请允许我们对无怨无悔支持我们工作的爱人和孩子们表达我们的谢意。我们感谢施普林格出版社的 Lee Klein 先生及其助手为此书的出版付出的艰辛努力。

目　录

第1章　PET/MRI 解剖图谱 ·· 1

1.1　大脑 ·· 1
1.1.1　病例1 ·· 1
1.1.2　病例2 ·· 1

1.2　头颈部 ·· 13
1.2.1　病例1 ·· 13
1.2.2　病例2 ·· 19

1.3　胸部 ·· 21
1.3.1　病例1 ·· 21
1.3.2　病例2 ·· 32

1.4　腹部 ·· 35
1.4.1　病例1 ·· 35
1.4.2　病例2 ·· 39
1.4.3　病例3 ·· 47
1.4.4　病例4 ·· 52
1.4.5　病例5 ·· 58
1.4.6　病例6 ·· 63
1.4.7　病例7 ·· 67
1.4.8　病例8 ·· 69

1.5　盆腔 ·· 74
1.5.1　病例1 ·· 74
1.5.2　病例2 ·· 85
1.5.3　病例3 ·· 85

1.6　肌肉骨骼系统 ·· 101
1.6.1　病例1 ·· 101
1.6.2　病例2 ·· 108
1.6.3　病例3 ·· 111

参考文献 ·· 119

第2章 PET/CT 解剖图谱 ... 121

2.1 FDG ... 122
2.1.1 脑、头颈部 ... 122
2.1.2 胸部 ... 151
2.1.3 腹部 ... 188
2.1.4 其他 ... 251

2.2 非-FDG ... 277
2.2.1 ^{11}C-乙酸盐 ... 277
2.2.2 ^{11}C-甲硫氨酸 ... 288
2.2.3 ^{11}C-PIB ... 303
2.2.4 ^{18}F-FP-CIT ... 317
2.2.5 ^{18}F-氟马西尼 ... 334
2.2.6 ^{68}Ga-精氨酸-甘氨酸-天冬氨酸（RGD） ... 340
2.2.7 ^{68}Ga-DOTA-TOC ... 349

参考文献 ... 356

第3章 SPECT/CT 解剖图谱 ... 359

3.1 肿瘤 ... 360
3.1.1 肝细胞癌 ... 360
3.1.2 肝转移癌 ... 361
3.1.3 神经内分泌肿瘤 ... 364
3.1.4 成神经细胞瘤 ... 385
3.1.5 神经节细胞瘤 ... 386
3.1.6 甲状腺癌 ... 388
3.1.7 甲状旁腺腺瘤 ... 403
3.1.8 间皮瘤 ... 417
3.1.9 骨肿瘤 ... 419
3.1.10 骨转移（瘤） ... 420

3.2 骨 ... 428
3.2.1 创伤 ... 428
3.2.2 退行性病变 ... 437
3.2.3 缺血性坏死 ... 447

3.3 其他 ... 448
3.3.1 胃肠道出血 ... 448
3.3.2 脓肿 ... 454
3.3.3 异位甲状腺 ... 455

3.3.4 脑脊液（CSF） …… 456

3.3.5 中央静脉阻塞 …… 458

3.3.6 淋巴结 …… 459

3.3.7 肺（V/Q） …… 464

3.3.8 副脾 …… 468

3.3.9 肾上腺增生 …… 473

参考文献 …… 474

索引 …… 477

第 1 章 PET/MRI解剖图谱

自融合正电子发射型断层显像/计算机断层扫描成像(PET/CT)的巨大成功之后,人们继续致力于开发融合正电子发射断层显像/磁共振成像 (PET/MRI)系统。近来,通过用光电倍增管(PMT)替代雪崩光电二极管(APD)或硅倍增器(SiPM),已经研发出来了磁场兼容的 PET 部件。这使得 PET/MRI 的研发和商业化成为可能。商业同步 PET/MRI 现在正在寻求临床验证。与 PET/CT 系统相比,同步PET/MRI 系统具有几个内在优点,包括较低的辐射剂量、较高的软组织解剖图像分辨率以及使用新型多功能 PET/MRI 探针的可能性。此外,有望同时获取解剖图像和 PET 图像。PET/MRI 具有比 PET/CT 更高的软组织分辨率;因此,阅片医师应该通过良好的训练,能够分辨 MRI 图像中的正常解剖与病变,以便正确地读取 PET/MRI 诊断报告。有许多 MRI 图书和图谱可用于帮助理解和阅读 MRI 图像;然而,几乎没有 PET/MRI 图谱。本章包括大脑、头颈部、胸部、腹部、盆腔和肌肉骨骼系统恶性肿瘤的典型 PET/MRI 病例。在每一个病例中,病变和周围正常解剖结构都会被标明以便于理解[1-4]。

1.1 大脑

1.1.1 病例 1

患者,男,75 岁,因眩晕及两腿进行性无力 1 个月就诊。脑部 CT 怀疑脑肿瘤,因此行 ^{18}F- 氟代脱氧葡萄糖(^{18}F-FDG)PET/MRI 检查。

脑部 FDG PET/MRI 图像显示一个明显高信号的肿块伴代谢增高,累及胼胝体体部。扫描范围内其余部分未发现异常代谢增高灶。上述改变提示原发性中枢神经系统(CNS)淋巴瘤可能,立体定向活检证实该病变为弥漫性大 B 细胞淋巴瘤[5,6](图 1.1 至图 1.8)。

1.1.2 病例 2

患者,女,74 岁,因右手刺痛及失语 10 天就诊。脑部 CT 怀疑脑肿瘤,行 FDG PET/MRI 检查。

脑部 FDG PET/MRI 图像显示左侧额顶叶、小脑多发环状强化并高代谢转移结节伴瘤周水肿。全身 FDG PET/MRI 图像显示 C7 及 L5 骨转移病变呈高代谢。同时,乙状结肠局部显示高代谢病变。随后结肠镜检查及活检证实为乙状结肠癌。转移性病变考虑来源于结肠[7](图 1.9 至图 1.21)。

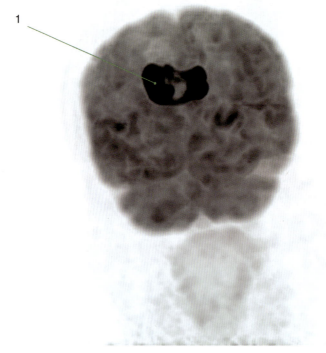

图 1.1 （1）原发性中枢神经系统淋巴瘤

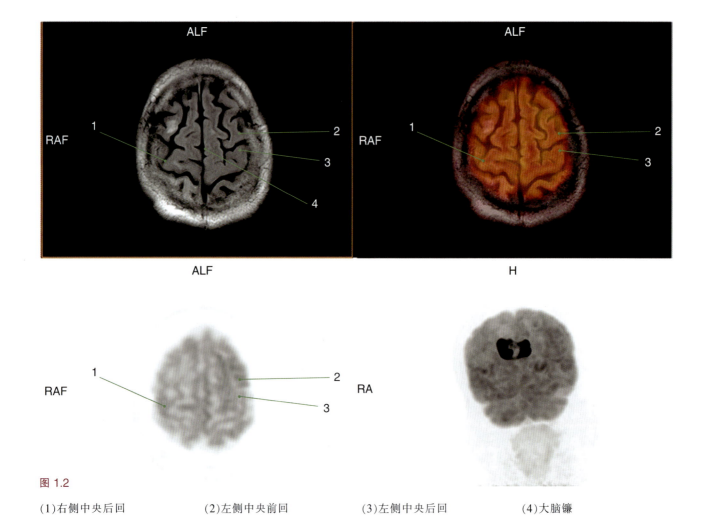

图 1.2

(1)右侧中央后回　　　　(2)左侧中央前回　　　　(3)左侧中央后回　　　　(4)大脑镰

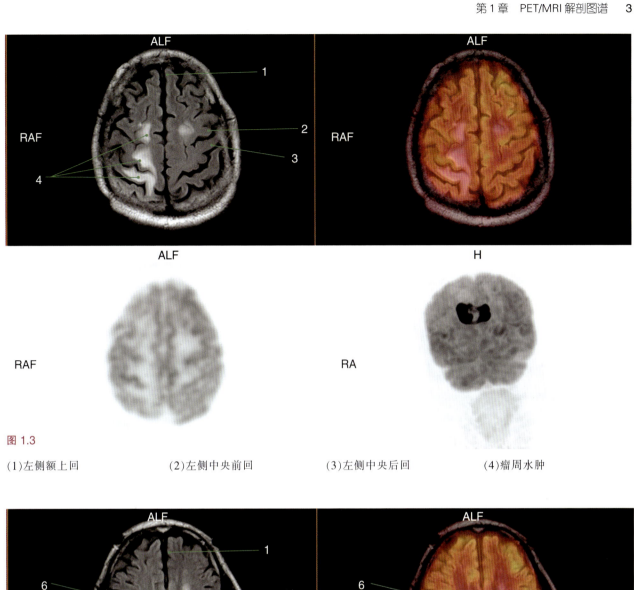

图1.3

(1)左侧额上回　　　　(2)左侧中央前回　　　　(3)左侧中央后回　　　　(4)瘤周水肿

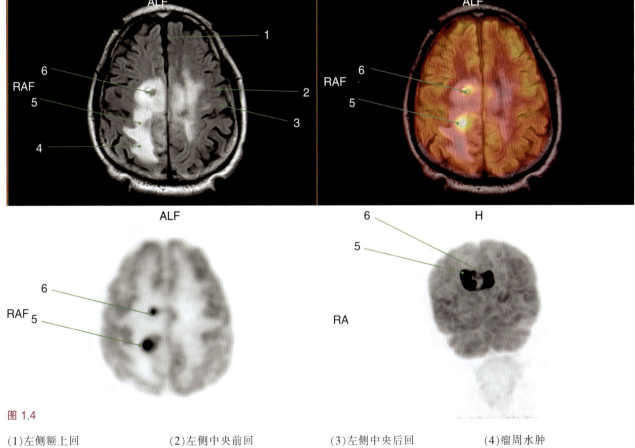

图1.4

(1)左侧额上回　　　　(2)左侧中央前回　　　　(3)左侧中央后回　　　　(4)瘤周水肿
(5)右侧顶叶白质原发性中枢神经系统淋巴瘤　　　　(6)右侧额叶白质原发性中枢神经系统淋巴瘤

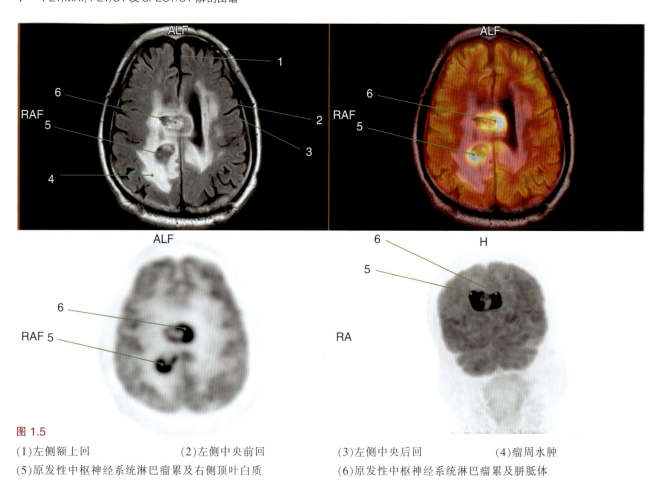

图 1.5

(1)左侧额上回　　　　　　(2)左侧中央前回　　　　　(3)左侧中央后回　　　　　(4)瘤周水肿
(5)原发性中枢神经系统淋巴瘤累及右侧顶叶白质　　　(6)原发性中枢神经系统淋巴瘤累及胼胝体

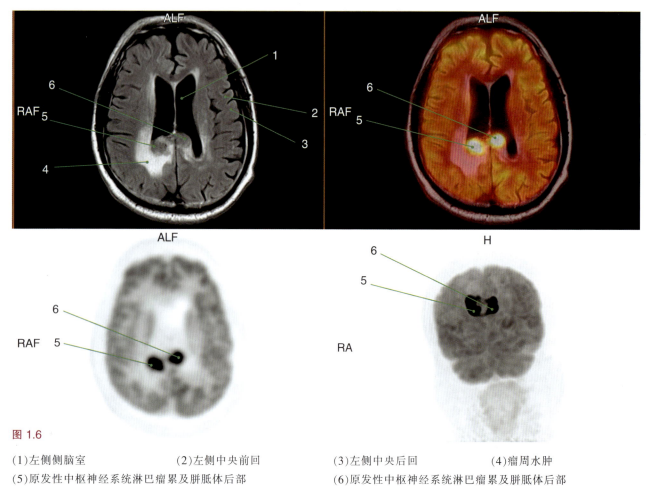

图 1.6

(1)左侧侧脑室　　　　　　(2)左侧中央前回　　　　　(3)左侧中央后回　　　　　(4)瘤周水肿
(5)原发性中枢神经系统淋巴瘤累及胼胝体后部　　　　(6)原发性中枢神经系统淋巴瘤累及胼胝体后部

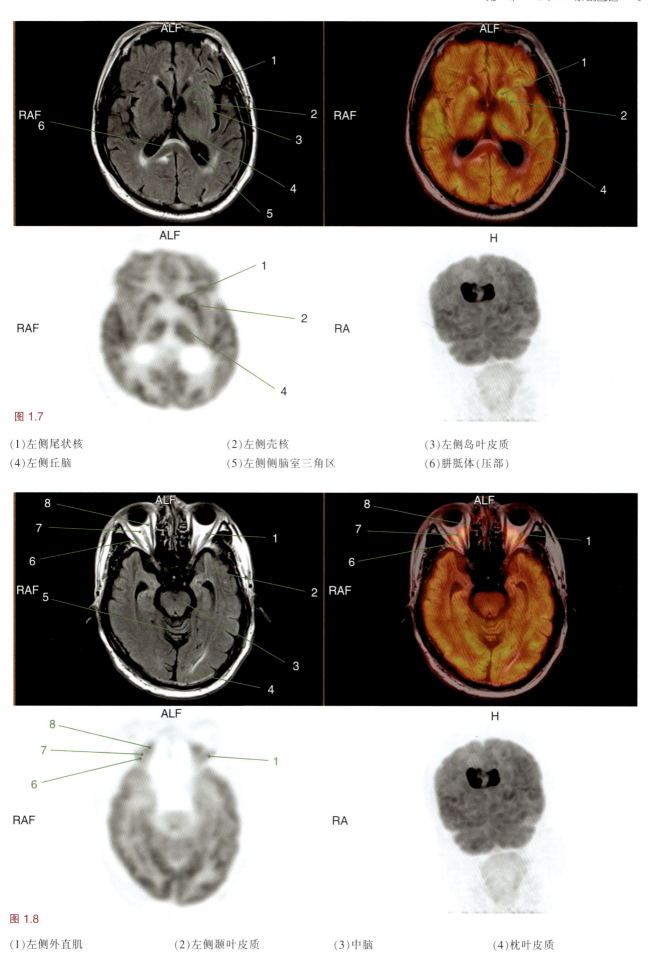

图 1.7

(1) 左侧尾状核　　　　(2) 左侧壳核　　　　(3) 左侧岛叶皮质
(4) 左侧丘脑　　　　　(5) 左侧侧脑室三角区　(6) 胼胝体(压部)

图 1.8

(1) 左侧外直肌　　　　(2) 左侧颞叶皮质　　　(3) 中脑　　　　　(4) 枕叶皮质
(5) 小脑蚓部　　　　　(6) 右侧外直肌　　　　(7) 视神经　　　　(8) 右侧内直肌

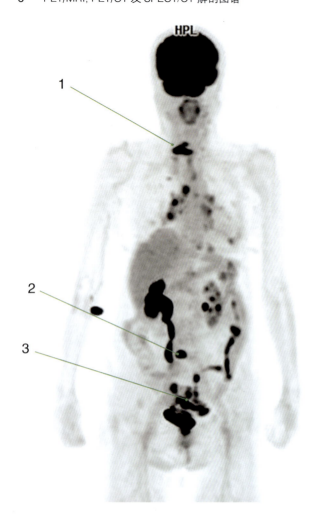

图 1.9

(1)颈椎骨转移
(2)腰椎骨转移
(3)乙状结肠癌

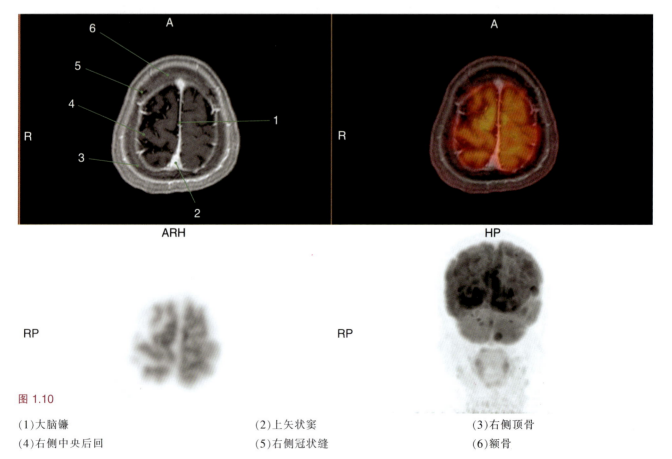

图 1.10

(1)大脑镰　　　　　　　(2)上矢状窦　　　　　　(3)右侧顶骨
(4)右侧中央后回　　　　(5)右侧冠状缝　　　　　(6)额骨

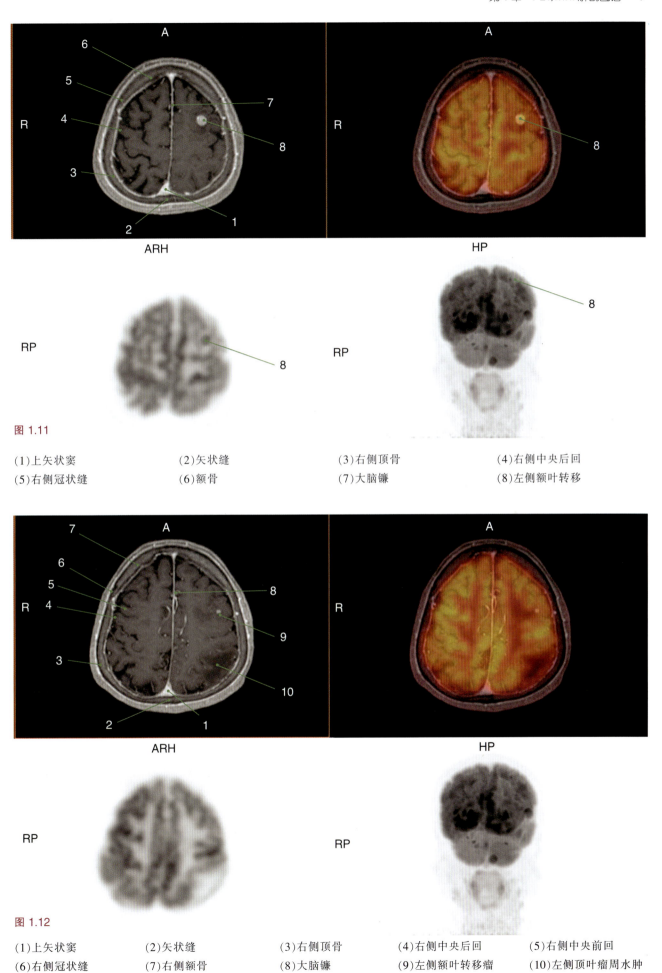

图 1.11

(1)上矢状窦　　　　　(2)矢状缝　　　　　(3)右侧顶骨　　　　　(4)右侧中央后回
(5)右侧冠状缝　　　　(6)额骨　　　　　　(7)大脑镰　　　　　　(8)左侧额叶转移

图 1.12

(1)上矢状窦　　　　　(2)矢状缝　　　　　(3)右侧顶骨　　　　　(4)右侧中央后回　　　　(5)右侧中央前回
(6)右侧冠状缝　　　　(7)右侧额骨　　　　(8)大脑镰　　　　　　(9)左侧额叶转移瘤　　　(10)左侧顶叶瘤周水肿

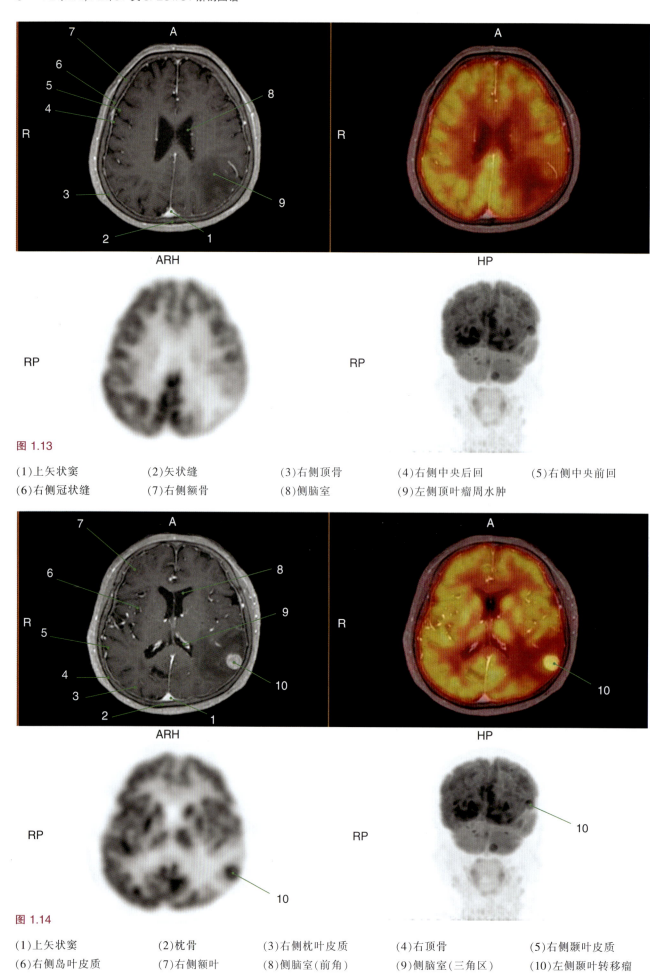

图 1.13

(1) 上矢状窦 (2) 矢状缝 (3) 右侧顶骨 (4) 右侧中央后回 (5) 右侧中央前回
(6) 右侧冠状缝 (7) 右侧额骨 (8) 侧脑室 (9) 左侧顶叶瘤周水肿

图 1.14

(1) 上矢状窦 (2) 枕骨 (3) 右侧枕叶皮质 (4) 右顶骨 (5) 右侧颞叶皮质
(6) 右侧岛叶皮质 (7) 右侧额叶 (8) 侧脑室(前角) (9) 侧脑室(三角区) (10) 左侧颞叶转移瘤

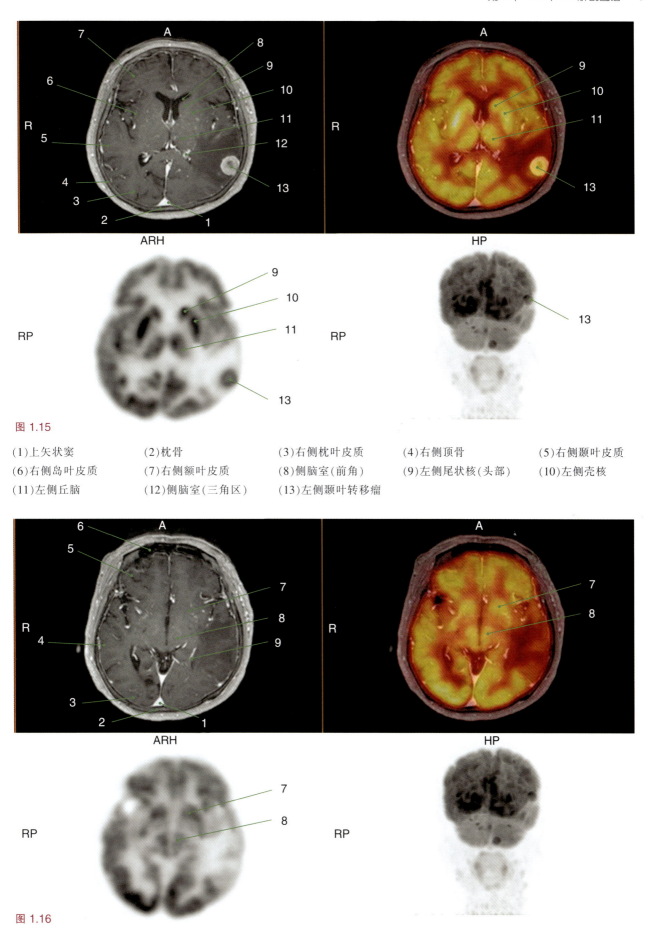

图 1.15

(1)上矢状窦　　(2)枕骨　　(3)右侧枕叶皮质　　(4)右侧顶骨　　(5)右侧颞叶皮质
(6)右侧岛叶皮质　(7)右侧额叶皮质　(8)侧脑室(前角)　(9)左侧尾状核(头部)　(10)左侧壳核
(11)左侧丘脑　　(12)侧脑室(三角区)　　(13)左侧颞叶转移瘤

图 1.16

(1)上矢状窦　　(2)枕骨　　(3)右侧枕叶皮质　　(4)右侧颞叶皮质　　(5)右侧额叶皮质
(6)额窦　　(7)左侧壳核　　(8)左侧丘脑　　(9)侧脑室(三角区)

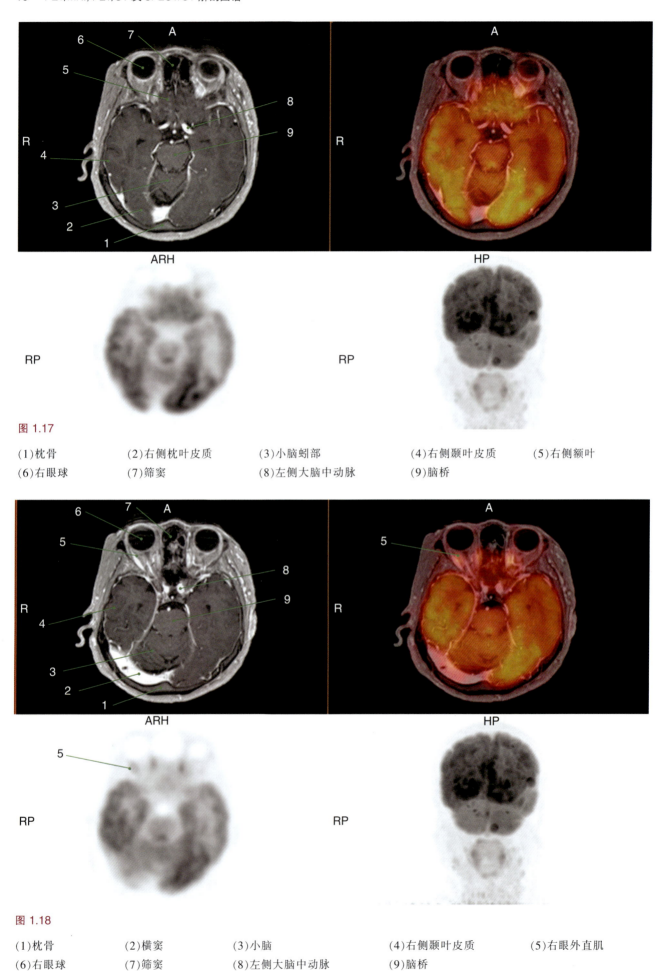

图 1.17

(1) 枕骨　　(2) 右侧枕叶皮质　　(3) 小脑蚓部　　(4) 右侧颞叶皮质　　(5) 右侧额叶
(6) 右眼球　(7) 筛窦　　　　　　(8) 左侧大脑中动脉　(9) 脑桥

图 1.18

(1) 枕骨　　(2) 横窦　　　　　　(3) 小脑　　　　　(4) 右侧颞叶皮质　　(5) 右眼外直肌
(6) 右眼球　(7) 筛窦　　　　　　(8) 左侧大脑中动脉　(9) 脑桥

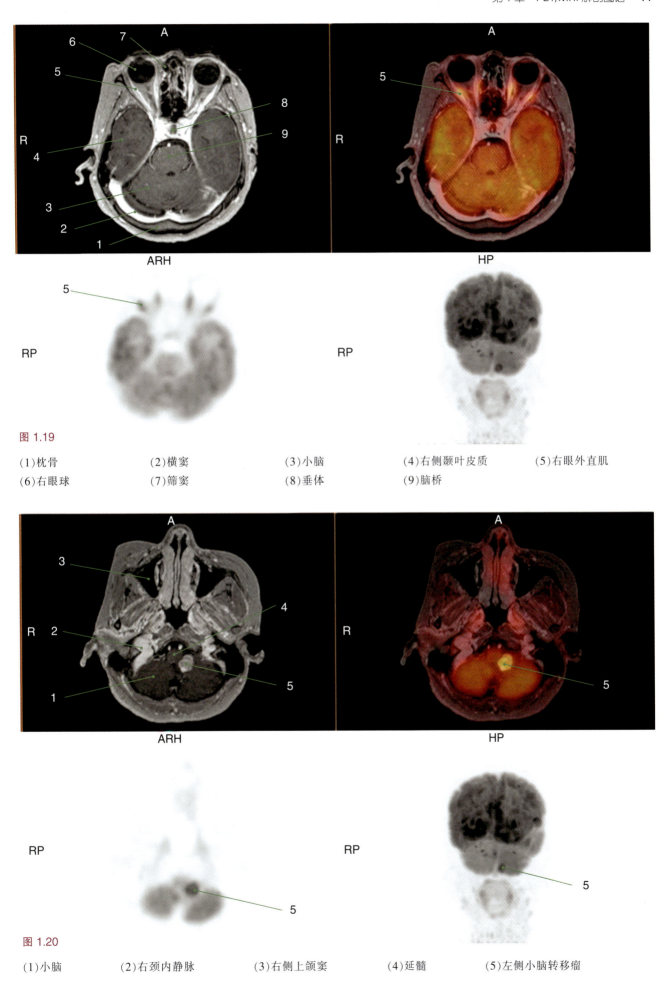

图 1.19

(1)枕骨　　(2)横窦　　(3)小脑　　(4)右侧颞叶皮质　　(5)右眼外直肌
(6)右眼球　(7)筛窦　　(8)垂体　　(9)脑桥

图 1.20

(1)小脑　　(2)右颈内静脉　　(3)右侧上颌窦　　(4)延髓　　(5)左侧小脑转移瘤

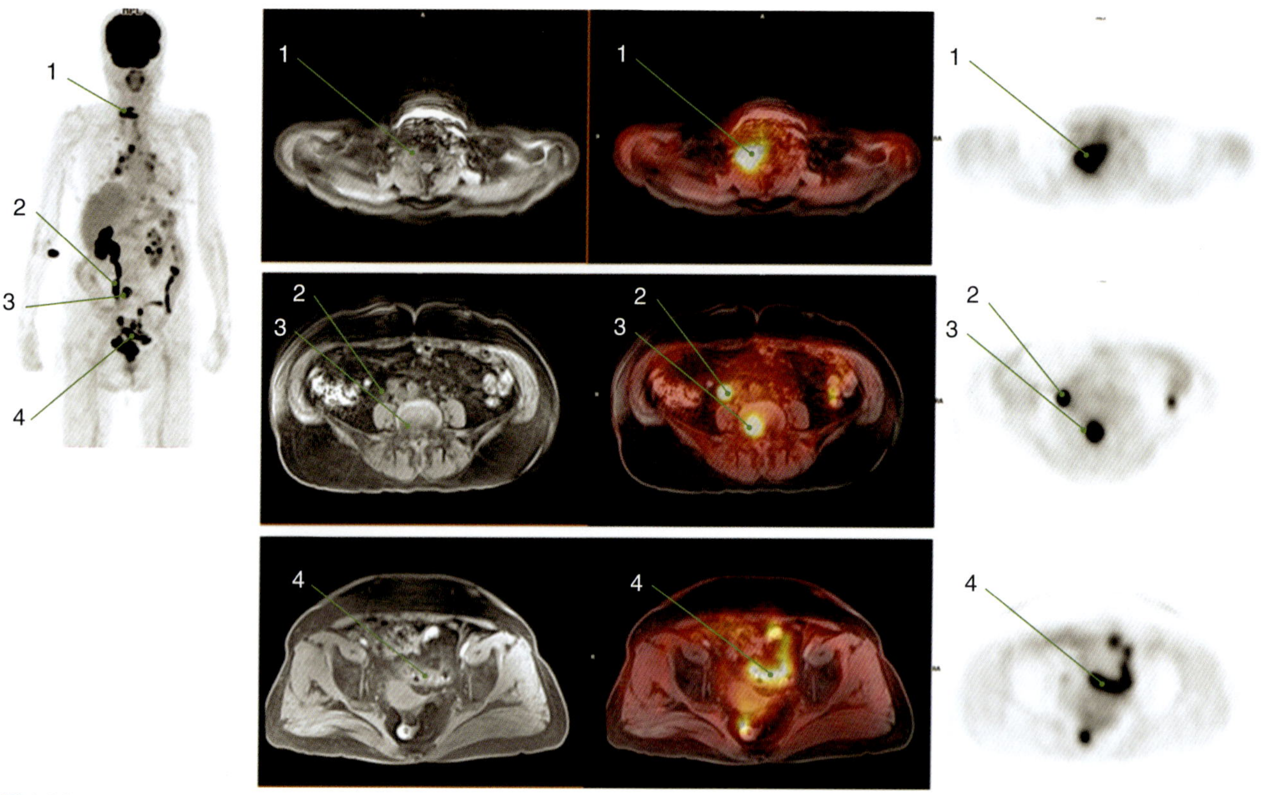

图 1.21

(1) 第 7 颈椎右侧横突骨转移　　(2) 输尿管扩张　　(3) 第 5 腰椎椎体骨转移　　(4) 乙状结肠癌

(孙华　廖承德　译)

1.2 头颈部

1.2.1 病例 1

患者,男,55 岁,因喉部疼痛就诊耳鼻喉科。耳鼻喉科检查发现右侧鼻咽部软组织肿块。随后活检证实为鼻咽癌。行 FDG PET/MRI 检查用于鼻咽癌初始分期。

FDG PET/MRI 图像显示右侧鼻咽区一高代谢软组织病变,符合鼻咽癌征象。右侧颈部(Ⅱ区)发现一增大的淋巴结伴代谢增高,提示淋巴结转移[2,8,9](图 1.22 至图 1.27)。

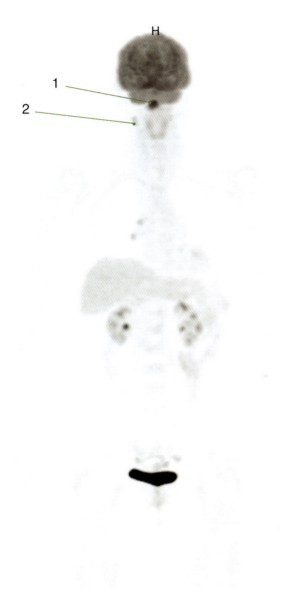

图 1.22

(1)鼻咽癌　　　　　　　　(2)右侧颈部淋巴结转移

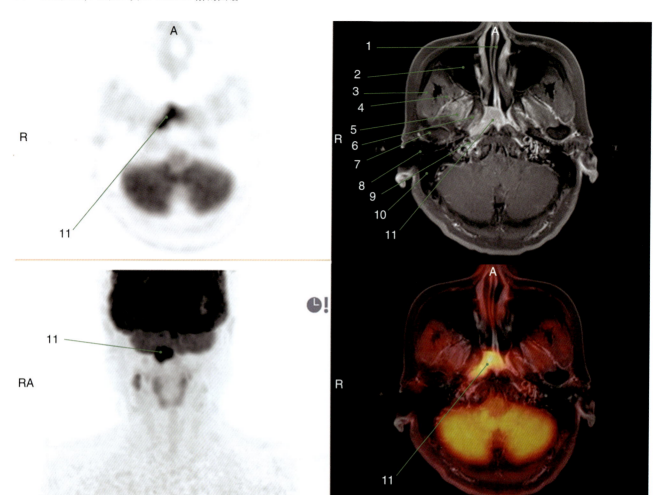

图 1.23

(1) 鼻中隔　　　　　　　　(2) 右侧上颌窦　　　　　　　(3) 右侧咬肌
(4) 右侧颞肌　　　　　　　(5) 右侧翼外肌　　　　　　　(6) 右侧翼内肌
(7) 右侧下颌骨　　　　　　(8) 右侧外耳道　　　　　　　(9) 右侧颈内动脉
(10) 右侧乙状窦　　　　　　(11) 右侧咽隐窝处发生的鼻咽癌

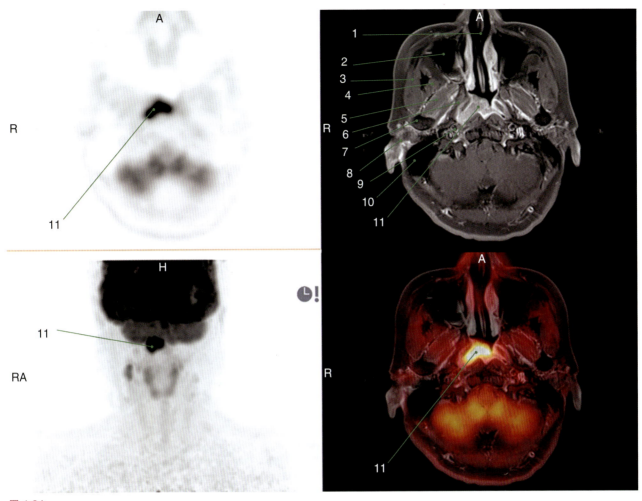

图 1.24

(1) 鼻中隔　　　　　　　(2) 右侧上颌窦　　　　　　(3) 右侧咬肌
(4) 右侧颞肌　　　　　　(5) 右侧翼外肌　　　　　　(6) 右侧翼内肌
(7) 右侧下颌骨　　　　　(8) 右侧外耳道　　　　　　(9) 右侧颈内动脉
(10) 右侧乙状窦　　　　　(11) 右侧咽隐窝处发生的鼻咽癌

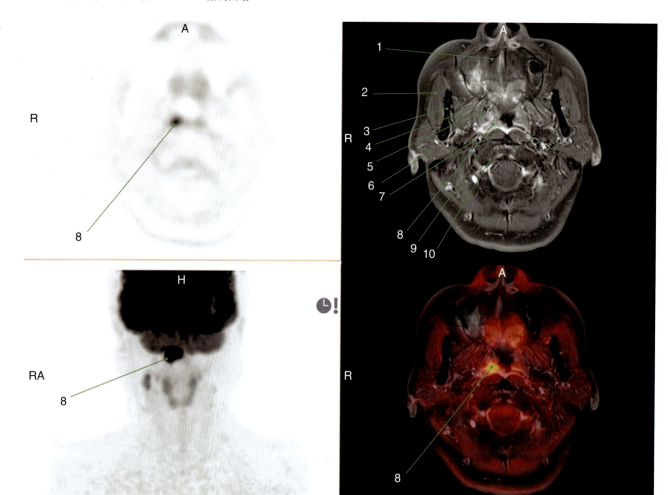

图 1.25

(1) 硬腭　　　　　　　　　(2) 右侧咬肌　　　　　　　　(3) 右侧下颌骨
(4) 右侧翼外肌　　　　　　(5) 右侧翼内肌　　　　　　　(6) 右侧腮腺
(7) 右侧颈内动脉　　　　　(8) 右侧咽隐窝处发生的鼻咽癌　(9) 右侧头长肌
(10) 寰椎

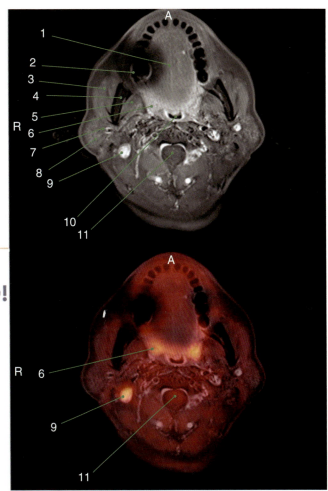

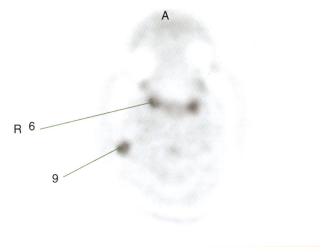

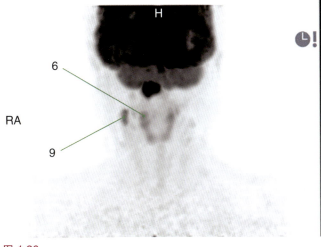

图 1.26

(1) 舌　　　　　　　　　(2) 右侧磨牙　　　　　　　(3) 右侧咬肌
(4) 右侧下颌骨　　　　　(5) 右侧翼内肌　　　　　　(6) 右侧腭扁桃体
(7) 右侧颈外静脉　　　　(8) 右侧腮腺　　　　　　　(9) 右侧颈部淋巴结转移, Ⅱ区
(10) 咽　　　　　　　　　(11) 脊髓

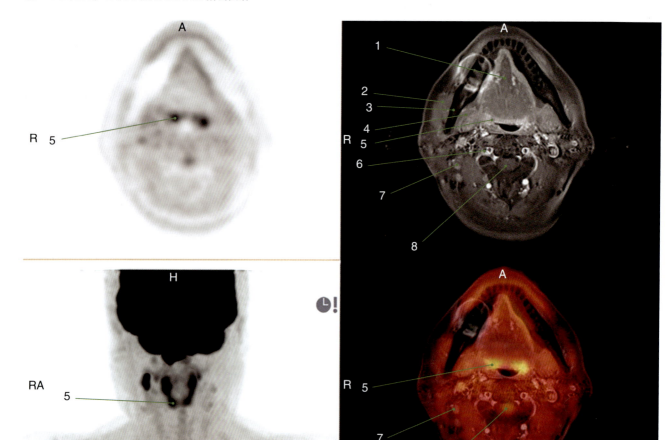

图 1.27

(1) 舌　　　　　　　　　　　(2) 右侧咬肌　　　　　　　　　(3) 右侧下颌骨
(4) 右侧翼内肌　　　　　　　(5) 右侧舌扁桃体　　　　　　　(6) 右侧椎动脉
(7) 右侧颈部Ⅱ区淋巴结，无明显 FDG 摄取，良性　　　　　　(8) 脊髓

1.2.2 病例 2

患者,女,61 岁,口腔左侧肿块。病变活检显示磨牙后三角区鳞状细胞癌。行 FDG PET/MRI 检查用于肿瘤初始分期。

FDG PET/MRI 图像显示左侧磨牙后三角区高代谢软组织肿块,与恶性肿瘤表现一致。双侧颈部(Ⅱ区)及左侧颈部(Ⅲ区及Ⅴ区)发现增大伴高代谢的淋巴结,提示转移性淋巴结(图 1.28 至图 1.33)。

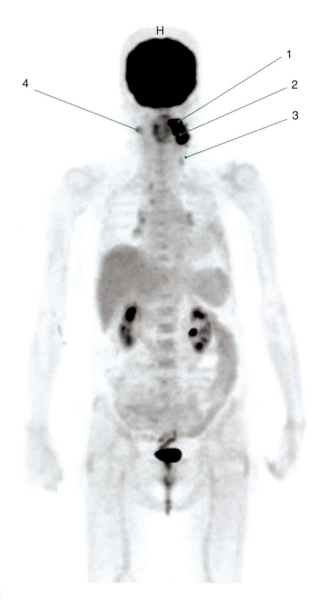

图 1.28

(1)左侧磨牙后三角区癌　　　　　　　　　(2)左侧颈部Ⅱ区淋巴结转移
(3)左侧颈部Ⅲ区淋巴结转移　　　　　　　　(4)右侧颈部Ⅱ区淋巴结转移

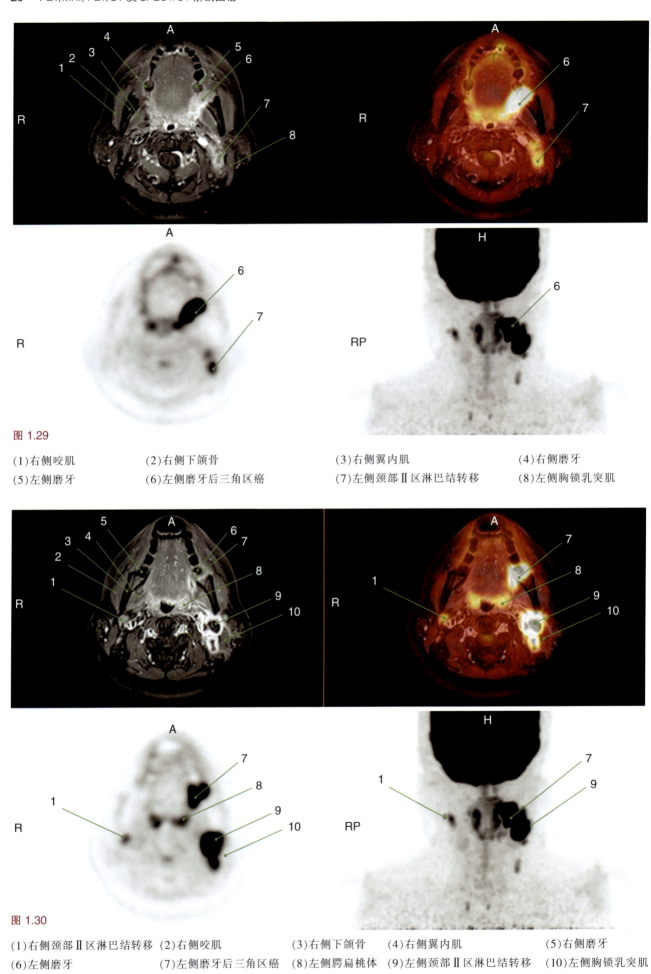

图 1.29

(1) 右侧咬肌　　　　　(2) 右侧下颌骨　　　　　(3) 右侧翼内肌　　　　　(4) 右侧磨牙
(5) 左侧磨牙　　　　　(6) 左侧磨牙后三角区癌　(7) 左侧颈部Ⅱ区淋巴结转移　(8) 左侧胸锁乳突肌

图 1.30

(1) 右侧颈部Ⅱ区淋巴结转移　(2) 右侧咬肌　　　　(3) 右侧下颌骨　　(4) 右侧翼内肌　　　(5) 右侧磨牙
(6) 左侧磨牙　　　　　　　(7) 左侧磨牙后三角区癌　(8) 左侧腭扁桃体　(9) 左侧颈部Ⅱ区淋巴结转移　(10) 左侧胸锁乳突肌

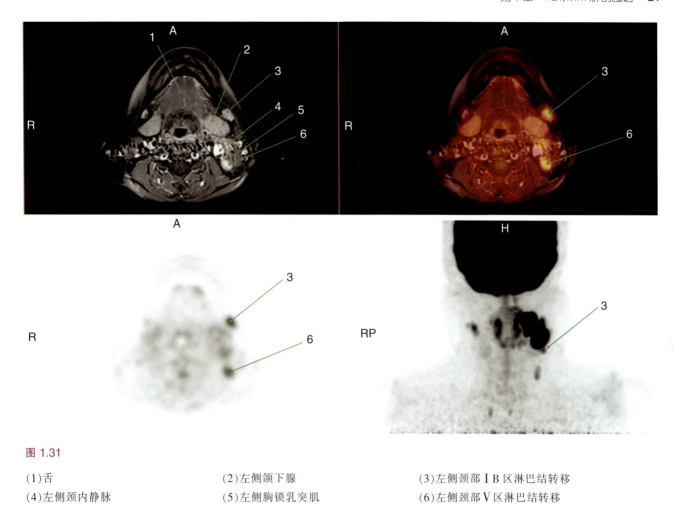

图 1.31

(1)舌 (2)左侧颌下腺 (3)左侧颈部ⅠB区淋巴结转移
(4)左侧颈内静脉 (5)左侧胸锁乳突肌 (6)左侧颈部Ⅴ区淋巴结转移

(管一晖 陈龙 译)

1.3 胸部

1.3.1 病例 1

患者,男,62岁,有吸烟史,每年50包,肺部发现一孤立性结节。行 FDG PET/MRI 检查进行鉴别诊断。

FDG PET/MRI 图像显示,左肺下叶一中度代谢增高小结节,怀疑原发性肺癌,行左肺下叶切除术,术后病理证实为腺癌。同时,降结肠与横结肠交界区显示代谢增高,沿病变可见肠壁套叠和代谢增高区,上述征象提示病变生理性或炎性肠套叠可能性大。此外,未发现异常高代谢转移病变[10,11](图 1.34 至图 1.49)。

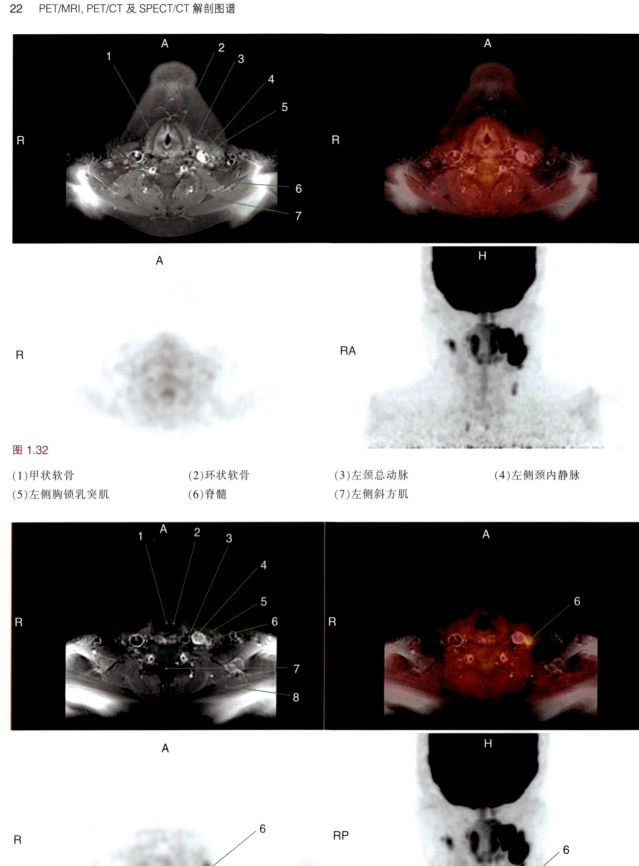

图 1.32

(1) 甲状软骨 (2) 环状软骨 (3) 左颈总动脉 (4) 左侧颈内静脉
(5) 左侧胸锁乳突肌 (6) 脊髓 (7) 左侧斜方肌

图 1.33

(1) 气管 (2) 环状软骨 (3) 左颈总动脉 (4) 左侧颈内静脉
(5) 左侧胸锁乳突肌 (6) 左侧颈部Ⅲ区淋巴结转移 (7) 脊髓 (8) 左侧斜方肌

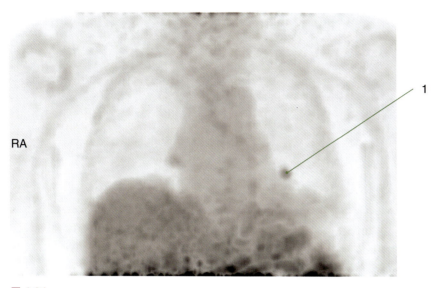

图 1.34

(1)左肺下叶癌(LLL)

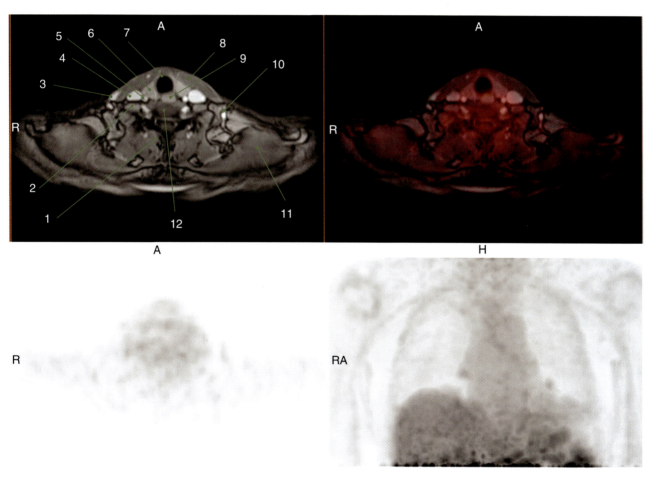

图 1.35

(1)右侧竖脊肌　　　　　(2)前斜角肌　　　　　(3)右侧颈外静脉
(4)右侧颈内静脉　　　　(5)右侧颈内动脉　　　(6)甲状腺
(7)气管　　　　　　　　(8)左侧胸锁乳突肌　　(9)食管
(10)左侧颈外静脉　　　　(11)左侧斜方肌　　　　(12)椎体

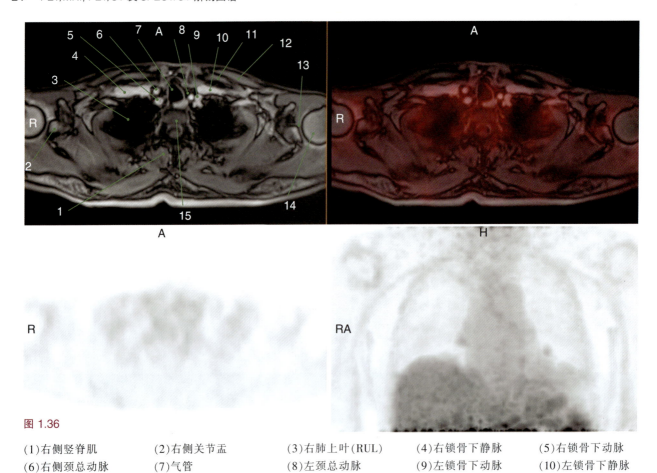

图 1.36

(1) 右侧竖脊肌　　(2) 右侧关节盂　　(3) 右肺上叶(RUL)　　(4) 右锁骨下静脉　　(5) 右锁骨下动脉
(6) 右侧颈总动脉　　(7) 气管　　(8) 左颈总动脉　　(9) 左锁骨下动脉　　(10) 左锁骨下静脉
(11) 左侧胸小肌　　(12) 左侧胸大肌　　(13) 左侧肩关节　　(14) 左侧肱骨头　　(15) 椎体

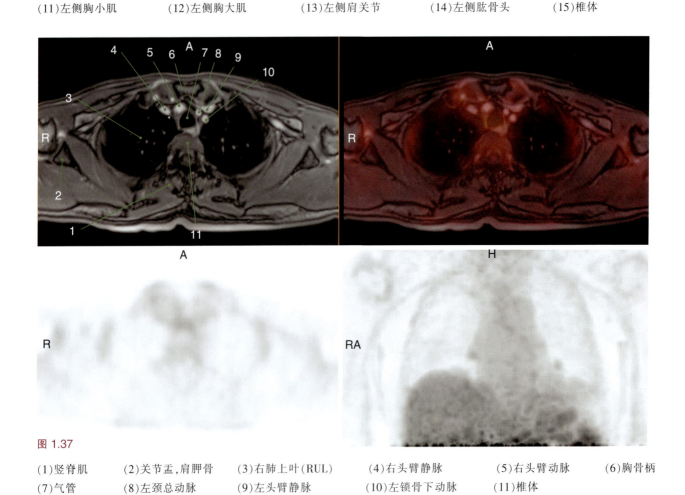

图 1.37

(1) 竖脊肌　　(2) 关节盂,肩胛骨　　(3) 右肺上叶(RUL)　　(4) 右头臂静脉　　(5) 右头臂动脉　　(6) 胸骨柄
(7) 气管　　(8) 左颈总动脉　　(9) 左头臂静脉　　(10) 左锁骨下动脉　　(11) 椎体

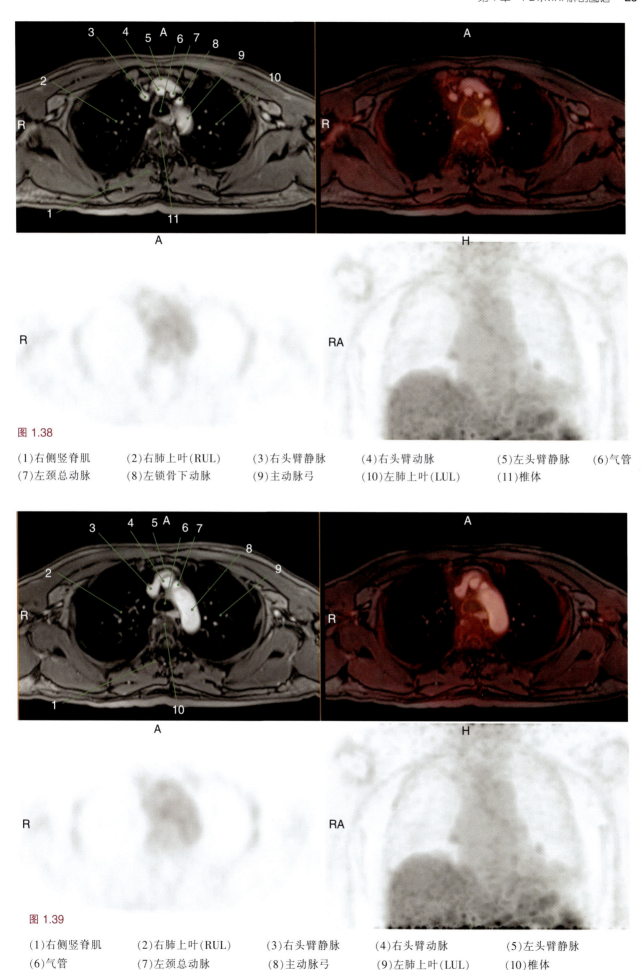

图 1.38

(1) 右侧竖脊肌　　(2) 右肺上叶（RUL）　　(3) 右头臂静脉　　(4) 右头臂动脉　　(5) 左头臂静脉　　(6) 气管
(7) 左颈总动脉　　(8) 左锁骨下动脉　　(9) 主动脉弓　　(10) 左肺上叶（LUL）　　(11) 椎体

图 1.39

(1) 右侧竖脊肌　　(2) 右肺上叶（RUL）　　(3) 右头臂静脉　　(4) 右头臂动脉　　(5) 左头臂静脉
(6) 气管　　(7) 左颈总动脉　　(8) 主动脉弓　　(9) 左肺上叶（LUL）　　(10) 椎体

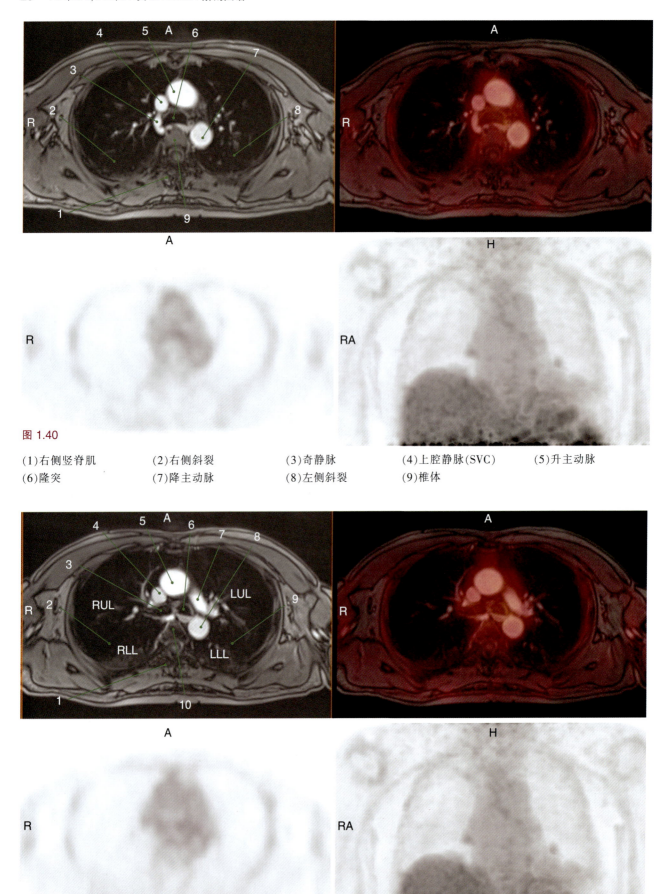

图 1.40

(1)右侧竖脊肌 (2)右侧斜裂 (3)奇静脉 (4)上腔静脉(SVC) (5)升主动脉
(6)隆突 (7)降主动脉 (8)左侧斜裂 (9)椎体

图 1.41

(1)右侧竖脊肌 (2)右侧斜裂 (3)右主支气管 (4)上腔静脉(SVC) (5)升主动脉
(6)左主支气管 (7)左肺动脉 (8)降主动脉 (9)左侧斜裂 (10)椎体

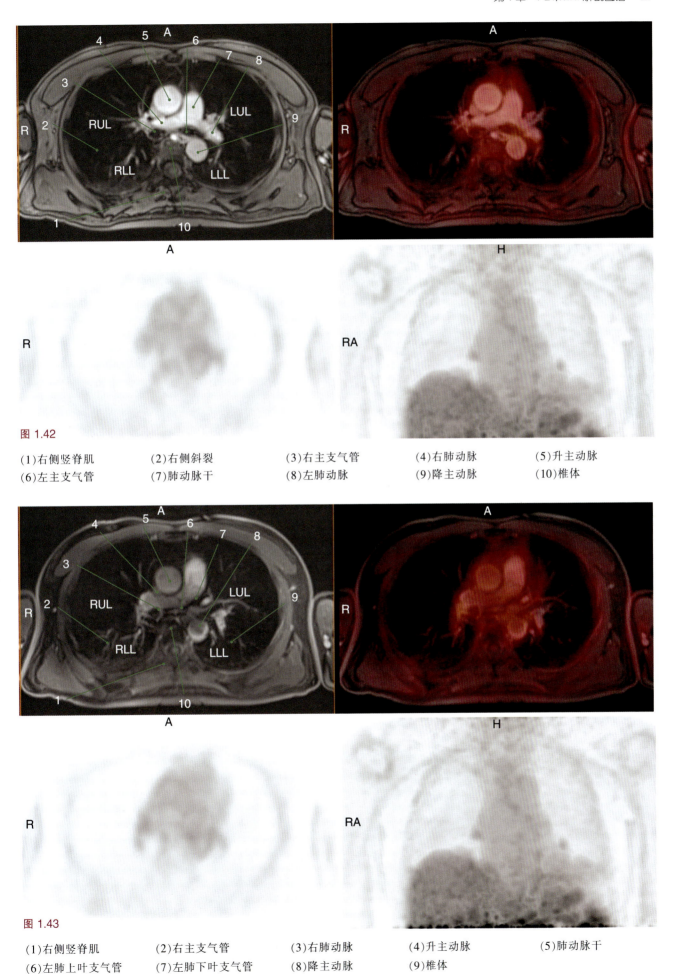

图 1.42

(1) 右侧竖脊肌 (2) 右侧斜裂 (3) 右主支气管 (4) 右肺动脉 (5) 升主动脉
(6) 左主支气管 (7) 肺动脉干 (8) 左肺动脉 (9) 降主动脉 (10) 椎体

图 1.43

(1) 右侧竖脊肌 (2) 右主支气管 (3) 右肺动脉 (4) 升主动脉 (5) 肺动脉干
(6) 左肺上叶支气管 (7) 左肺下叶支气管 (8) 降主动脉 (9) 椎体

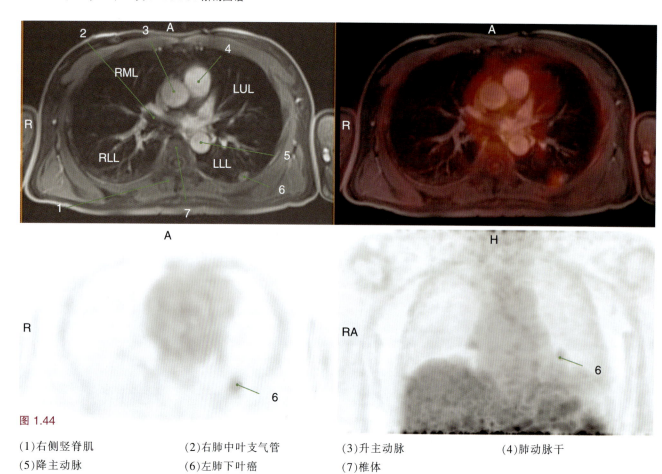

图 1.44

(1) 右侧竖脊肌 (2) 右肺中叶支气管 (3) 升主动脉 (4) 肺动脉干
(5) 降主动脉 (6) 左肺下叶癌 (7) 椎体

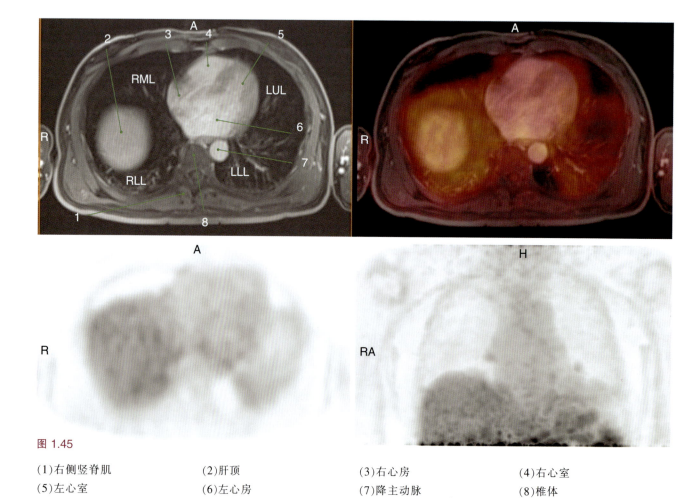

图 1.45

(1) 右侧竖脊肌 (2) 肝顶 (3) 右心房 (4) 右心室
(5) 左心室 (6) 左心房 (7) 降主动脉 (8) 椎体

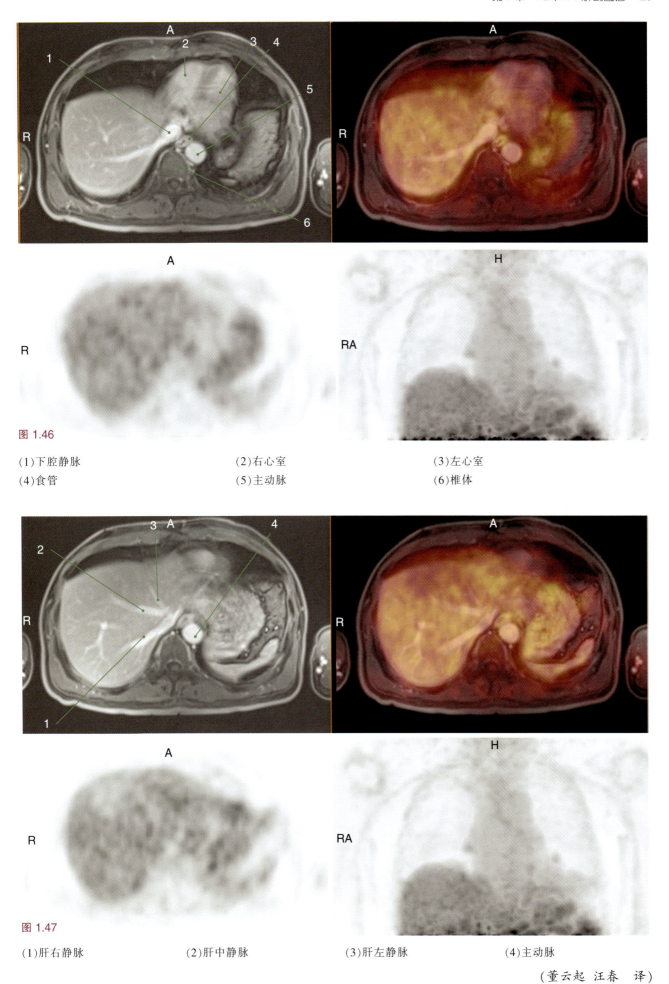

图 1.46

(1)下腔静脉 (2)右心室 (3)左心室
(4)食管 (5)主动脉 (6)椎体

图 1.47

(1)肝右静脉 (2)肝中静脉 (3)肝左静脉 (4)主动脉

(董云起 汪春 译)

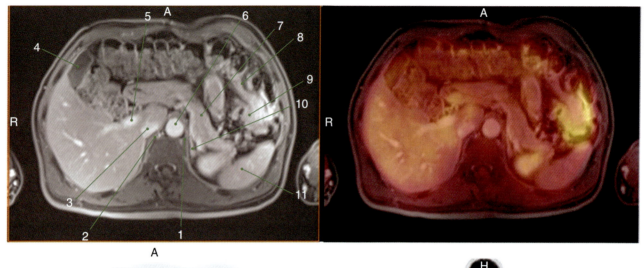

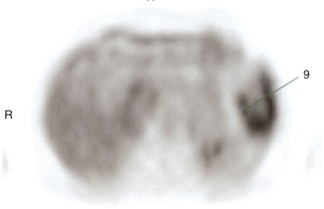
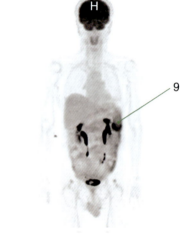

图 1.48

(1) 左膈脚 (2) 右膈脚 (3) 下腔静脉
(4) 胆囊 (5) 门静脉 (6) 降主动脉
(7) 胰腺 (8) 横结肠 (9) 降结肠
(10) 左侧肾上腺 (11) 脾

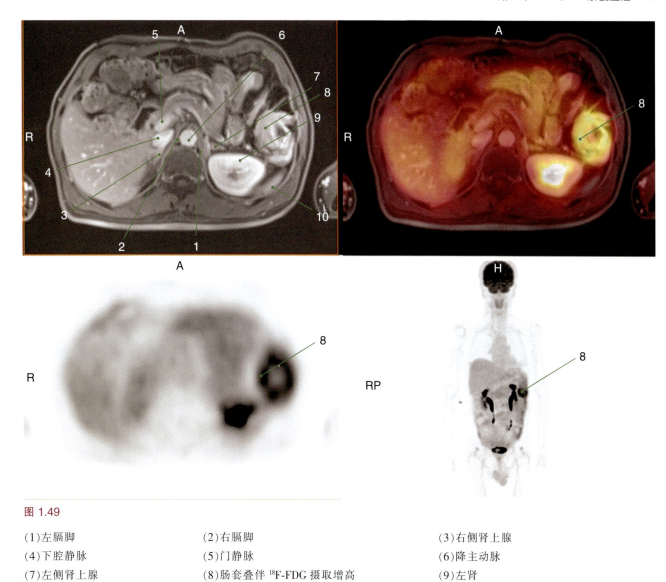

图 1.49

(1) 左膈脚
(2) 右膈脚
(3) 右侧肾上腺
(4) 下腔静脉
(5) 门静脉
(6) 降主动脉
(7) 左侧肾上腺
(8) 肠套叠伴 ^{18}F-FDG 摄取增高
(9) 左肾
(10) 脾

1.3.2 病例 2

患者,42岁,以扪及左侧乳腺包块就诊。乳腺超声检查怀疑乳腺癌,细针穿刺活检证实为乳腺癌。行FDG PET/MRI 检查用于肿瘤初始分期。

FDG PET/MRI 图像显示左侧乳腺浸润性高代谢肿块,同侧腋窝淋巴结增大伴代谢增高,与左侧乳腺癌伴同侧腋窝淋巴结转移表现一致[12](图 1.50 至图 1.54)。

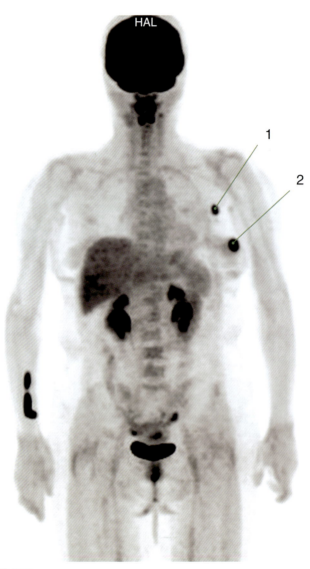

图 1.50

(1)左侧腋窝淋巴结转移　　(2)左侧乳腺癌

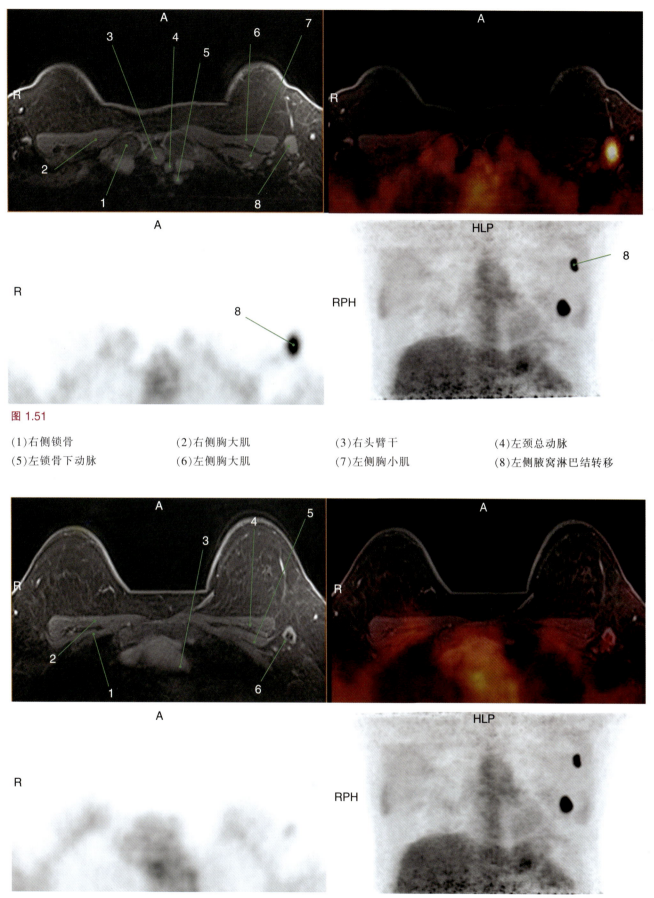

图 1.51

(1)右侧锁骨　　　(2)右侧胸大肌　　　(3)右头臂干　　　(4)左颈总动脉
(5)左锁骨下动脉　(6)左侧胸大肌　　　(7)左侧胸小肌　　(8)左侧腋窝淋巴结转移

图 1.52

(1)右侧胸小肌　　(2)右侧胸大肌　　　(3)主动脉弓
(4)左侧胸大肌　　(5)左侧胸小肌　　　(6)左侧腋窝淋巴结伴脂肪脐,无 FDG 摄取(良性可能)

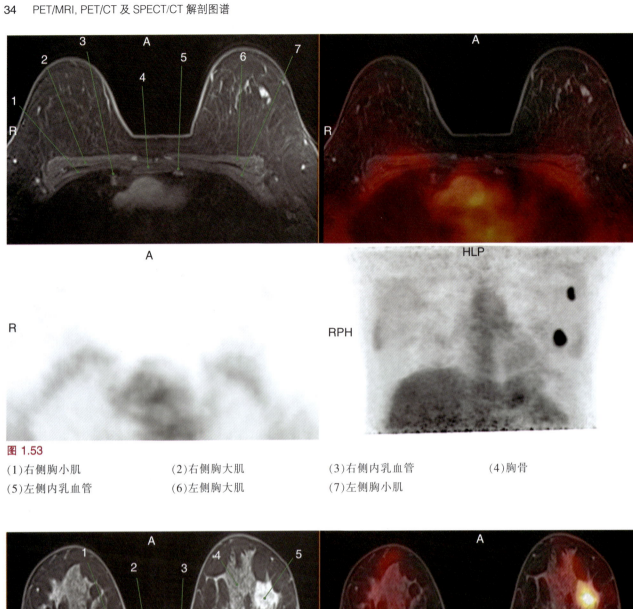

图 1.53

(1)右侧胸小肌　　　　(2)右侧胸大肌　　　　(3)右侧内乳血管　　　　(4)胸骨
(5)左侧内乳血管　　　(6)左侧胸大肌　　　　(7)左侧胸小肌

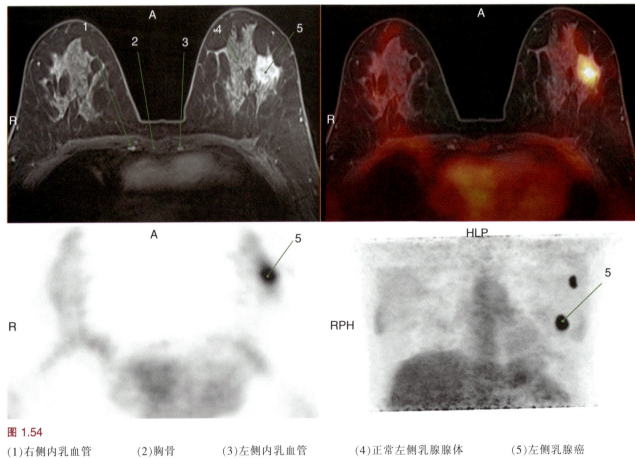

图 1.54

(1)右侧内乳血管　　(2)胸骨　　(3)左侧内乳血管　　(4)正常左侧乳腺腺体　　(5)左侧乳腺癌

1.4 腹部

1.4.1 病例 1

患者,男,60 岁,因 7 个月体重减轻 10kg 就诊。内镜检查提示胃癌,活检证实为腺癌。行 FDG PET/MRI 检查用于肿瘤初始分期。

FDG PET/MRI 图像显示,沿胃小弯可见高代谢病变,提示胃癌。肝脏 V 段局限性高代谢病变,提示转移[13,14](图 1.55 至图 1.58)。

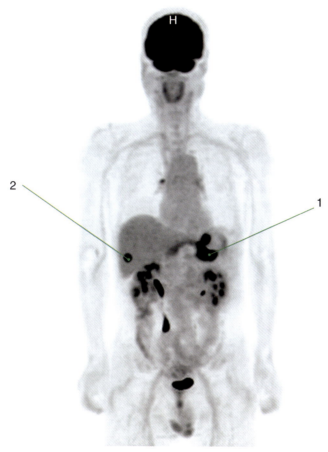

图 1.55

(1)胃癌　　(2)肝转移

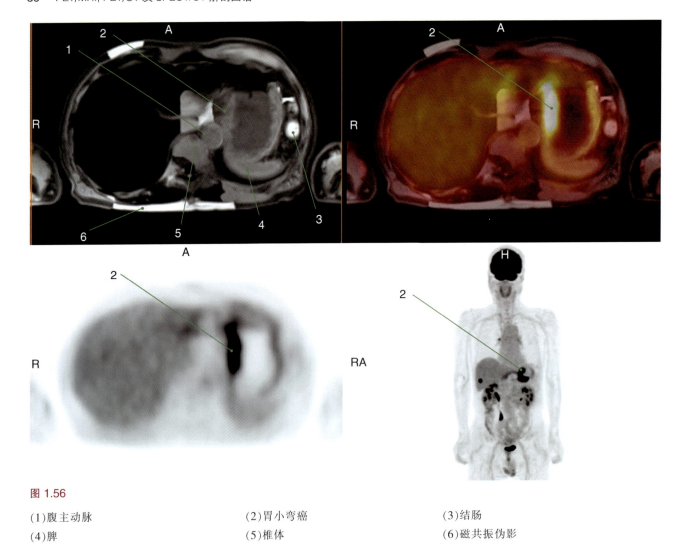

图 1.56

(1)腹主动脉 (2)胃小弯癌 (3)结肠
(4)脾 (5)椎体 (6)磁共振伪影

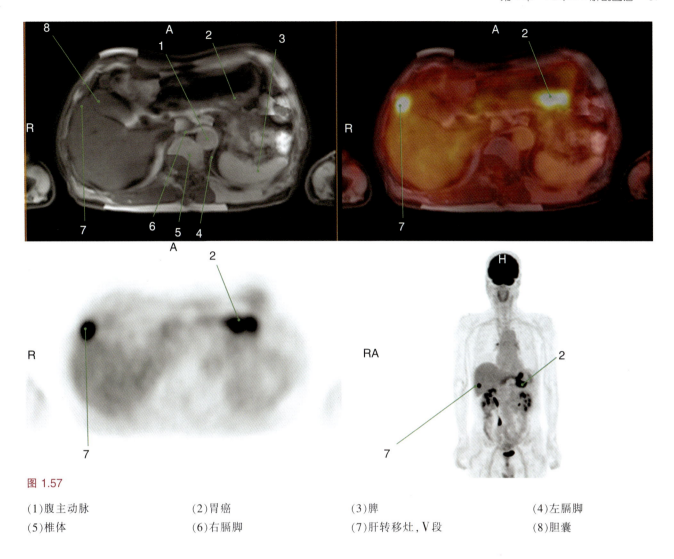

图 1.57

(1)腹主动脉 (2)胃癌 (3)脾 (4)左膈脚
(5)椎体 (6)右膈脚 (7)肝转移灶,Ⅴ段 (8)胆囊

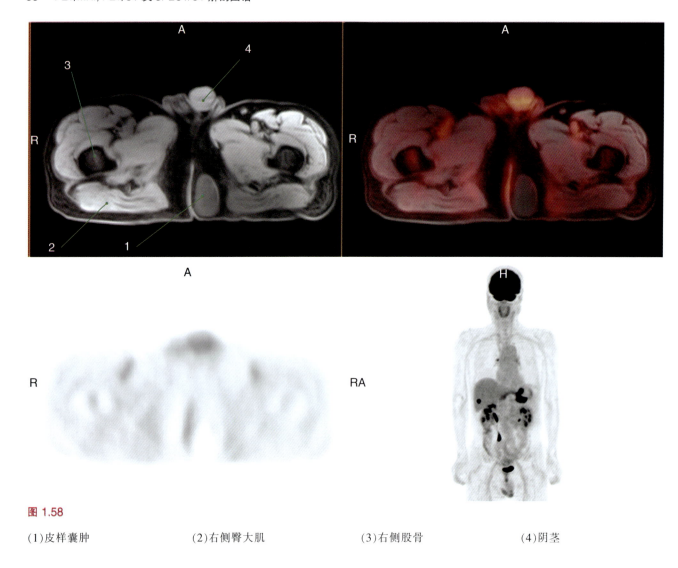

图 1.58

(1)皮样囊肿 (2)右侧臀大肌 (3)右侧股骨 (4)阴茎

1.4.2 病例 2

患者,女,69 岁,因腹部不适就诊。患者 10 年前因右肾脂肪肉瘤行右肾切除术。内镜检查发现胃癌,病变经证实为印戒细胞癌。行 FDG PET/MRI 检查用于胃癌初始分期。

FDG PET/MRI 图像显示,胃窦部发现一高代谢病变。胃小弯区可见数个淋巴结增大伴代谢增高,提示为转移。脂肪抑制 T1 加权图像发现膈脚后和腹膜后区多发低信号软组织病变伴中度代谢增高,考虑病变为复发性脂肪肉瘤[15](图 1.59 至图 1.73)。

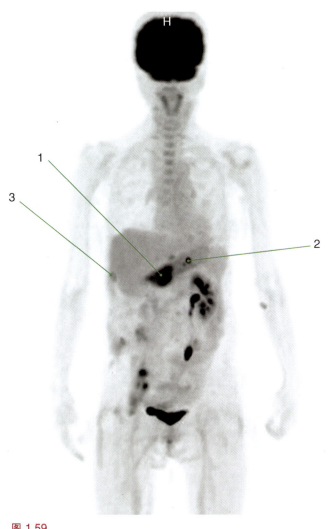

图 1.59

(1)胃癌　　　　　　　(2)淋巴结转移　　　　　　(3)复发性脂肪肉瘤

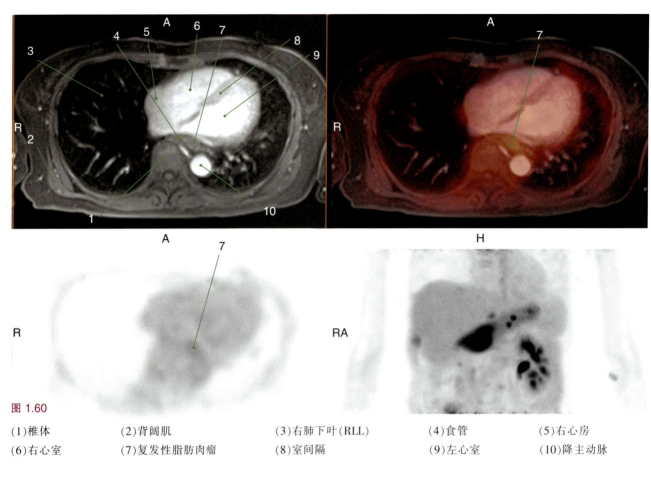

图 1.60

(1)椎体　　　　(2)背阔肌　　　　(3)右肺下叶(RLL)　　　　(4)食管　　　　(5)右心房
(6)右心室　　　(7)复发性脂肪肉瘤　(8)室间隔　　　　　　　　(9)左心室　　　(10)降主动脉

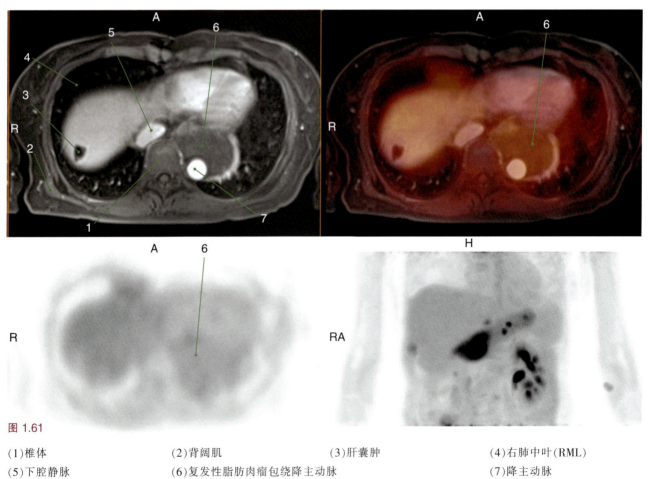

图 1.61

(1)椎体　　　　(2)背阔肌　　　　(3)肝囊肿　　　　(4)右肺中叶(RML)
(5)下腔静脉　　(6)复发性脂肪肉瘤包绕降主动脉　　　(7)降主动脉

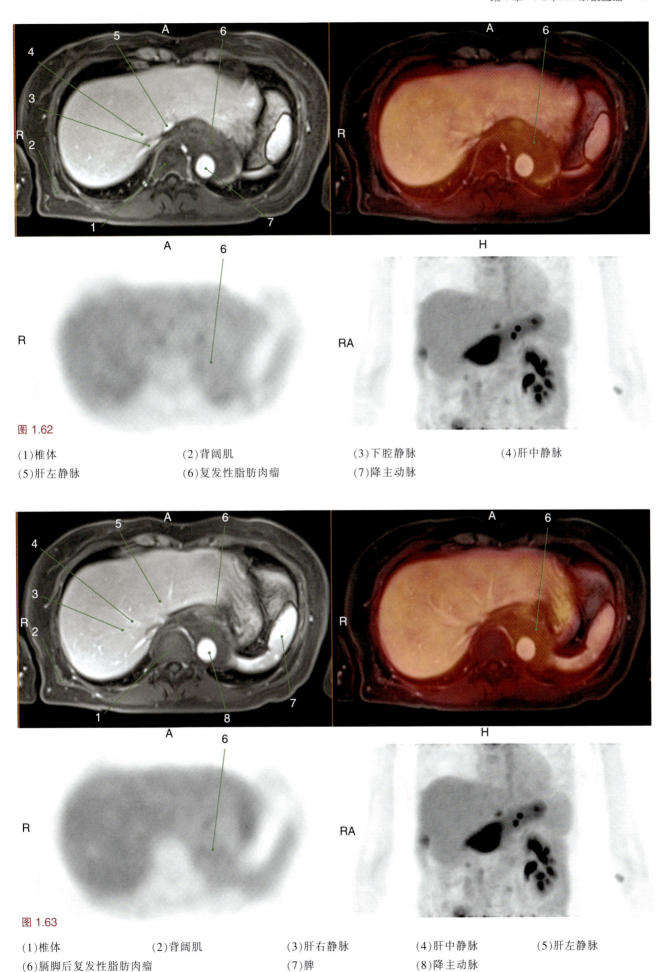

图 1.62

(1)椎体　　　　　　(2)背阔肌　　　　　　(3)下腔静脉　　　　(4)肝中静脉
(5)肝左静脉　　　　(6)复发性脂肪肉瘤　　(7)降主动脉

图 1.63

(1)椎体　　　　　　　　(2)背阔肌　　　　(3)肝右静脉　　　　(4)肝中静脉　　　　(5)肝左静脉
(6)膈脚后复发性脂肪肉瘤　　(7)脾　　　　　(8)降主动脉

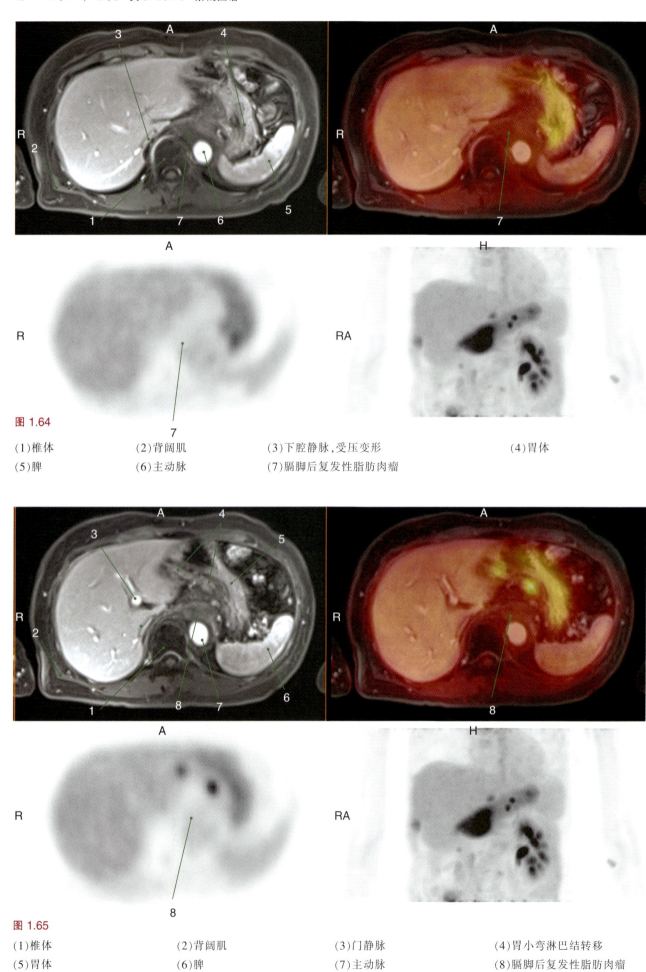

图 1.64
(1) 椎体 (2) 背阔肌 (3) 下腔静脉, 受压变形 (4) 胃体
(5) 脾 (6) 主动脉 (7) 膈脚后复发性脂肪肉瘤

图 1.65
(1) 椎体 (2) 背阔肌 (3) 门静脉 (4) 胃小弯淋巴结转移
(5) 胃体 (6) 脾 (7) 主动脉 (8) 膈脚后复发性脂肪肉瘤

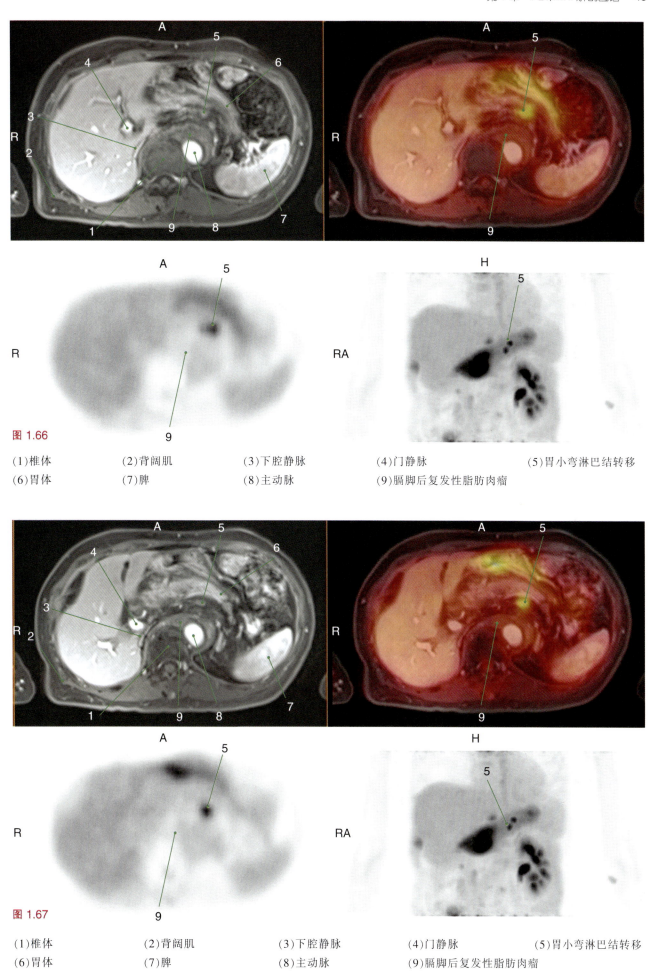

图 1.66

(1)椎体　　　　　(2)背阔肌　　　　(3)下腔静脉　　　　(4)门静脉　　　　(5)胃小弯淋巴结转移
(6)胃体　　　　　(7)脾　　　　　　(8)主动脉　　　　　(9)膈脚后复发性脂肪肉瘤

图 1.67

(1)椎体　　　　　(2)背阔肌　　　　(3)下腔静脉　　　　(4)门静脉　　　　(5)胃小弯淋巴结转移
(6)胃体　　　　　(7)脾　　　　　　(8)主动脉　　　　　(9)膈脚后复发性脂肪肉瘤

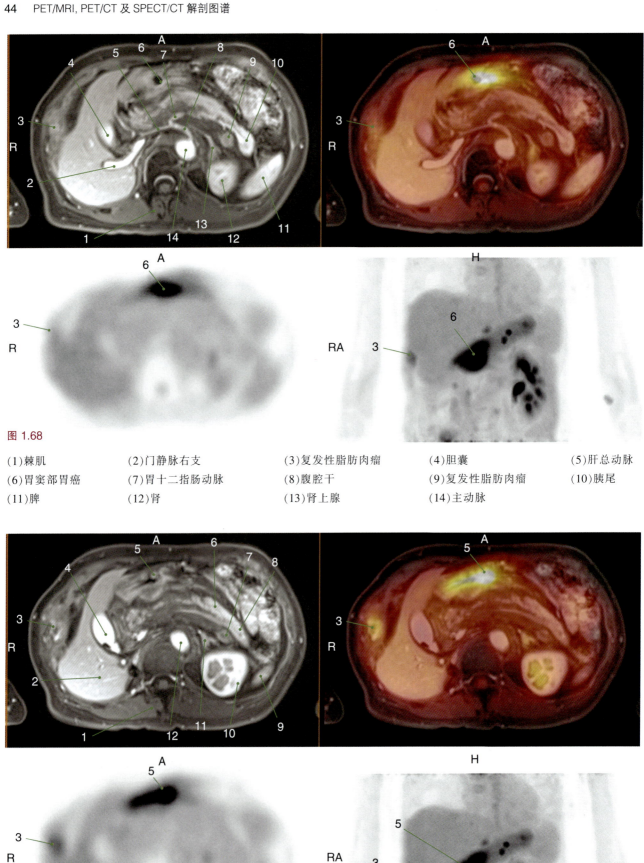

图 1.68

(1)棘肌　　　　　(2)门静脉右支　　　(3)复发性脂肪肉瘤　　(4)胆囊　　　　　　(5)肝总动脉
(6)胃窦部胃癌　　(7)胃十二指肠动脉　(8)腹腔干　　　　　　(9)复发性脂肪肉瘤　(10)胰尾
(11)脾　　　　　　(12)肾　　　　　　　(13)肾上腺　　　　　(14)主动脉

图 1.69

(1)棘肌　　　　　　(2)肝　　　　　(3)复发性脂肪肉瘤　　(4)胆囊　　(5)胃窦部胃癌　(6)胰体
(7)复发性脂肪肉瘤　(8)胰尾　　　(9)脾　　　　　　　　(10)肾　　(11)肾上腺　　　(12)主动脉

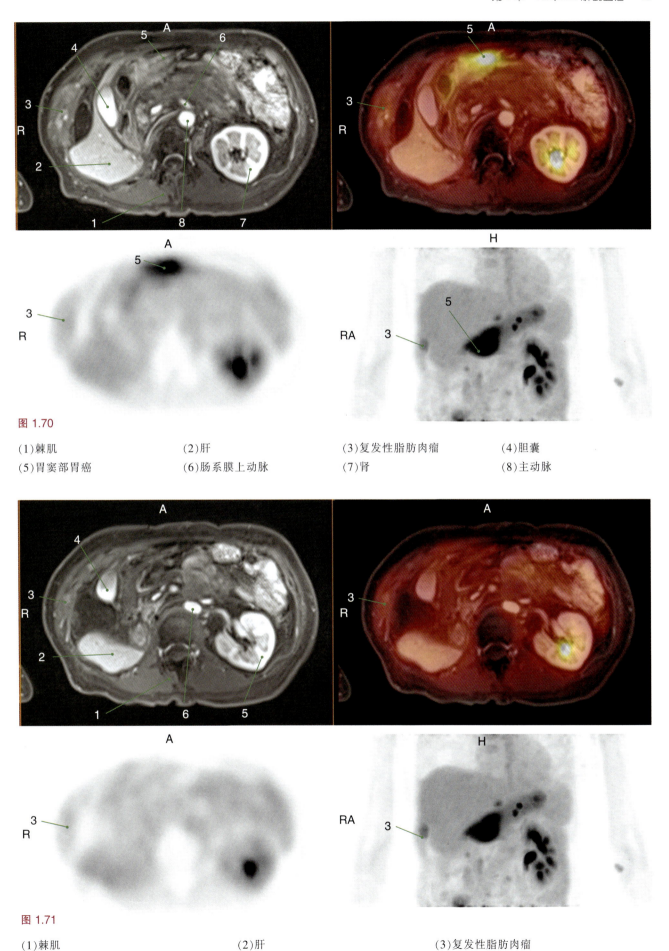

图 1.70

(1)棘肌　　　　　　(2)肝　　　　　　(3)复发性脂肪肉瘤　　　　(4)胆囊
(5)胃窦部胃癌　　　(6)肠系膜上动脉　(7)肾　　　　　　　　　　(8)主动脉

图 1.71

(1)棘肌　　(2)肝　　(3)复发性脂肪肉瘤
(4)胆囊　　(5)肾　　(6)主动脉

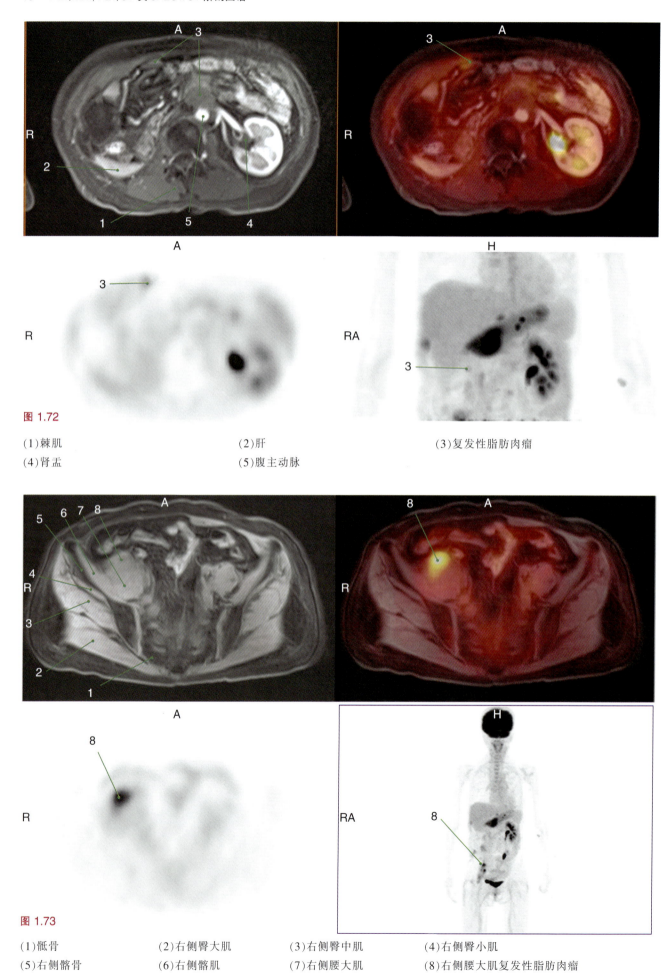

图 1.72

(1) 棘肌 (2) 肝 (3) 复发性脂肪肉瘤
(4) 肾盂 (5) 腹主动脉

图 1.73

(1) 骶骨 (2) 右侧臀大肌 (3) 右侧臀中肌 (4) 右侧臀小肌
(5) 右侧髂骨 (6) 右侧髂肌 (7) 右侧腰大肌 (8) 右侧腰大肌复发性脂肪肉瘤

1.4.3 病例 3

患者,男,59 岁,因发现黄疸 1 个月就诊。检查发现腹部胰腺肿块,行 CT 及 FDG PET/MRI 检查用于肿瘤初始分期。

FDG PET/MRI 图像显示胰腺头部一轻度代谢增高病变,提示胰腺癌;肝内外胆管梗阻性扩张。此外,未发现高代谢转移性病变[16-18](图 1.74 至图 1.83)。

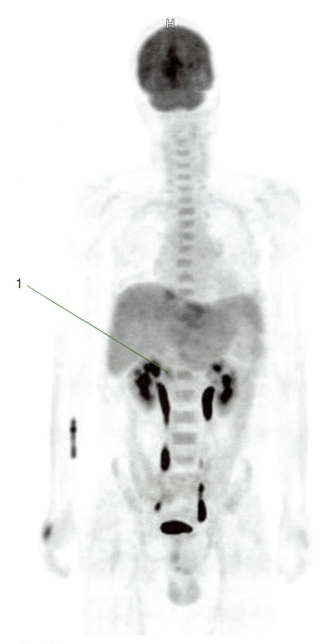

图 1.74

(1)胰腺癌

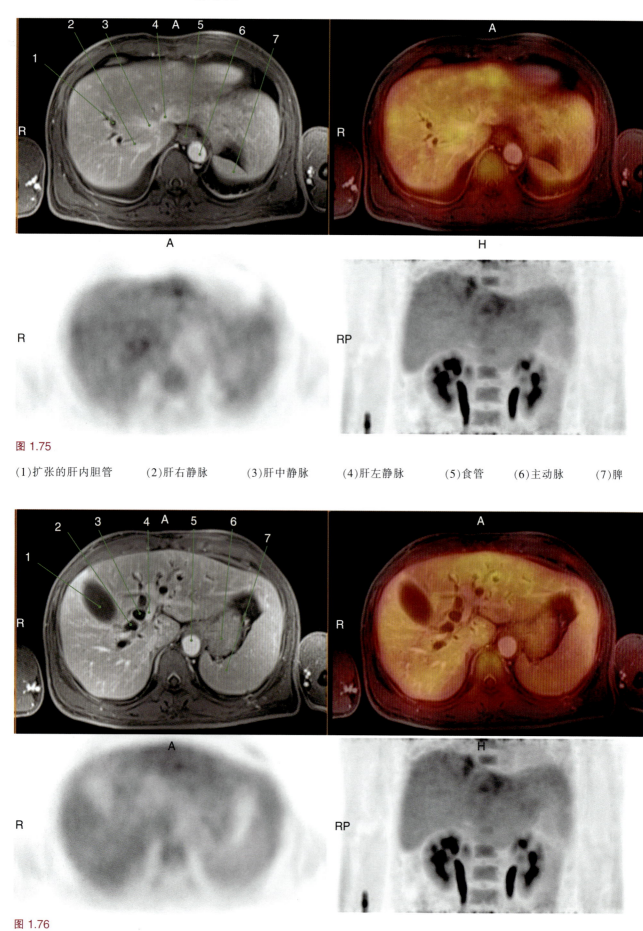

图 1.75

(1)扩张的肝内胆管　(2)肝右静脉　(3)肝中静脉　(4)肝左静脉　(5)食管　(6)主动脉　(7)脾

图 1.76

(1)胆囊　(2)肝右叶扩张的胆管　(3)肝左叶扩张的胆管　(4)门静脉左支　(5)腹主动脉　(6)胃　(7)脾

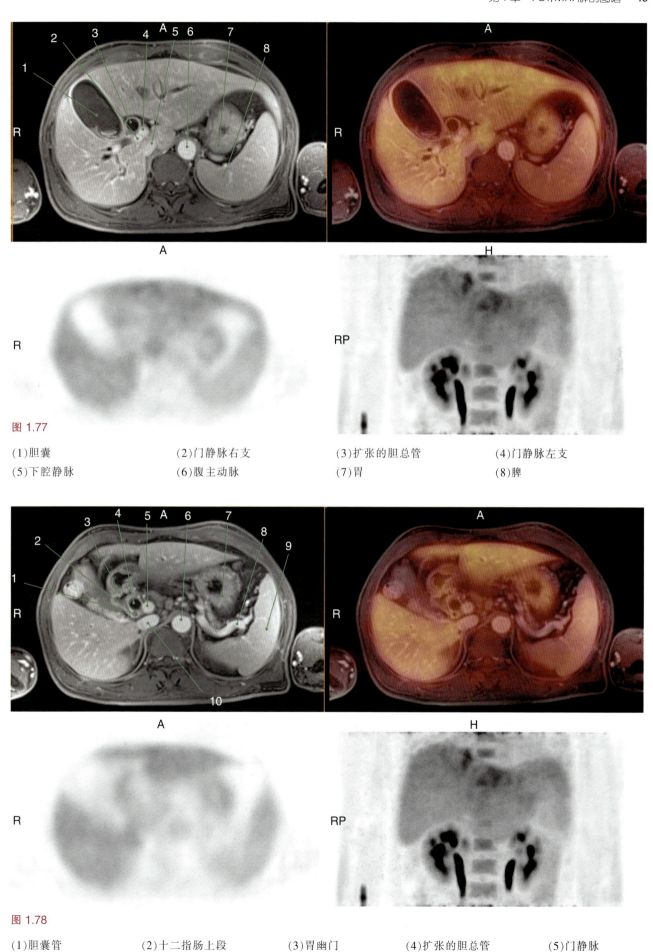

图 1.77

(1)胆囊　　　　　　(2)门静脉右支　　　　(3)扩张的胆总管　　　(4)门静脉左支
(5)下腔静脉　　　　(6)腹主动脉　　　　　(7)胃　　　　　　　　(8)脾

图 1.78

(1)胆囊管　　　　　(2)十二指肠上段　　　(3)胃幽门　　　　　　(4)扩张的胆总管　　　(5)门静脉
(6)腹主动脉　　　　(7)胃体　　　　　　　(8)脾静脉　　　　　　(9)脾　　　　　　　　(10)下腔静脉

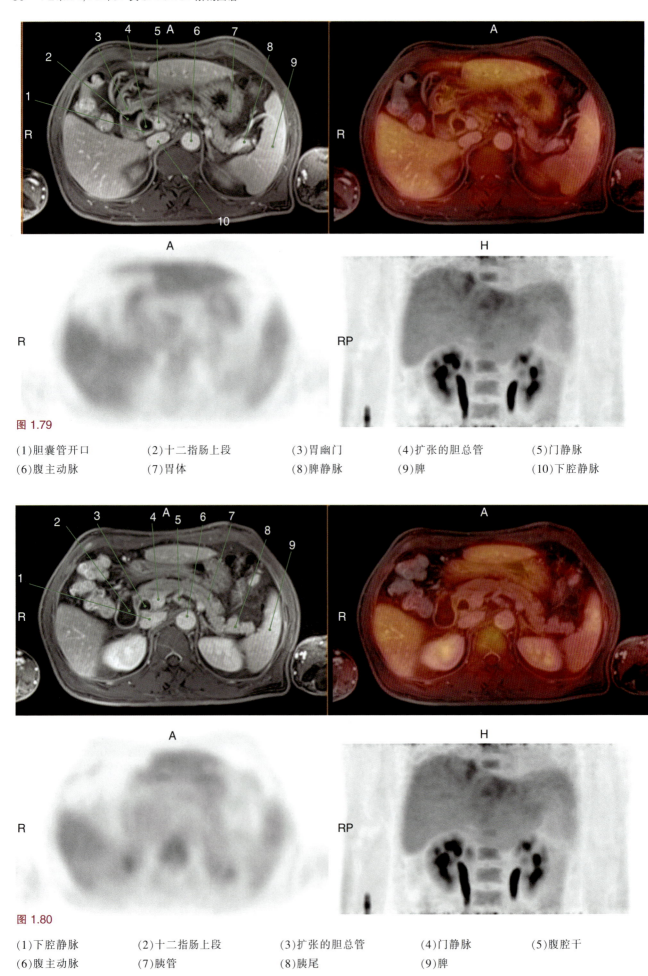

图 1.79

(1)胆囊管开口 (2)十二指肠上段 (3)胃幽门 (4)扩张的胆总管 (5)门静脉
(6)腹主动脉 (7)胃体 (8)脾静脉 (9)脾 (10)下腔静脉

图 1.80

(1)下腔静脉 (2)十二指肠上段 (3)扩张的胆总管 (4)门静脉 (5)腹腔干
(6)腹主动脉 (7)胰管 (8)胰尾 (9)脾

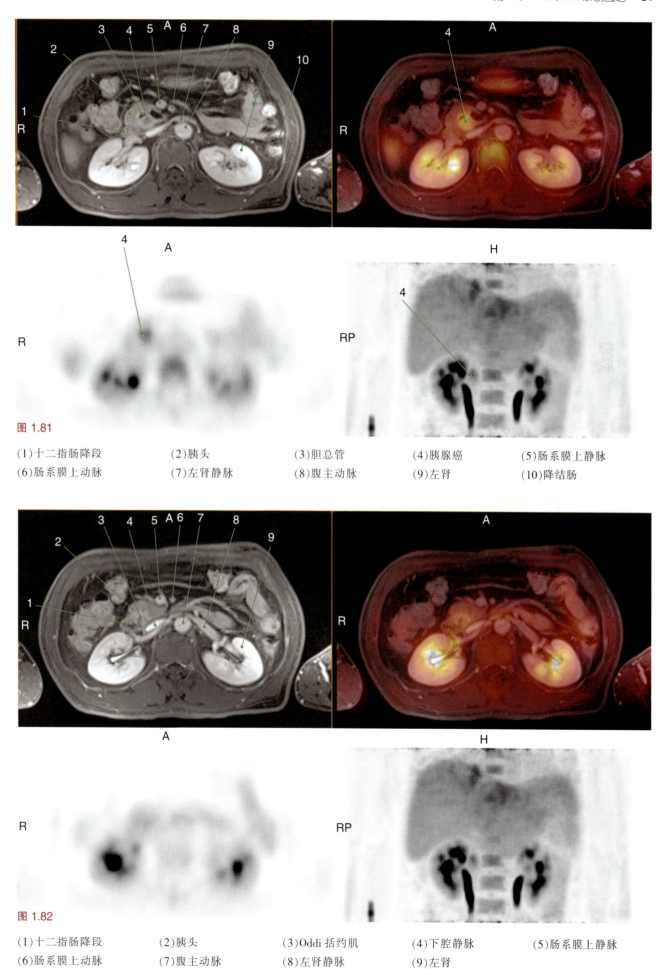

图 1.81

(1)十二指肠降段　　　(2)胰头　　　(3)胆总管　　　(4)胰腺癌　　　(5)肠系膜上静脉
(6)肠系膜上动脉　　　(7)左肾静脉　　(8)腹主动脉　　(9)左肾　　　(10)降结肠

图 1.82

(1)十二指肠降段　　　(2)胰头　　　(3)Oddi 括约肌　　(4)下腔静脉　　(5)肠系膜上静脉
(6)肠系膜上动脉　　　(7)腹主动脉　　(8)左肾静脉　　(9)左肾

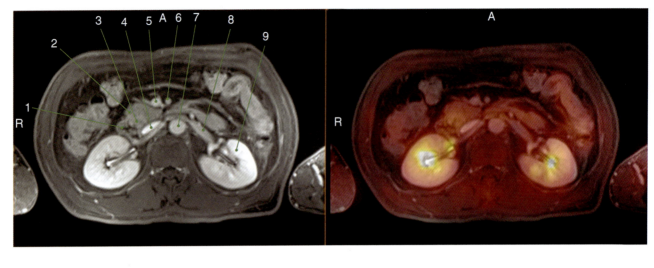
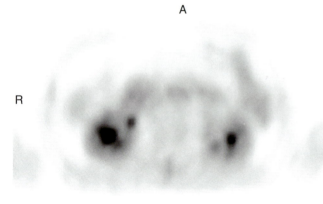
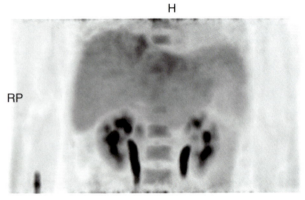

图 1.83

(1)十二指肠降段　　(2)胰头　　(3)Oddi 括约肌　　(4)下腔静脉　　(5)肠系膜上静脉
(6)肠系膜上动脉　　(7)腹主动脉　　(8)左肾静脉　　(9)左肾

1.4.4 病例 4

患者,男,58 岁,因黄疸及尿色加深 1 周就诊。超声内镜检查发现胰腺肿块,细针穿刺活检证实为胰腺癌。行 FDG PET/MRI 检查用于胰腺癌初始分期。

FDG PET/MRI 图像显示胰头部中度代谢增高病变。肿瘤包绕肠系膜上静脉,肝内外胆管及胰管梗阻性扩张。此外,未发现高代谢转移性病变(图 1.84 至图 1.93)。

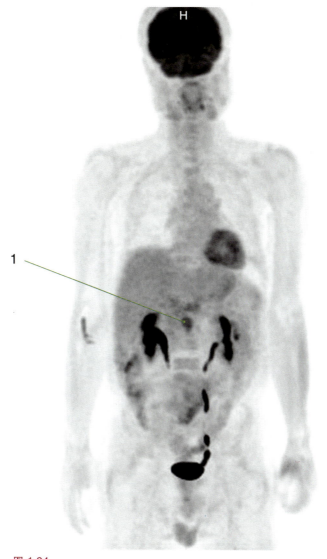

图 1.84

(1)胰腺癌

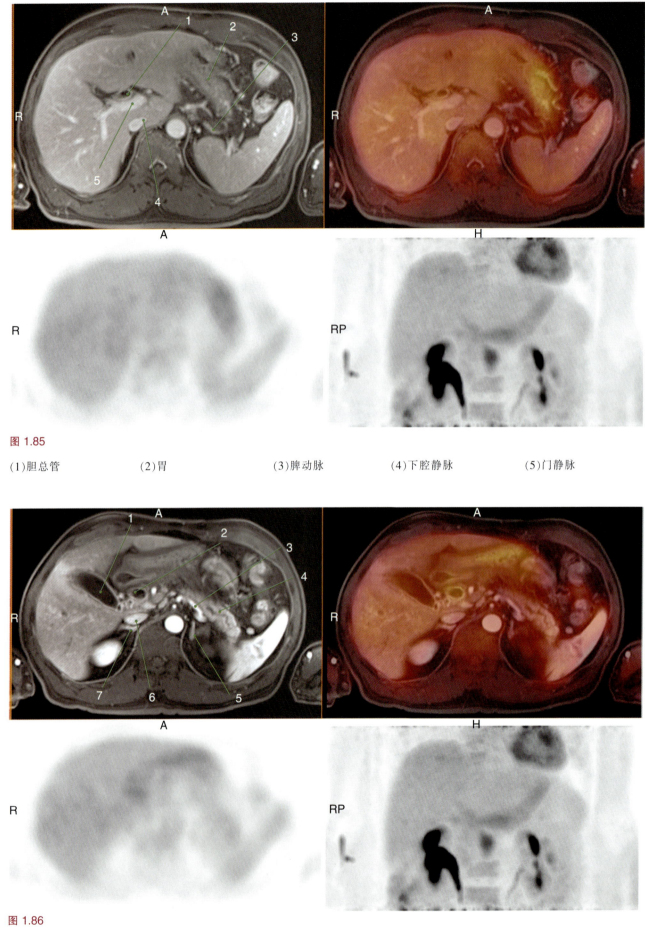

图 1.85

(1)胆总管　　(2)胃　　(3)脾动脉　　(4)下腔静脉　　(5)门静脉

图 1.86

(1)胆囊　　(2)胆总管扩张　　(3)脾动脉　　(4)胰管扩张　　(5)左侧肾上腺　　(6)下腔静脉　　(7)右侧肾上腺

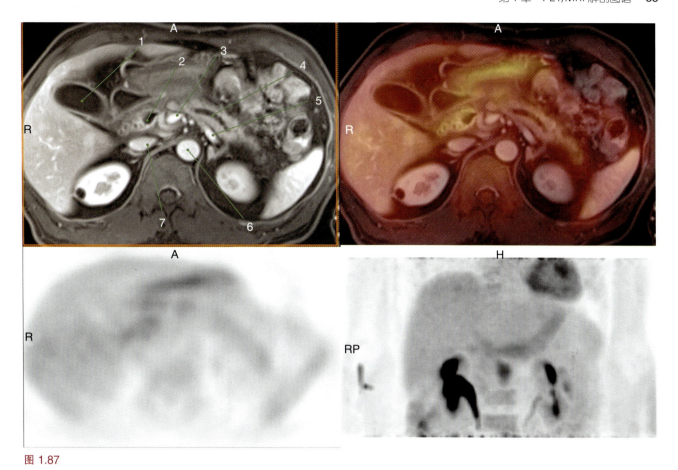

图 1.87
(1)胆囊　　(2)胆总管扩张　　(3)门静脉　　(4)胰管扩张　　(5)脾静脉　　(6)腹主动脉　　(7)下腔静脉

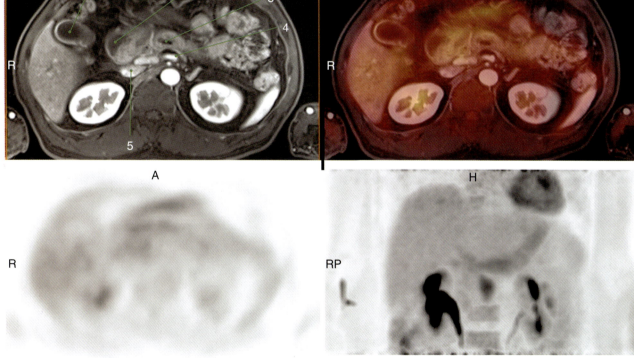

图 1.88
(1)胆囊　　　　(2)十二指肠　　　　(3)胰管扩张　　　　(4)肝总动脉　　　　(5)下腔静脉

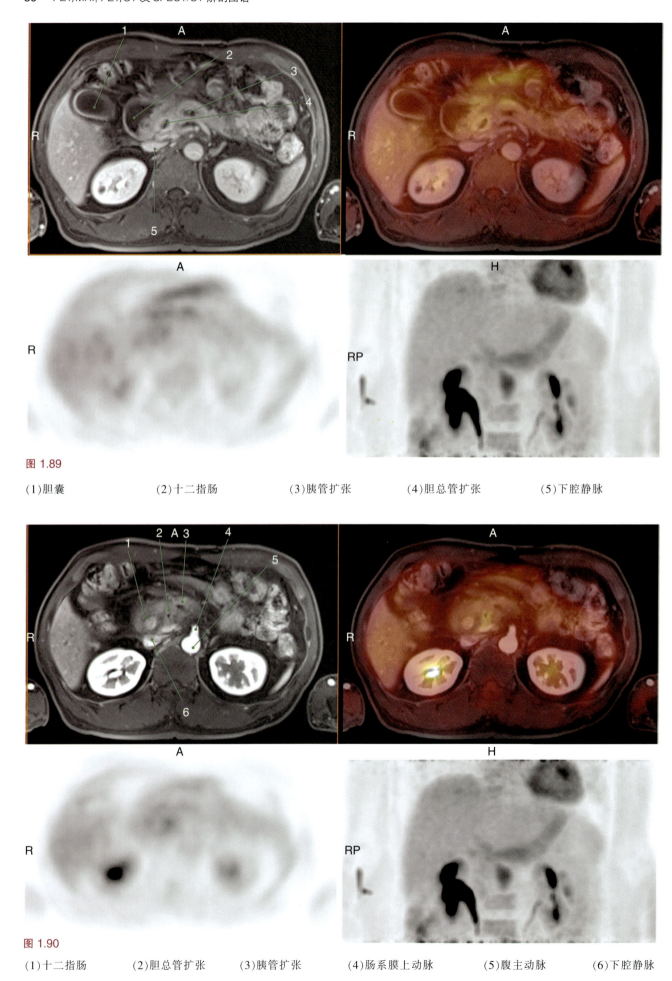

图 1.89

(1)胆囊　　(2)十二指肠　　(3)胰管扩张　　(4)胆总管扩张　　(5)下腔静脉

图 1.90

(1)十二指肠　　(2)胆总管扩张　　(3)胰管扩张　　(4)肠系膜上动脉　　(5)腹主动脉　　(6)下腔静脉

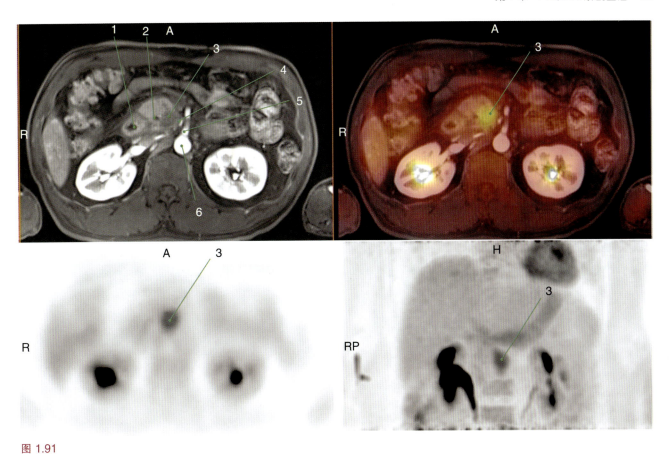

图 1.91

(1)十二指肠　(2)胆总管　(3)胰头部胰腺癌　(4)肠系膜上动脉分支,与胰腺癌毗邻　(5)肠系膜上动脉　(6)腹主动脉

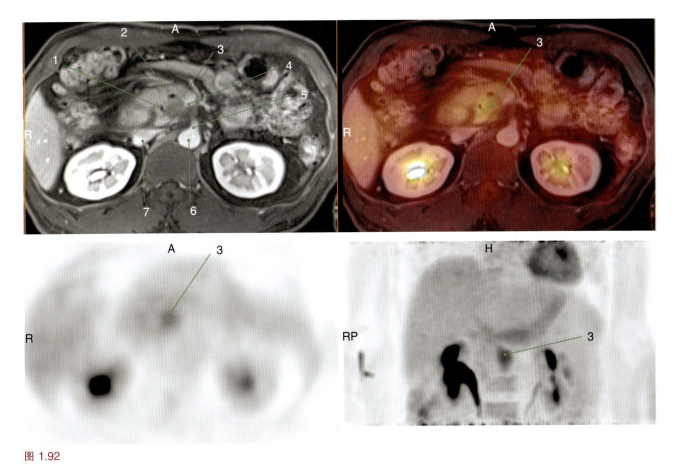

图 1.92

(1)胆总管　(2)胰管　(3)胰腺癌　(4)肠系膜上静脉被肿瘤包绕　(5)肠系膜上动脉　(6)腹主动脉　(7)下腔静脉

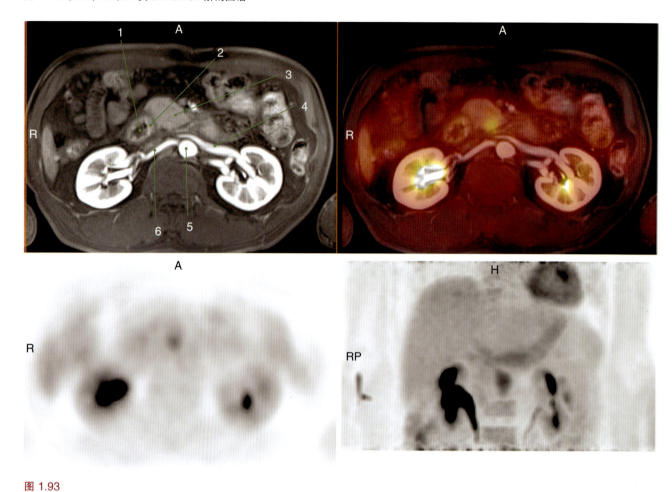

图 1.93

(1)十二指肠　　(2)Vater 壶腹　　(3)胰头　　(4)左肾静脉　　(5)腹主动脉　　(6)右肾动脉

1.4.5　病例 5

患者,男,53 岁,3 年前因乙状结肠癌行手术切除。近期发现血清癌胚抗原(CEA)升高,行 FDG PET/MRI 检查寻找转移病变。

FDG PET/MRI 图像显示肝脏Ⅶ段高代谢肿块,提示转移。患者行肝右后叶切除术,病变证实为乙状结肠腺癌转移[19-21](图 1.94 至图 1.101)。

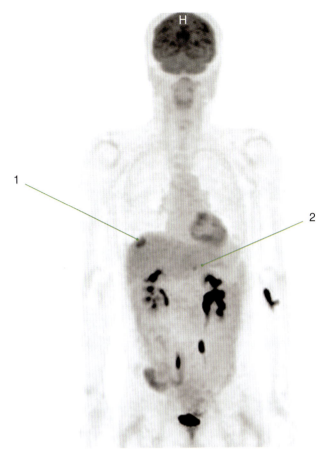

图 1.94

(1) 肝右叶转移　　(2) 肝左叶转移

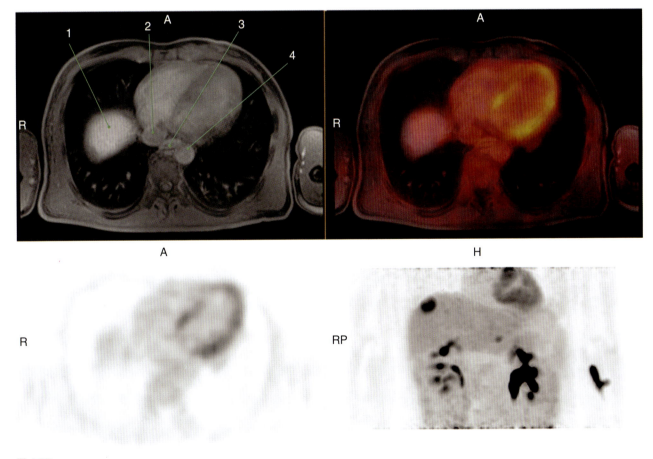

图 1.95

(1) 肝顶　　(2) 下腔静脉　　(3) 食管　　(4) 主动脉

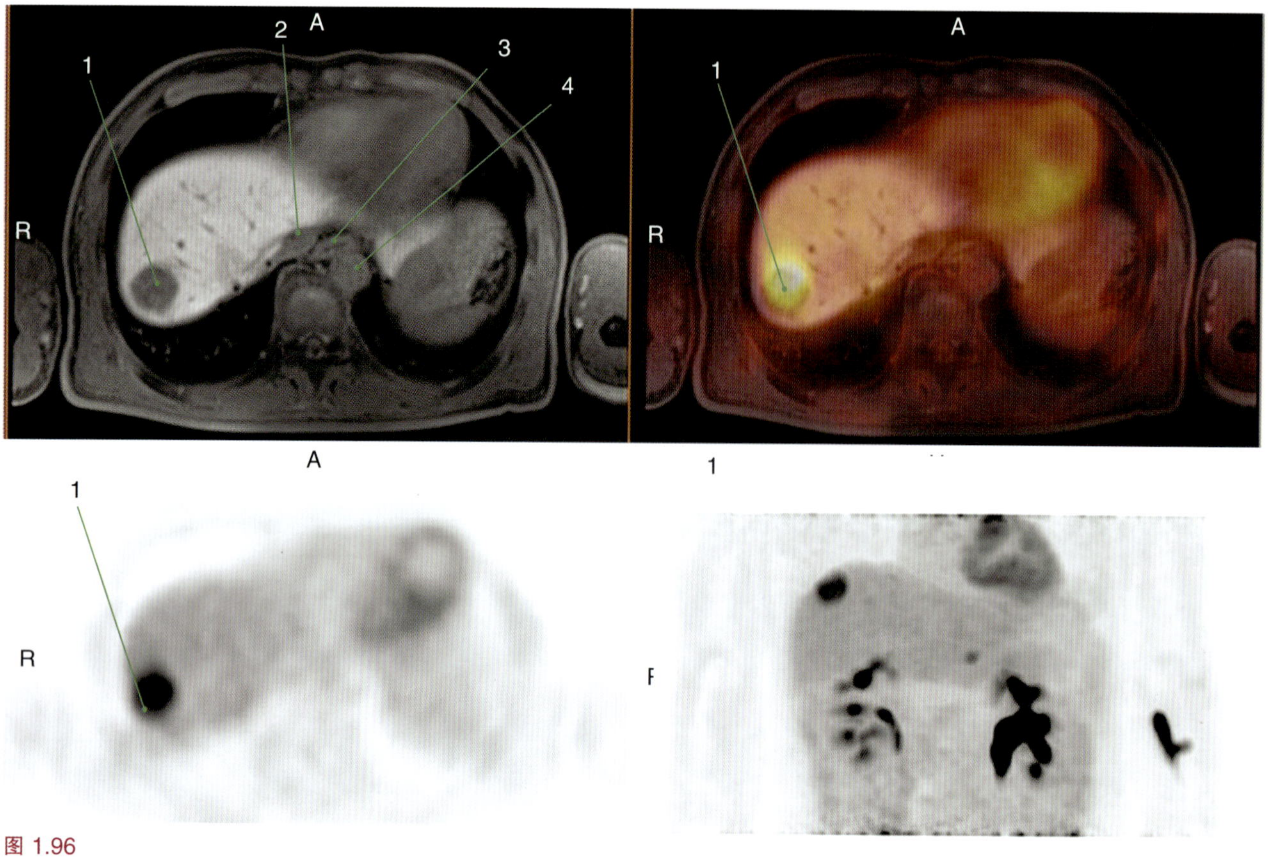

图 1.96

(1) 肝脏Ⅶ段转移　　(2) 下腔静脉　　(3) 食管　　(4) 主动脉

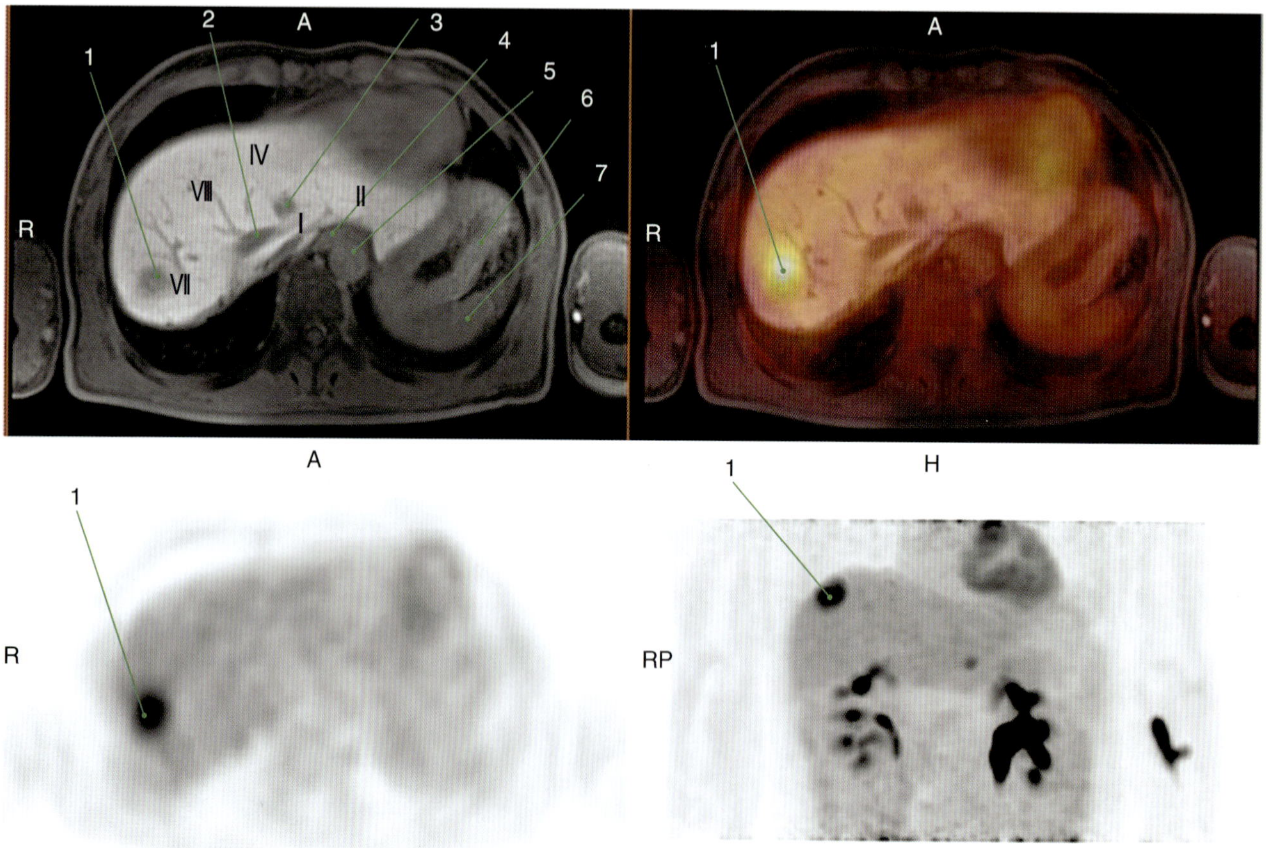

图 1.97

(1) 肝脏Ⅶ段转移　　(2) 肝右静脉　　(3) 肝左静脉　　(4) 食管　　(5) 主动脉　　(6) 胃　　(7) 脾

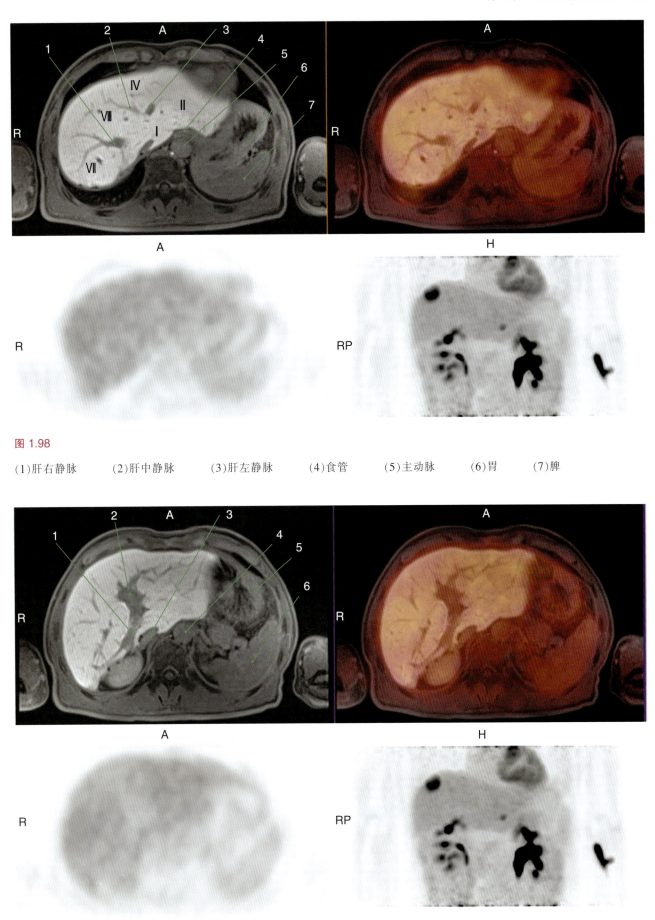

图 1.98

(1)肝右静脉　(2)肝中静脉　(3)肝左静脉　(4)食管　(5)主动脉　(6)胃　(7)脾

图 1.99

(1)门静脉右支　(2)门静脉左支　(3)下腔静脉　(4)主动脉　(5)胃　(6)脾

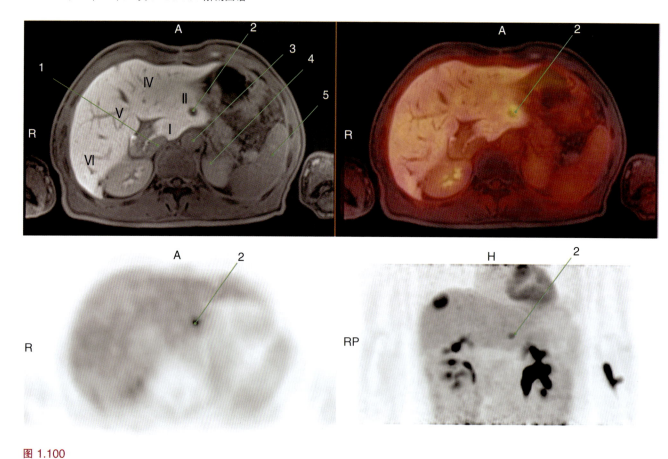

图 1.100

(1) 下腔静脉　　(2) 肝转移灶，Ⅱ段　　(3) 主动脉　　(4) 左肾　　(5) 脾

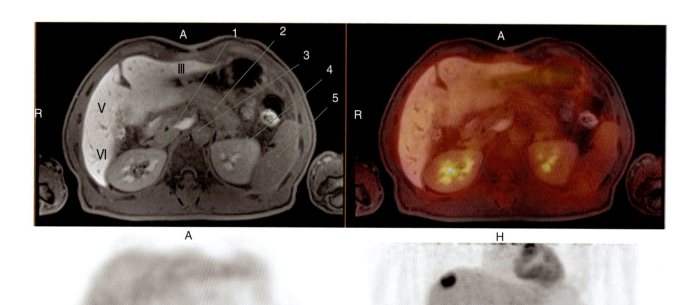

图 1.101

(1) 下腔静脉　　(2) 胰腺　　(3) 主动脉　　(4) 左肾　　(5) 脾

1.4.6 病例6

患者,42岁,乙肝病毒携带者,常规体检行腹部超声检查发现肝脏肿块,行 FDG PET/MRI 检查用于肝脏肿块的鉴别诊断。

FDG PET/MRI 图像显示,肝脏Ⅶ段可见一动脉期明显强化、延迟期消退,直径为 4.7cm 的高代谢肿块,边缘呈分叶状,局部伴坏死,上述征象提示恶性病变。患者行肝右后叶切除术,病变显示为混合型肝细胞癌(HCC)和胆管癌(CCA)[22,23](图 1.102 至图 1.105)。

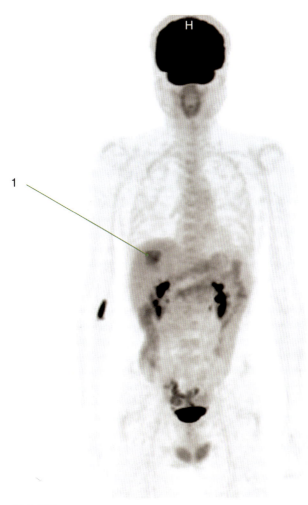

图 1.102

(1)肝脏恶性肿块

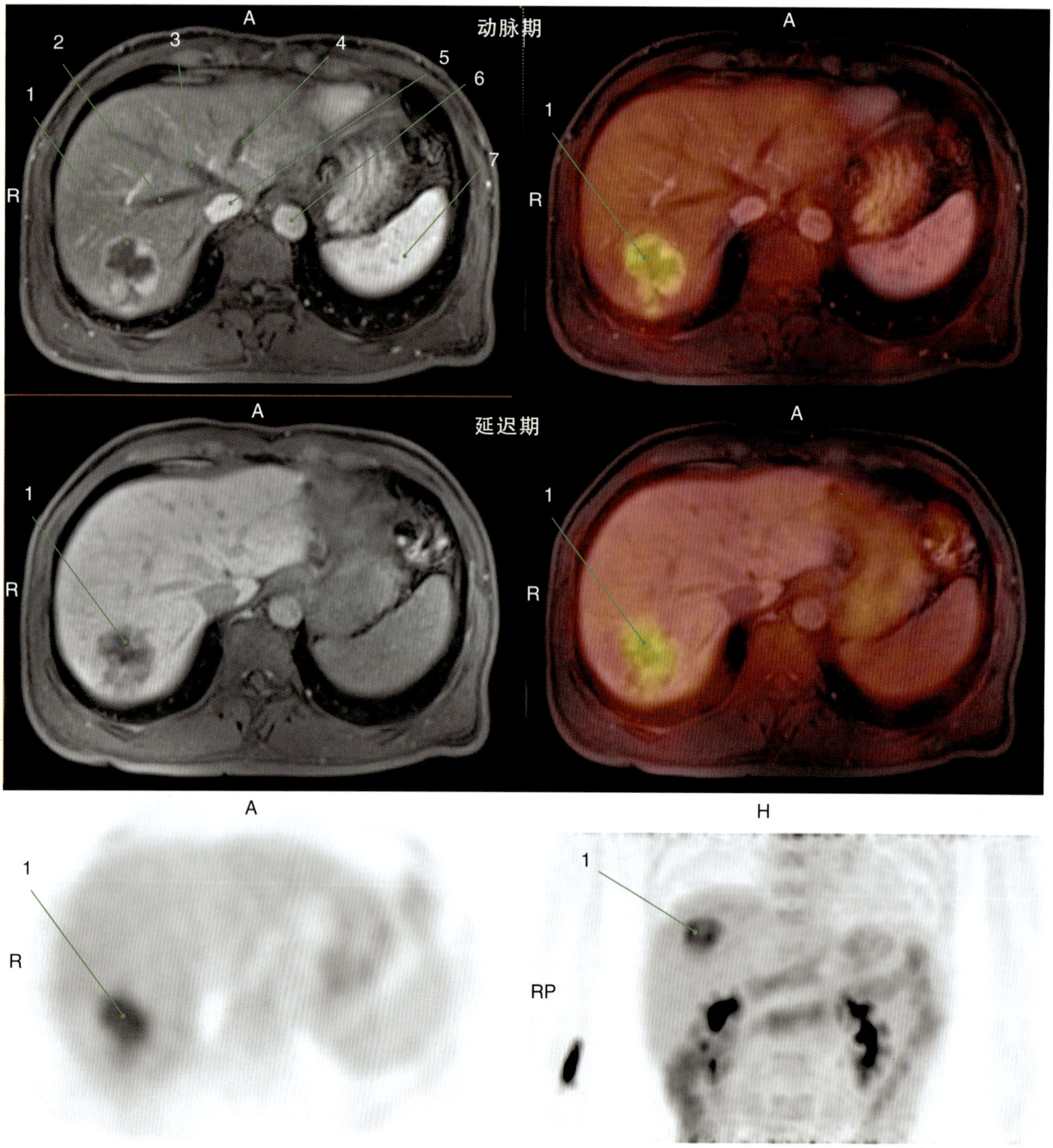

图 1.103
(1)肝脏Ⅶ段恶性肿块(肝细胞癌和胆管癌)动脉期强化,延迟期消退
(2)肝右静脉　　(3)肝中静脉　　(4)肝左静脉　　(5)下腔静脉　　(6)腹主动脉　　(7)脾

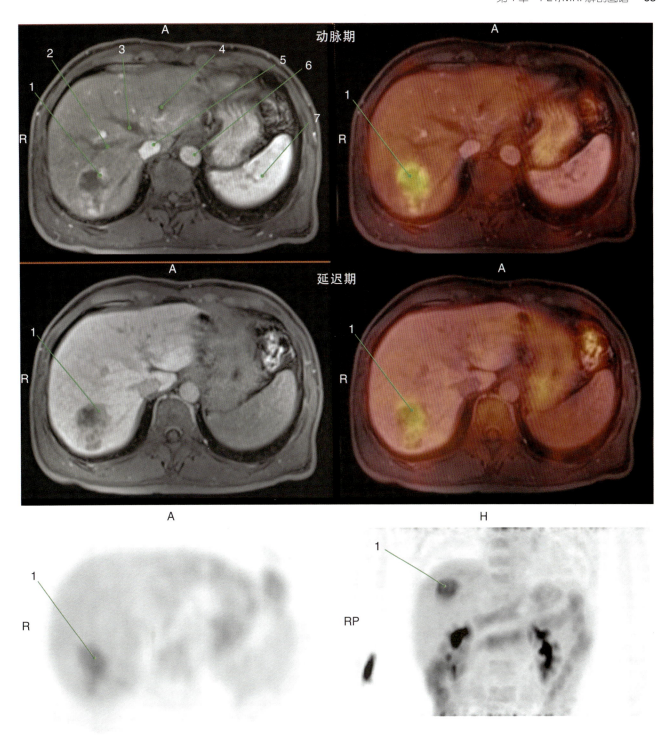

图 1.104

(1)肝脏Ⅶ段恶性肿块(肝细胞癌和胆管癌)动脉期强化,延迟期消退
(2)肝右静脉　　　(3)肝中静脉　　　(4)肝左静脉　　　(5)下腔静脉　　　(6)腹主动脉　　　(7)脾

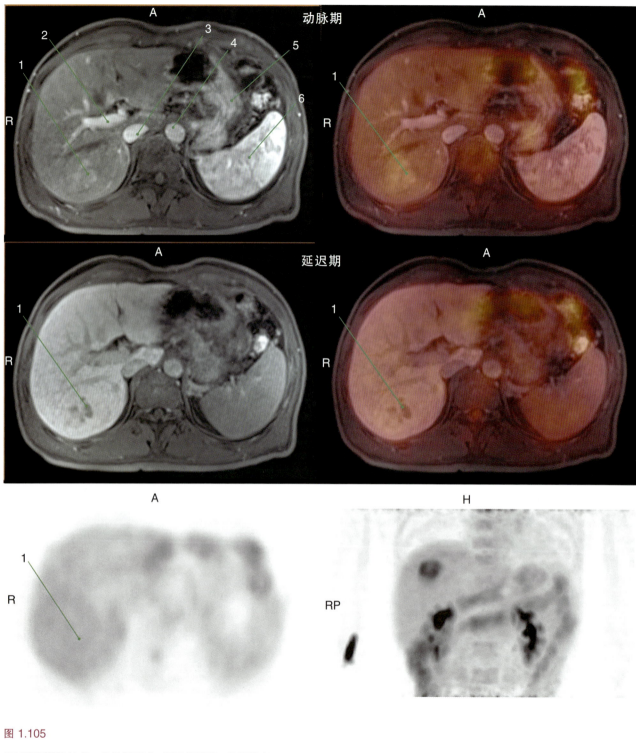

图 1.105

(1)肝脏Ⅶ段结节,动脉期强化,延迟期消退,代谢增高
(2)门静脉　　　　(3)下腔静脉　　　　(4)腹主动脉　　　　(5)胃　　　　(6)脾

1.4.7 病例 7

患者,58 岁,因肝脏神经鞘瘤体积增大就诊。行 FDG PET/MRI 检查了解肿瘤是否恶变。

FDG PET/MRI 图像显示,其内含有延迟增强、代谢增高的隔膜及液液平面,提示坏死或出血改变。行切除活检,证实为伴有坏死的神经鞘瘤[24,25](图 1.106 至图 1.108)。

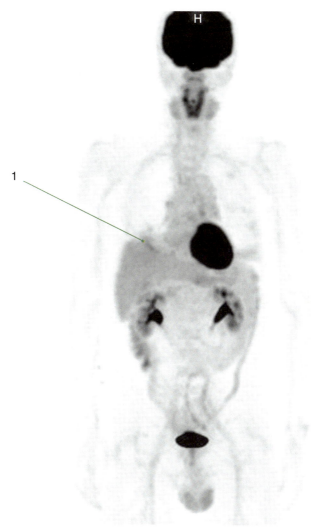

图 1.106

(1)肝脏神经鞘瘤

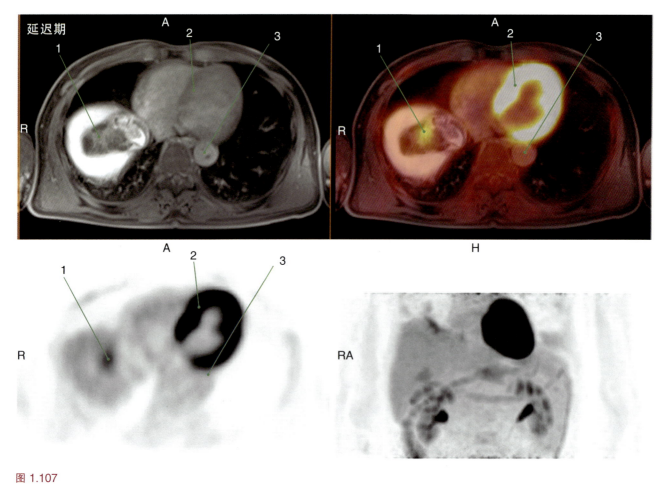

图 1.107

(1) 囊性神经鞘瘤中心坏死部分延迟显像，代谢增高　　(2) 心肌　　(3) 降主动脉

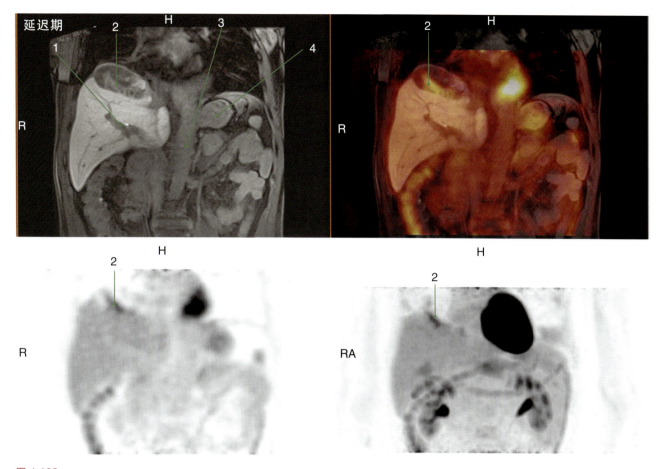

图 1.108

(1)门静脉　　　　　　　　(2)囊性神经鞘瘤中心坏死部分延迟显像,代谢增高(FDG 轻度摄取)
(3)腹主动脉　　　　　　　(4)胃

1.4.8　病例 8

患者,女,62 岁,因呼吸困难就诊。超声心动图显示右心房肿块影,行 FDG PET/MRI 检查进行鉴别诊断。

FDG PET/MRI 图像显示,沿右心房和下腔静脉有一对比增强、高代谢的软组织肿块,扩散加权成像呈高信号,表观扩散系数(ADC)图呈低信号,提示起源于血管的恶性肿瘤。肿瘤活检证实为平滑肌肉瘤(图 1.109 至图 1.115)。

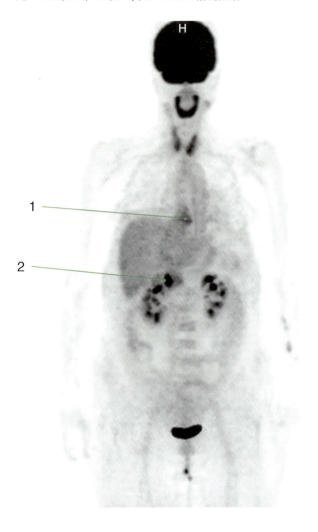

图 1.109

(1,2)下腔静脉平滑肌肉瘤的局灶性高代谢灶

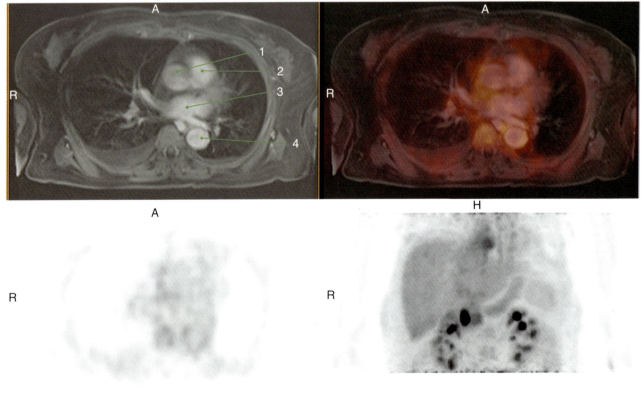

图 1.110

(1)升主动脉　　(2)肺动脉干　　(3)左心房　　(4)降主动脉

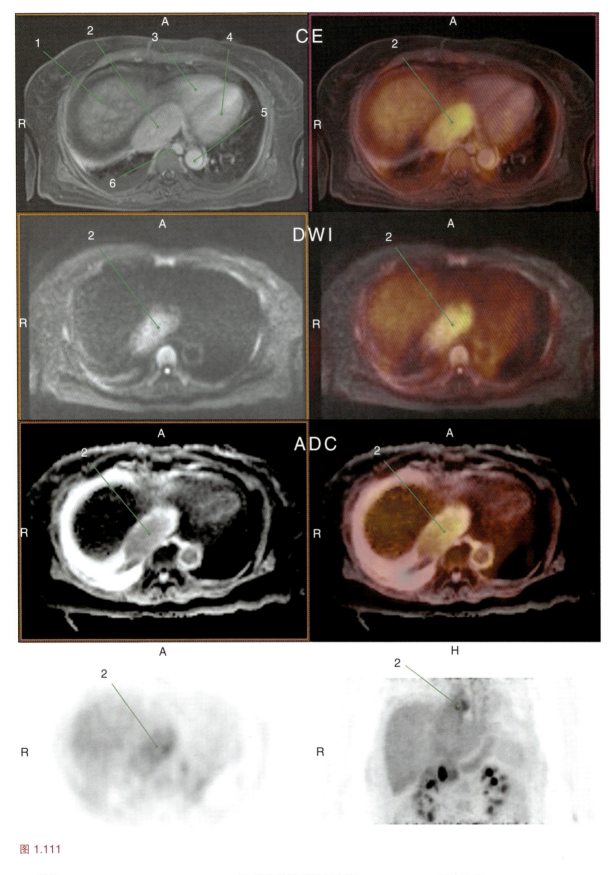

图 1.111

(1) 肝顶 (2) 下腔静脉平滑肌肉瘤 (3) 右心室
(4) 左心室 (5) 降主动脉 (6) 食管

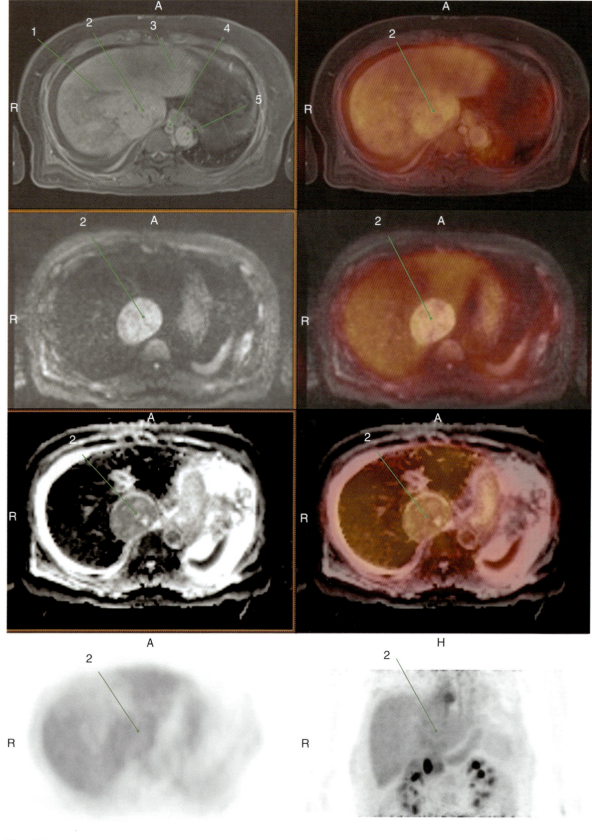

图 1.112

(1)肝右叶 (2)下腔静脉平滑肌肉瘤 (3)肝左叶
(4)食管 (5)主动脉

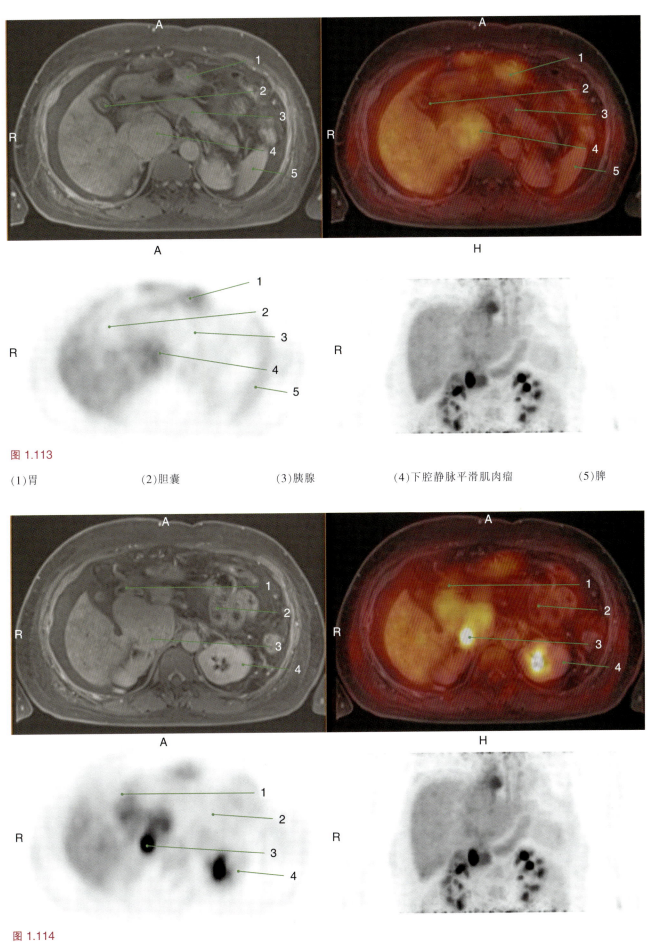

图 1.113

(1) 胃　　　(2) 胆囊　　　(3) 胰腺　　　(4) 下腔静脉平滑肌肉瘤　　　(5) 脾

图 1.114

(1) 十二指肠　　　(2) 空肠　　　(3) 下腔静脉平滑肌肉瘤(局灶性高代谢灶)　　　(4) 肾

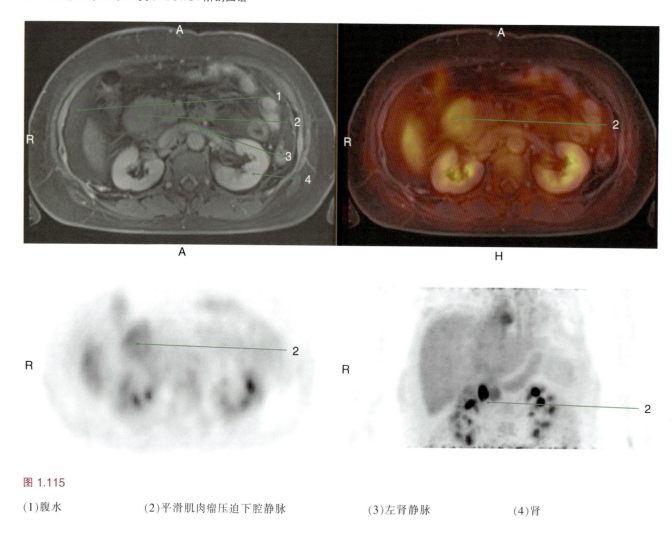

图 1.115

(1) 腹水　　(2) 平滑肌肉瘤压迫下腔静脉　　(3) 左肾静脉　　(4) 肾

(陈龙　颜建华　谢燃　译)

1.5　盆腔

1.5.1　病例 1

患者,女,73 岁,便血 1 月余,结肠镜检查发现直肠肿块,距离肛门外缘 1cm,活检证实为腺癌。行 FDG PET/MRI 检查用于初始分期。

FDG PET/MRI 图像显示直肠高代谢肿瘤,侵犯阴道后壁,提示为直肠癌。直肠周围、骶前、双侧髂内、腹主动脉旁多个肿大淋巴结伴代谢增高,提示淋巴结转移。双肺发现高代谢结节,提示肺转移。右侧输尿管周围高代谢灶,病灶致右侧肾盂积水,提示输尿管周围转移[26,27](图 1.116 至图 1.135)。

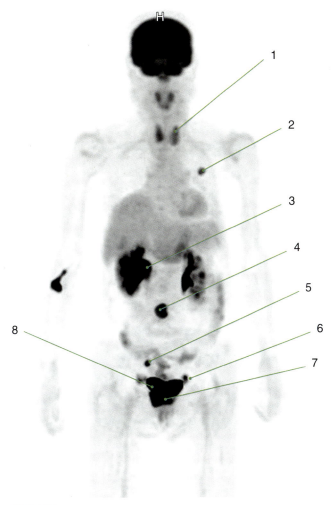

图 1.116

(1) 甲状腺炎 (2) 肺转移灶
(3) 右侧肾盂积水 (4) 腹主动脉-腔静脉旁淋巴结转移
(5) 右侧输尿管转移 (6) 盆腔淋巴结转移
(7) 直肠癌 (8) 膀胱

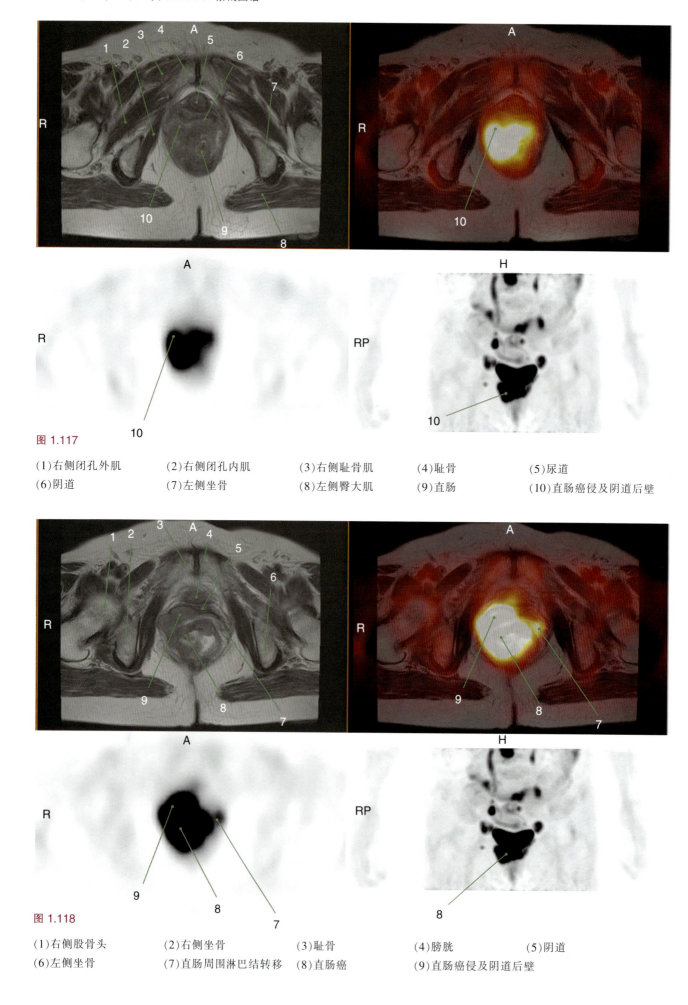

图 1.117

(1) 右侧闭孔外肌　　(2) 右侧闭孔内肌　　(3) 右侧耻骨肌　　(4) 耻骨　　(5) 尿道
(6) 阴道　　　　　　(7) 左侧坐骨　　　　(8) 左侧臀大肌　　(9) 直肠　　(10) 直肠癌侵及阴道后壁

图 1.118

(1) 右侧股骨头　　(2) 右侧坐骨　　　　(3) 耻骨　　　　(4) 膀胱　　(5) 阴道
(6) 左侧坐骨　　　(7) 直肠周围淋巴结转移　(8) 直肠癌　　(9) 直肠癌侵及阴道后壁

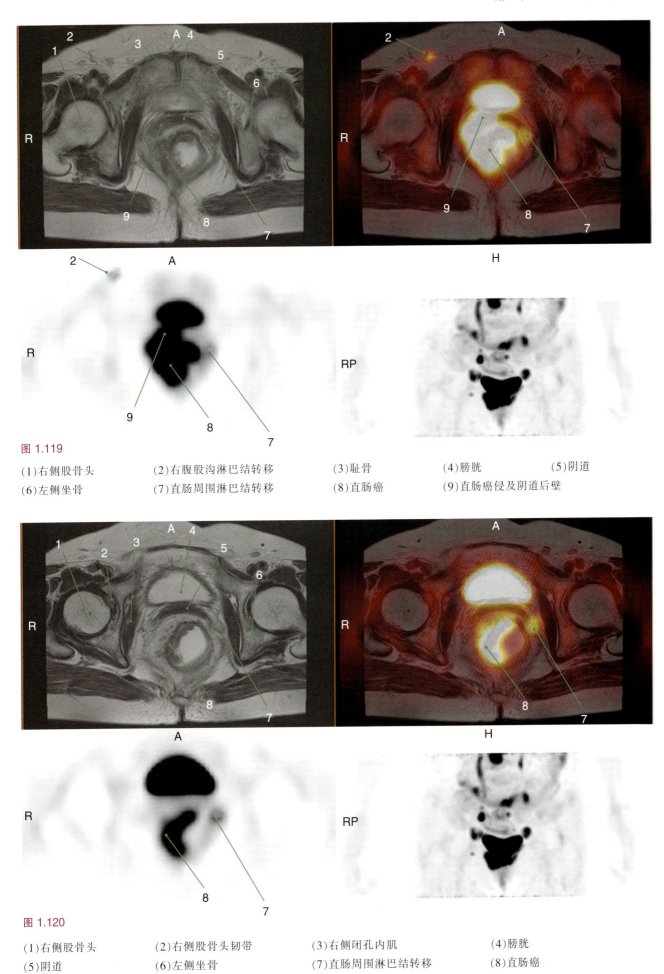

图 1.119
(1) 右侧股骨头　　　(2) 右腹股沟淋巴结转移　　　(3) 耻骨　　　(4) 膀胱　　　(5) 阴道
(6) 左侧坐骨　　　(7) 直肠周围淋巴结转移　　　(8) 直肠癌　　　(9) 直肠癌侵及阴道后壁

图 1.120
(1) 右侧股骨头　　　(2) 右侧股骨头韧带　　　(3) 右侧闭孔内肌　　　(4) 膀胱
(5) 阴道　　　(6) 左侧坐骨　　　(7) 直肠周围淋巴结转移　　　(8) 直肠癌

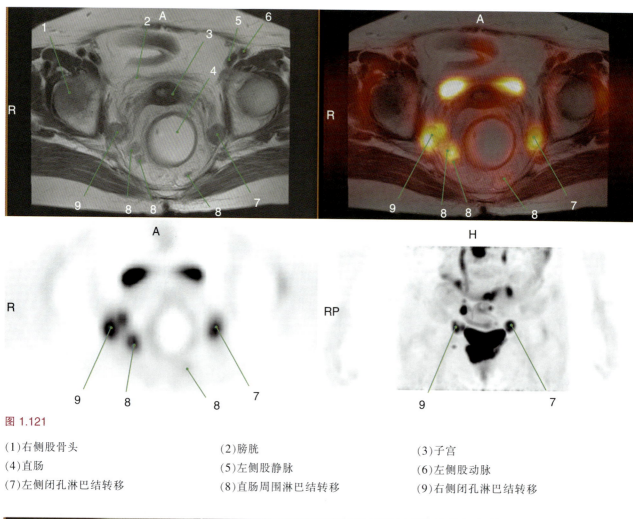

图 1.121

(1) 右侧股骨头　　　　　　(2) 膀胱　　　　　　　　　(3) 子宫
(4) 直肠　　　　　　　　　(5) 左侧股静脉　　　　　　(6) 左侧股动脉
(7) 左侧闭孔淋巴结转移　　(8) 直肠周围淋巴结转移　　(9) 右侧闭孔淋巴结转移

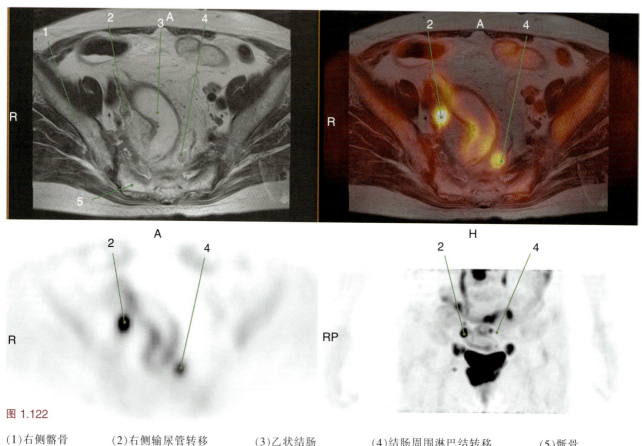

图 1.122

(1) 右侧髂骨　　(2) 右侧输尿管转移　　(3) 乙状结肠　　(4) 结肠周围淋巴结转移　　(5) 骶骨

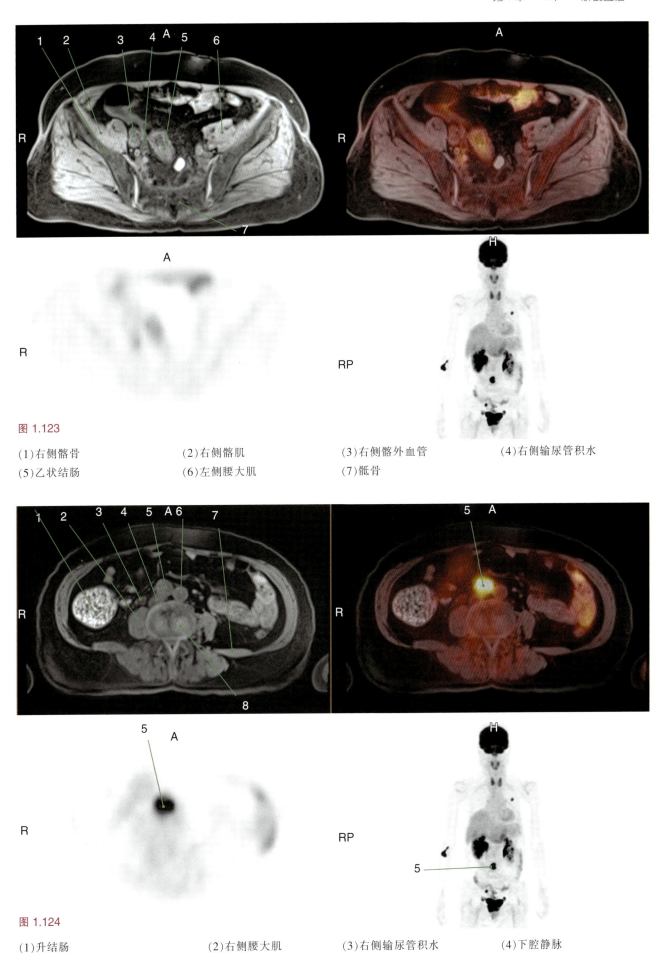

图 1.123

(1) 右侧髂骨 (2) 右侧髂肌 (3) 右侧髂外血管 (4) 右侧输尿管积水
(5) 乙状结肠 (6) 左侧腰大肌 (7) 骶骨

图 1.124

(1) 升结肠 (2) 右侧腰大肌 (3) 右侧输尿管积水 (4) 下腔静脉
(5) 腹主动脉-腔静脉旁淋巴结转移 (6) 腹主动脉 (7) 腰方肌 (8) 椎体

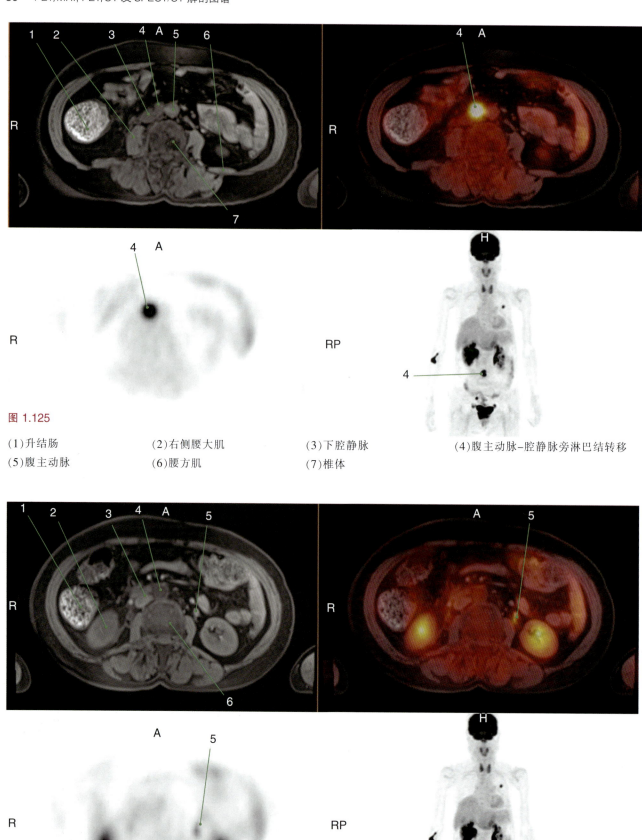

图 1.125

(1)升结肠　　　　　(2)右侧腰大肌　　　　(3)下腔静脉　　　　(4)腹主动脉-腔静脉旁淋巴结转移
(5)腹主动脉　　　　(6)腰方肌　　　　　　(7)椎体

图 1.126

(1)升结肠　　　　　(2)右肾　　　　　　　(3)下腔静脉
(4)腹主动脉　　　　(5)左侧输尿管　　　　(6)椎体

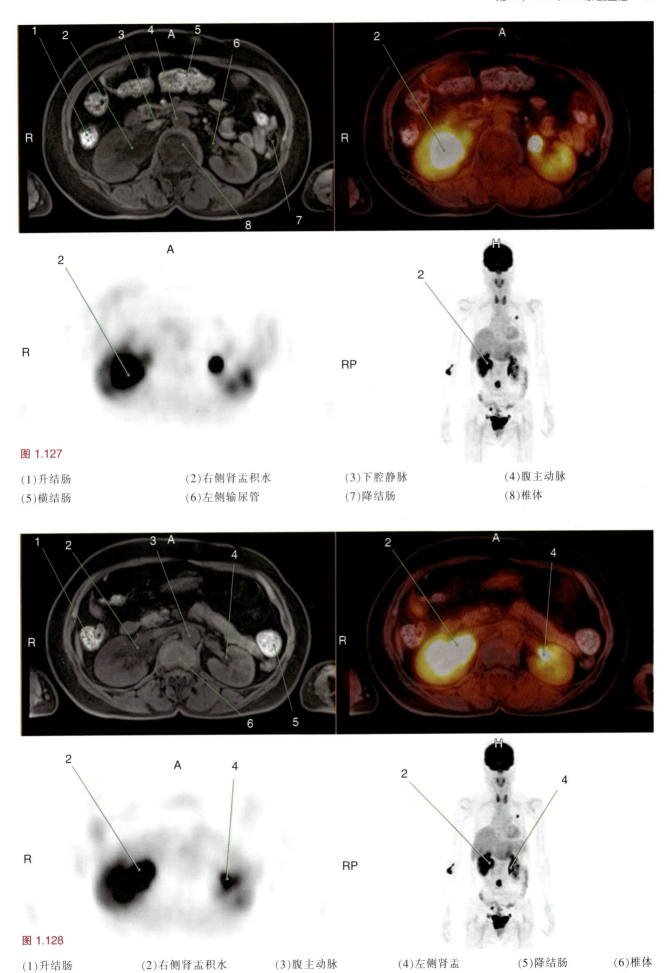

图 1.127

(1) 升结肠 (2) 右侧肾盂积水 (3) 下腔静脉 (4) 腹主动脉
(5) 横结肠 (6) 左侧输尿管 (7) 降结肠 (8) 椎体

图 1.128

(1) 升结肠 (2) 右侧肾盂积水 (3) 腹主动脉 (4) 左侧肾盂 (5) 降结肠 (6) 椎体

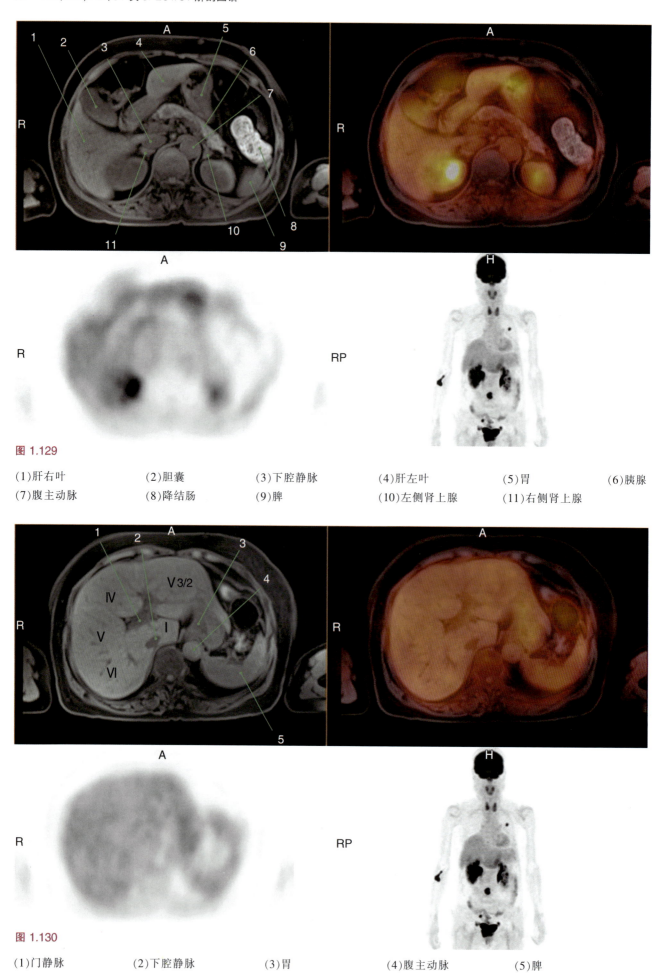

图 1.129

(1)肝右叶　　　　(2)胆囊　　　　(3)下腔静脉　　　　(4)肝左叶　　　　(5)胃　　　　(6)胰腺
(7)腹主动脉　　　(8)降结肠　　　(9)脾　　　　　　　(10)左侧肾上腺　　(11)右侧肾上腺

图 1.130

(1)门静脉　　　　(2)下腔静脉　　　(3)胃　　　　(4)腹主动脉　　　(5)脾

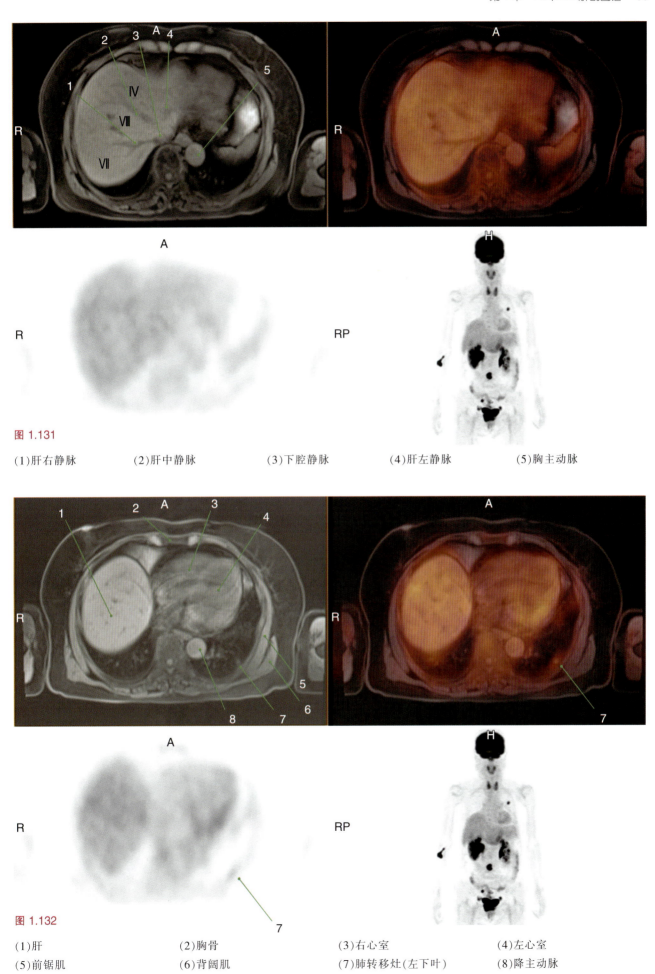

图 1.131

(1) 肝右静脉 (2) 肝中静脉 (3) 下腔静脉 (4) 肝左静脉 (5) 胸主动脉

图 1.132

(1) 肝 (2) 胸骨 (3) 右心室 (4) 左心室
(5) 前锯肌 (6) 背阔肌 (7) 肺转移灶(左下叶) (8) 降主动脉

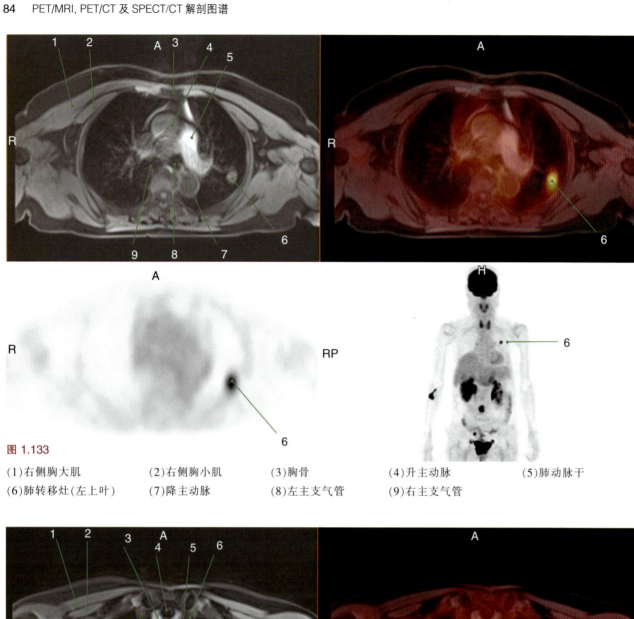

图 1.133

(1) 右侧胸大肌　　(2) 右侧胸小肌　　(3) 胸骨　　(4) 升主动脉　　(5) 肺动脉干
(6) 肺转移灶(左上叶)　(7) 降主动脉　　(8) 左主支气管　　(9) 右主支气管

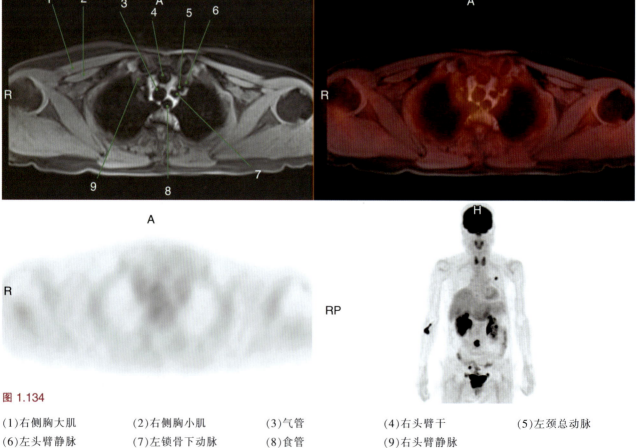

图 1.134

(1) 右侧胸大肌　　(2) 右侧胸小肌　　(3) 气管　　(4) 右头臂干　　(5) 左颈总动脉
(6) 左头臂静脉　　(7) 左锁骨下动脉　　(8) 食管　　(9) 右头臂静脉

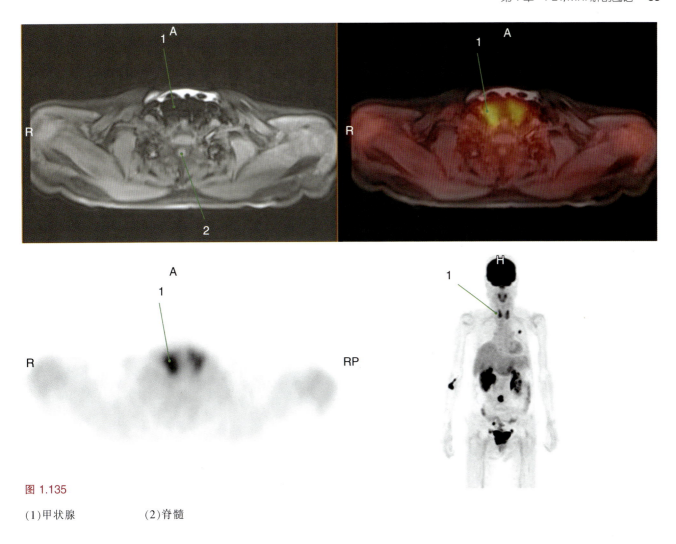

图 1.135

(1) 甲状腺　　　(2) 脊髓

1.5.2　病例 2

患者,女,59 岁,因宫颈涂片检查异常就诊,随后的宫颈穿刺活检证实为鳞状细胞癌。行 FDG PET/MRI 检查用于肿瘤初始分期。

FDG PET/MRI 图像显示子宫颈高代谢肿块,提示宫颈癌。肿瘤侵犯阴道后上壁,未侵犯宫旁组织。未发现高代谢转移灶[28-30](图 1.136 至图 1.141)。

1.5.3　病例 3

患者,女,41 岁,因阴道流血就诊。宫颈活检证实为鳞状细胞癌。行 FDG PET/MRI 检查用于肿瘤初始分期。

FDG PET/MRI 图像显示,宫颈高代谢肿块侵犯宫旁和上 1/3 阴道壁,符合宫颈癌影像学表现。在左侧髂内、双侧髂外及直肠周围发现肿大淋巴结伴代谢增高,提示淋巴结转移(图 1.142 至图 1.164)。

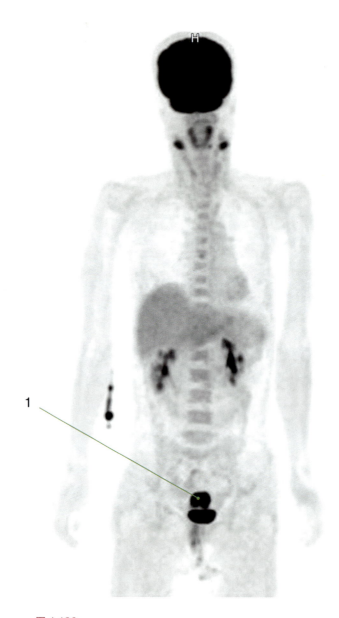

图 1.136

(1)宫颈癌

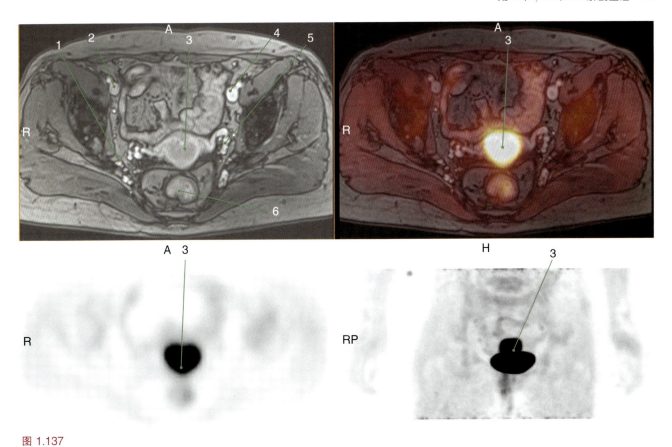

图 1.137

(1)右侧髂内血管　　　(2)右侧髂外血管　　　(3)宫颈癌　　　(4)左侧髂外血管　　　(5)左侧髂内血管　　　(6)直肠

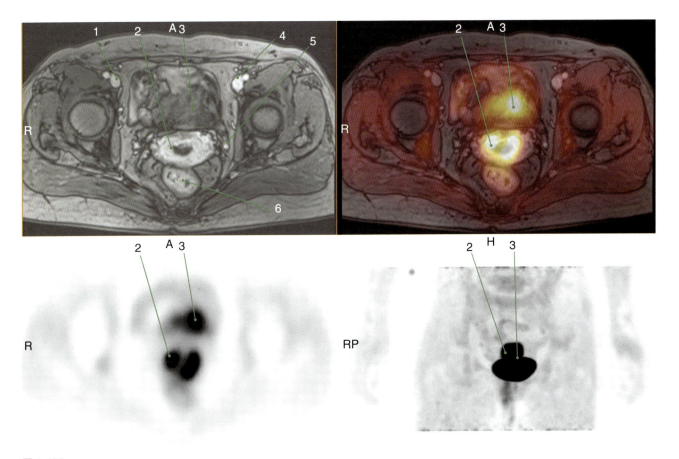

图 1.138

(1)右侧髂外血管　　　(2)宫颈癌　　　(3)膀胱　　　(4)左侧髂外血管　　　(5)左侧髂内血管　　　(6)直肠

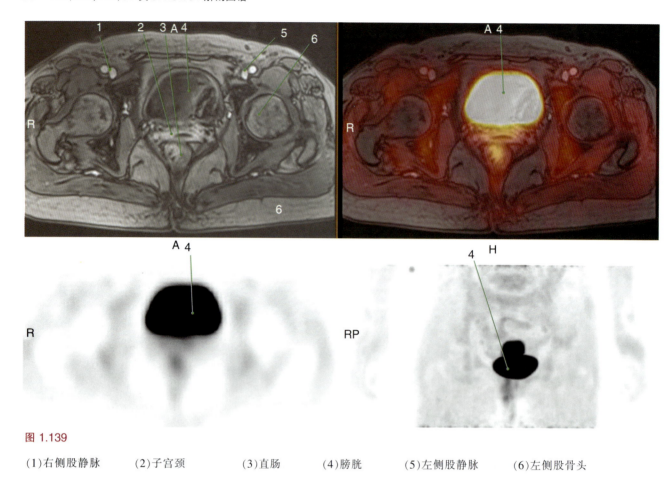

图 1.139

(1)右侧股静脉　　(2)子宫颈　　(3)直肠　　(4)膀胱　　(5)左侧股静脉　　(6)左侧股骨头

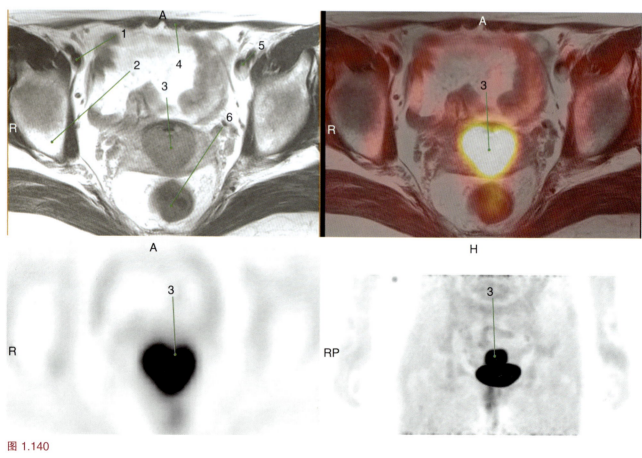

图 1.140

(1)右侧髂外血管　　(2)右侧髂骨　　(3)宫颈癌　　(4)腹直肌　　(5)左侧髂外血管　　(6)直肠

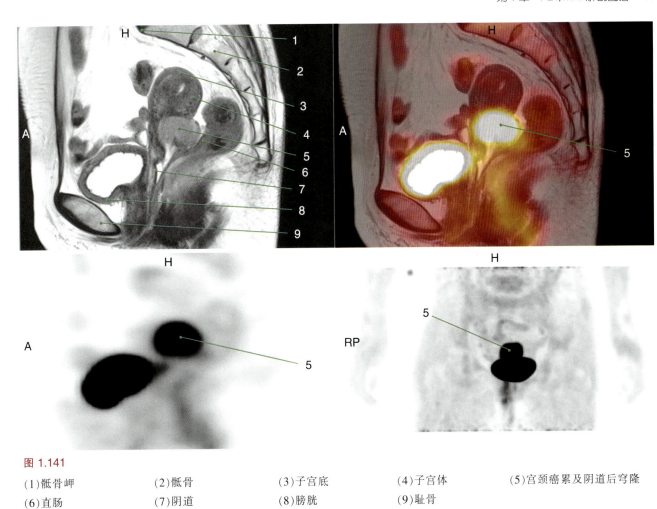

图 1.141

(1) 骶骨岬　　　　(2) 骶骨　　　　(3) 子宫底　　　　(4) 子宫体　　　　(5) 宫颈癌累及阴道后穹隆
(6) 直肠　　　　　(7) 阴道　　　　(8) 膀胱　　　　　(9) 耻骨

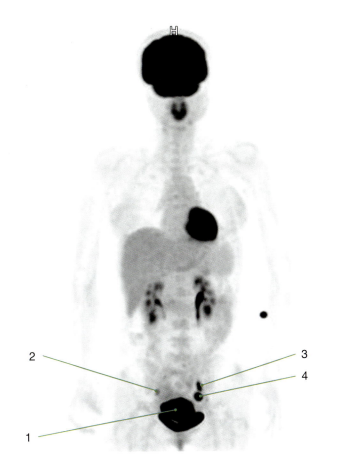

图 1.142

(1) 宫颈癌　　　　　　　　(2) 右侧盆腔淋巴结转移
(3) 左侧盆腔淋巴结转移　　(4) 左侧盆腔淋巴结转移

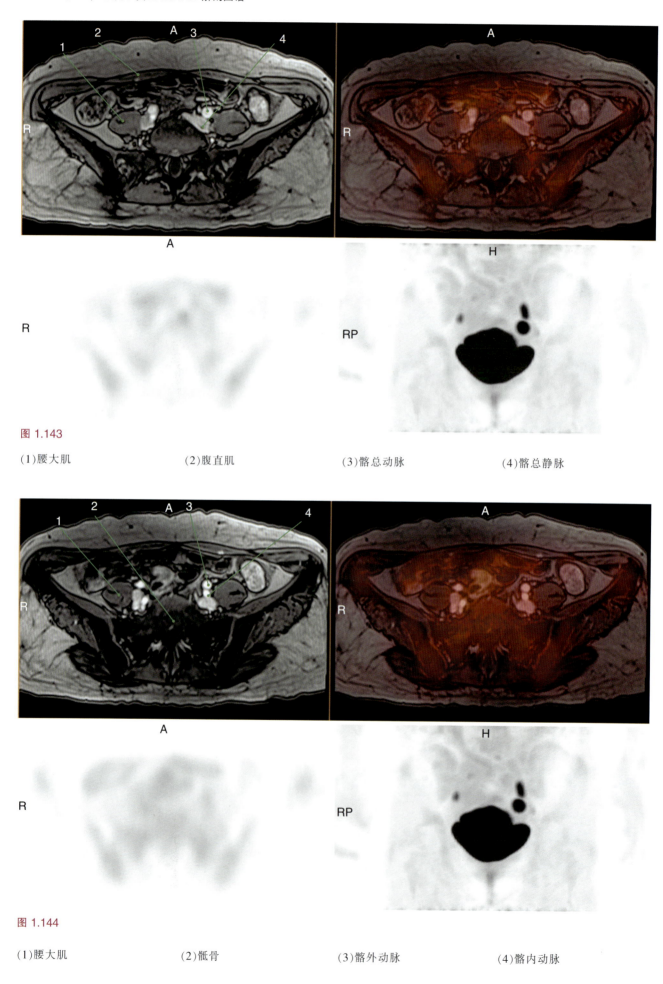

图 1.143
(1)腰大肌　　(2)腹直肌　　(3)髂总动脉　　(4)髂总静脉

图 1.144
(1)腰大肌　　(2)骶骨　　(3)髂外动脉　　(4)髂内动脉

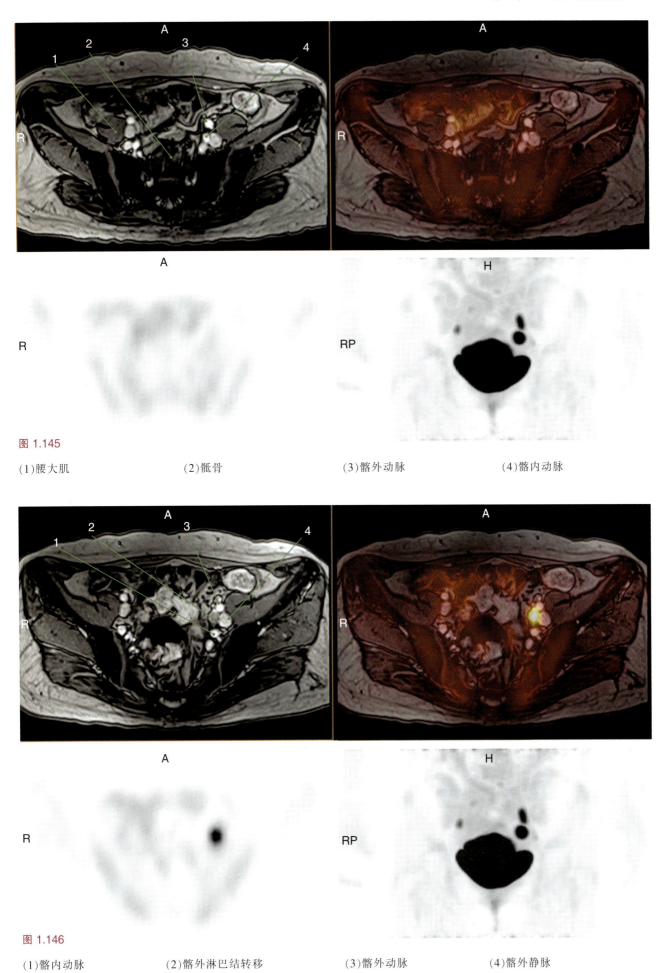

图 1.145

(1)腰大肌　　　　　　(2)骶骨　　　　　　(3)髂外动脉　　　　　　(4)髂内动脉

图 1.146

(1)髂内动脉　　　　　(2)髂外淋巴结转移　　(3)髂外动脉　　　　　　(4)髂外静脉

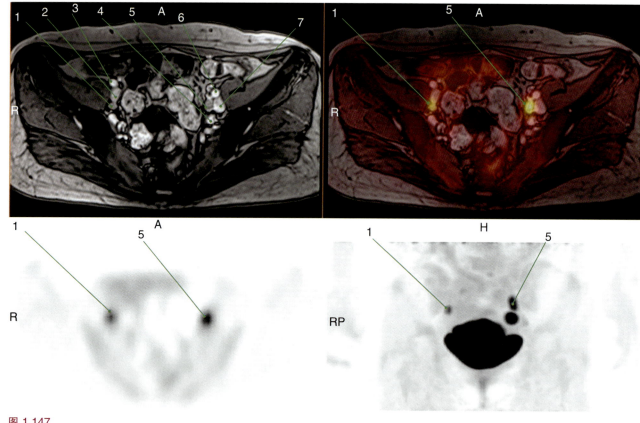

图 1.147

(1) 右髂外淋巴结转移　　(2) 右髂外静脉　　(3) 右髂外动脉　　(4) 左髂内动脉
(5) 左髂外淋巴结转移　　(6) 左髂外动脉　　(7) 左髂外静脉

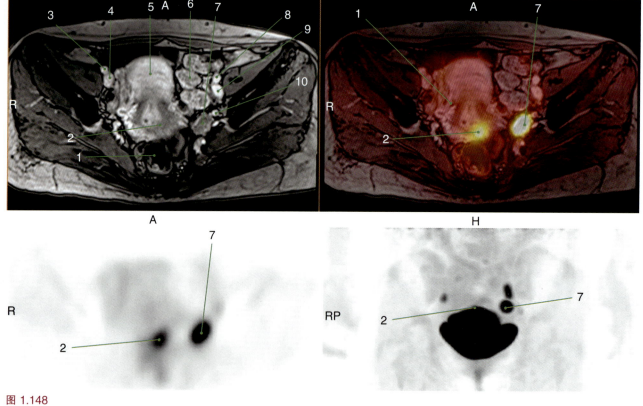

图 1.148

(1) 直肠　　(2) 宫颈癌　　(3) 右髂外动脉　　(4) 右髂外静脉　　(5) 子宫底
(6) 乙状结肠　　(7) 左髂内淋巴结转移　　(8) 左髂外动脉　　(9) 左髂外静脉　　(10) 左髂内动脉

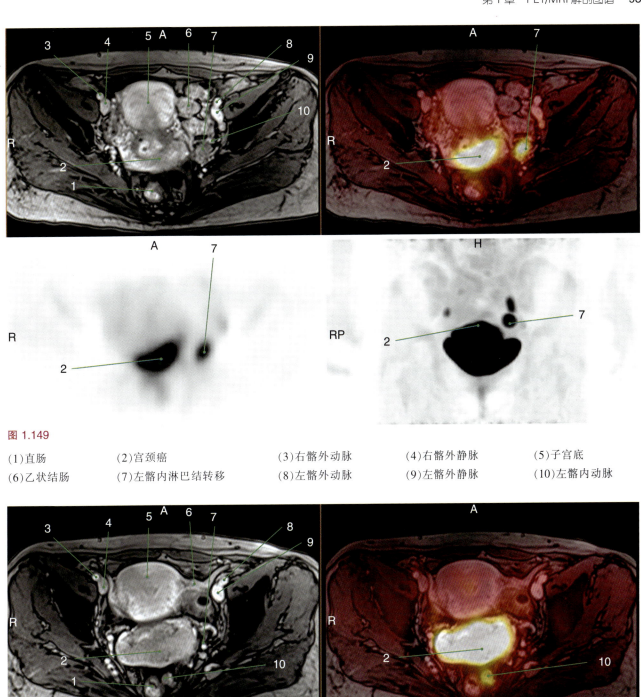

图 1.149

(1)直肠　　　(2)宫颈癌　　　(3)右髂外动脉　　　(4)右髂外静脉　　　(5)子宫底
(6)乙状结肠　(7)左髂内淋巴结转移　(8)左髂外动脉　　(9)左髂外静脉　　(10)左髂内动脉

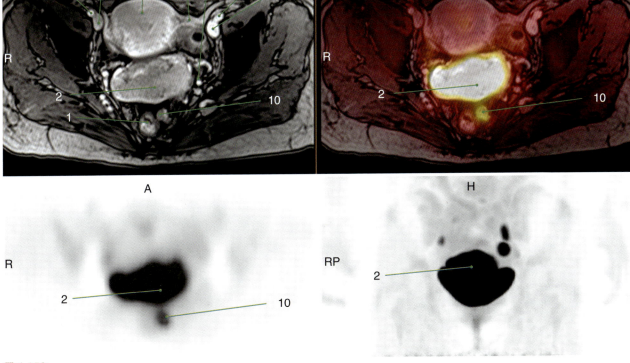

图 1.150

(1)直肠　　　(2)宫颈癌　　　(3)右髂外动脉　　　(4)右髂外静脉　　　(5)子宫体
(6)左侧附件　(7)左髂内动脉　(8)左髂外动脉　　　(9)左髂外静脉　　　(10)直肠周围淋巴结转移

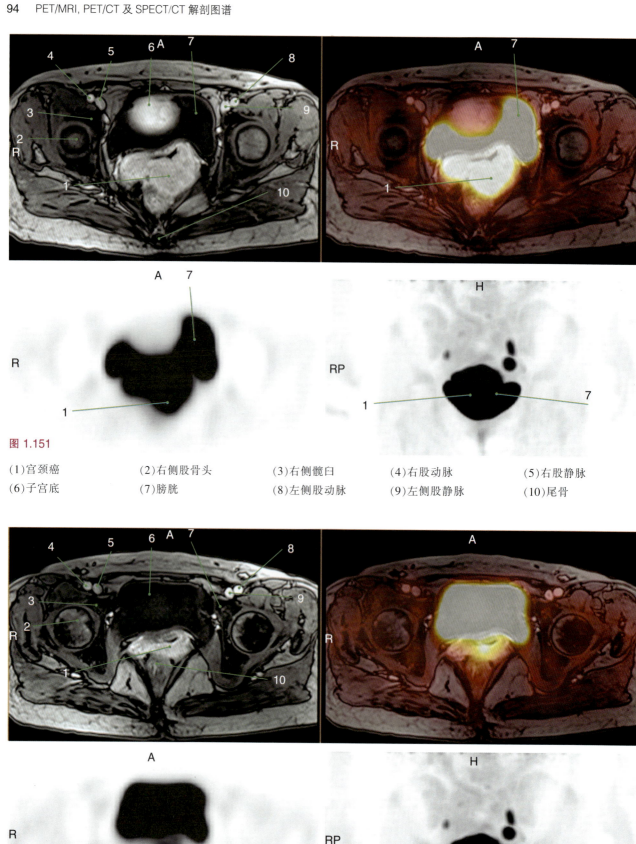

图 1.151

(1) 宫颈癌　　(2) 右侧股骨头　　(3) 右侧髋臼　　(4) 右股动脉　　(5) 右股静脉
(6) 子宫底　　(7) 膀胱　　　　　(8) 左侧股动脉　(9) 左侧股静脉　(10) 尾骨

图 1.152

(1) 宫颈癌　　(2) 右侧股骨头　　(3) 右侧髋臼　　(4) 右股动脉　　(5) 右股静脉
(6) 膀胱　　　(7) 左侧髋臼　　　(8) 左侧股动脉　(9) 左侧股静脉　(10) 尾骨

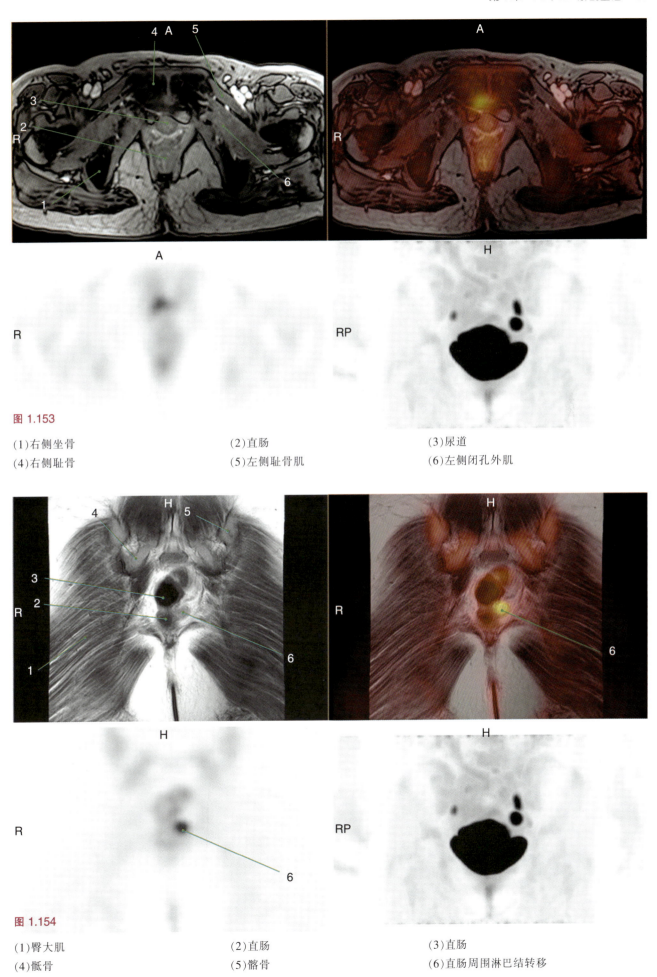

图 1.153

(1) 右侧坐骨　　(2) 直肠　　(3) 尿道
(4) 右侧耻骨　　(5) 左侧耻骨肌　　(6) 左侧闭孔外肌

图 1.154

(1) 臀大肌　　(2) 直肠　　(3) 直肠
(4) 骶骨　　(5) 髂骨　　(6) 直肠周围淋巴结转移

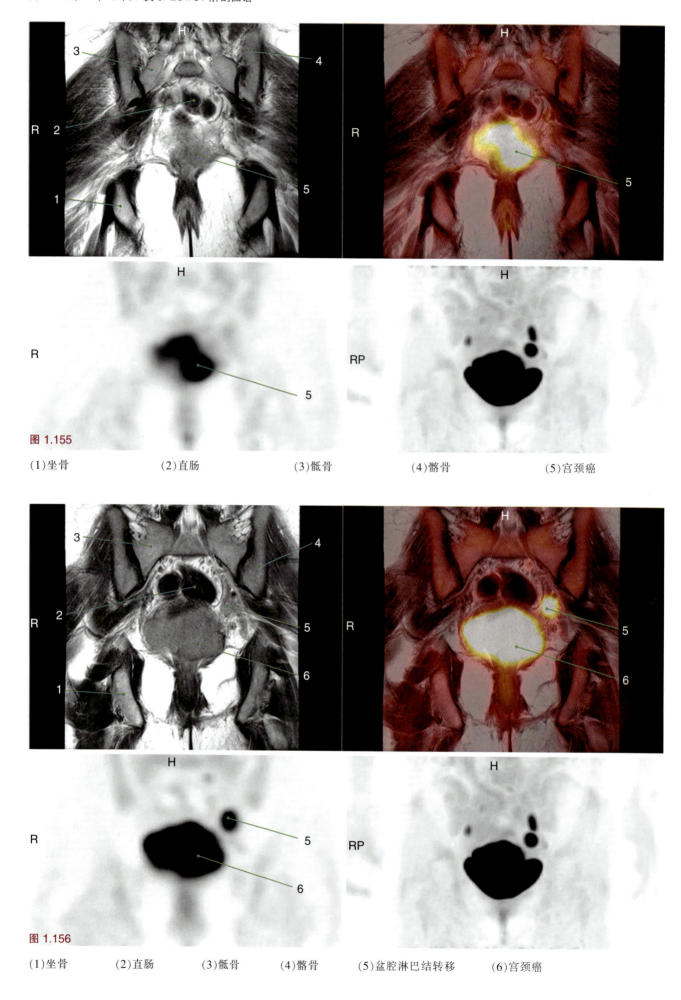

图 1.155

(1) 坐骨　　(2) 直肠　　(3) 骶骨　　(4) 髂骨　　(5) 宫颈癌

图 1.156

(1) 坐骨　(2) 直肠　(3) 骶骨　(4) 髂骨　(5) 盆腔淋巴结转移　(6) 宫颈癌

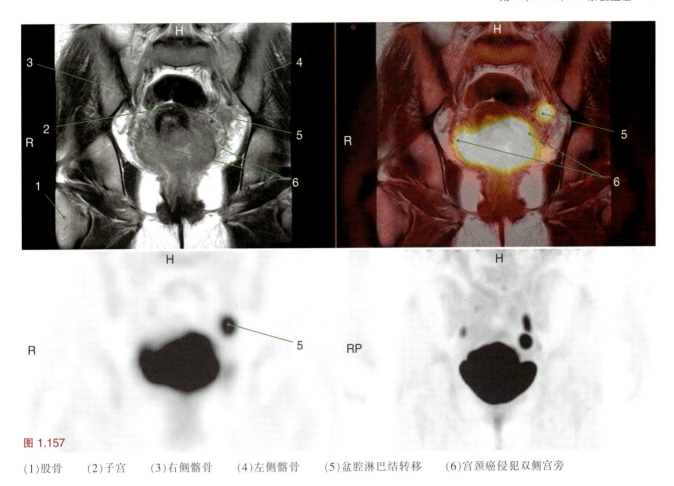

图 1.157

(1)股骨　(2)子宫　(3)右侧髂骨　(4)左侧髂骨　(5)盆腔淋巴结转移　(6)宫颈癌侵犯双侧宫旁

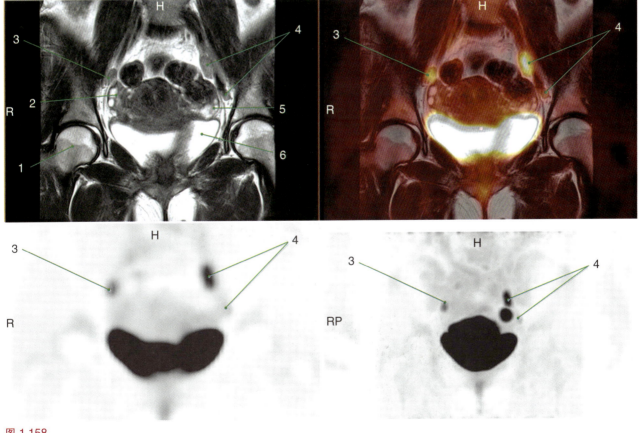

图 1.158

(1)股骨头　(2)右侧卵巢　(3)右侧盆腔淋巴结转　(4)左侧盆腔淋巴结转移　(5)左侧卵巢　(6)膀胱

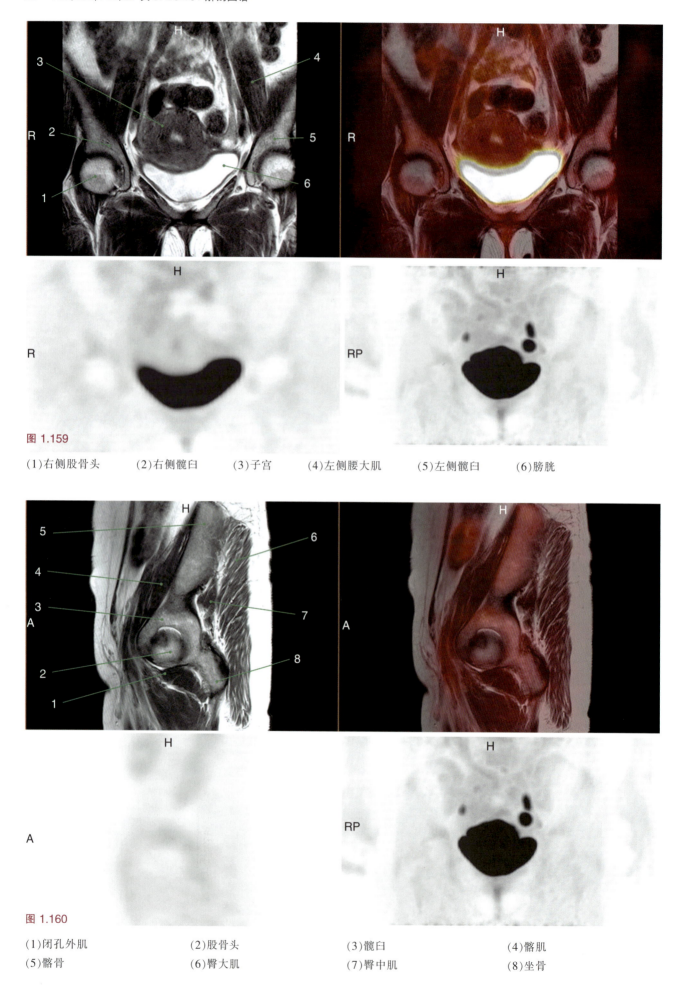

图 1.159

(1)右侧股骨头　　(2)右侧髋臼　　(3)子宫　　(4)左侧腰大肌　　(5)左侧髋臼　　(6)膀胱

图 1.160

(1)闭孔外肌　　(2)股骨头　　(3)髋臼　　(4)髂肌
(5)髂骨　　(6)臀大肌　　(7)臀中肌　　(8)坐骨

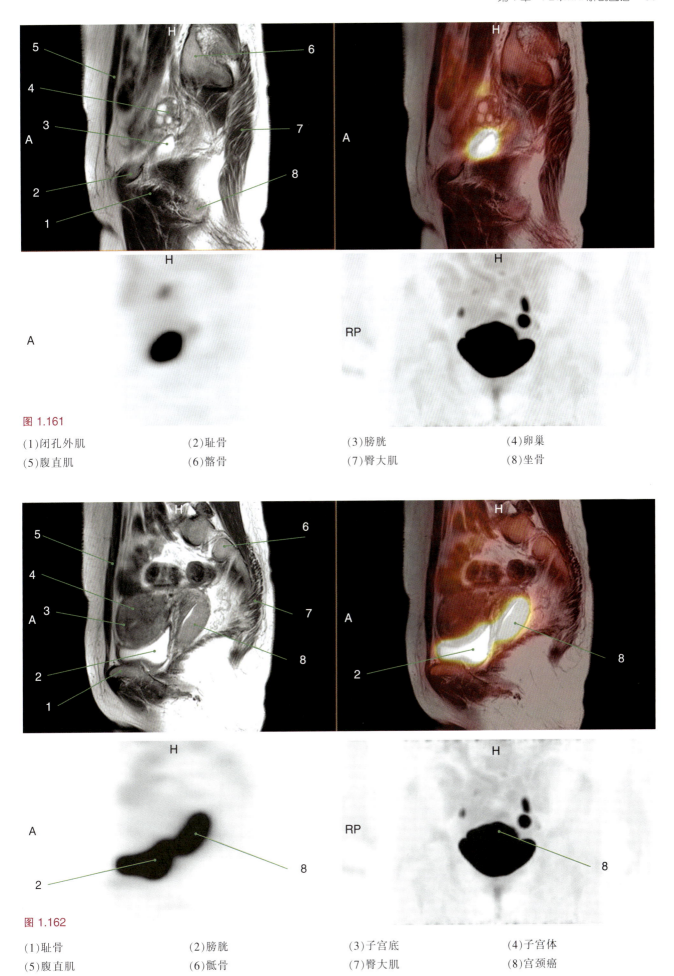

图 1.161

(1) 闭孔外肌 (2) 耻骨
(3) 膀胱 (4) 卵巢
(5) 腹直肌 (6) 髂骨
(7) 臀大肌 (8) 坐骨

图 1.162

(1) 耻骨 (2) 膀胱
(3) 子宫底 (4) 子宫体
(5) 腹直肌 (6) 骶骨
(7) 臀大肌 (8) 宫颈癌

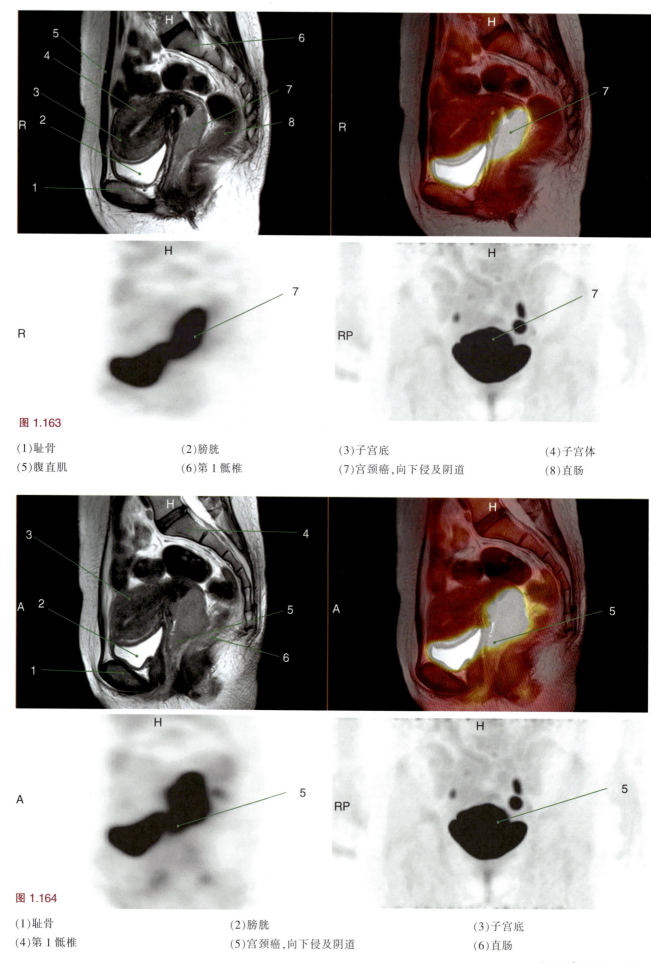

图 1.163

(1)耻骨　　　　　(2)膀胱　　　　　(3)子宫底　　　　　(4)子宫体
(5)腹直肌　　　　(6)第1骶椎　　　(7)宫颈癌,向下侵及阴道　　(8)直肠

图 1.164

(1)耻骨　　　　　(2)膀胱　　　　　(3)子宫底
(4)第1骶椎　　　(5)宫颈癌,向下侵及阴道　　(6)直肠

(杨聪慧　孙华　译)

1.6 肌肉骨骼系统

1.6.1 病例 1

患者,女,42 岁,右侧小腿扪及一肿块,细针穿刺活检证实为滑膜肉瘤。行 FDG PET/MRI 检查用于肿瘤初始分期。

FDG PET/MRI 图像显示,右小腿下段后份见一分叶状软组织肿块,伴轻度代谢增高,考虑滑膜肉瘤。在右髂外血管旁、腹股沟区及腘窝发现增大的淋巴结伴轻度代谢增高,淋巴结切除活检证实为良性反应性增生[31,32](图 1.165 至图 1.176)。

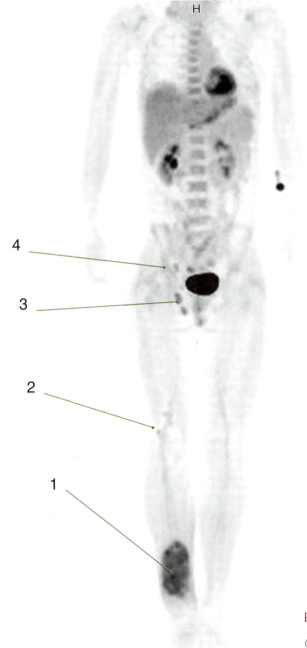

图 1.165

(1)右侧小腿滑膜肉瘤　　(2)右侧腘窝反应性淋巴结
(3)右侧腹股沟反应性淋巴结　　(4)右侧髂外反应性淋巴结

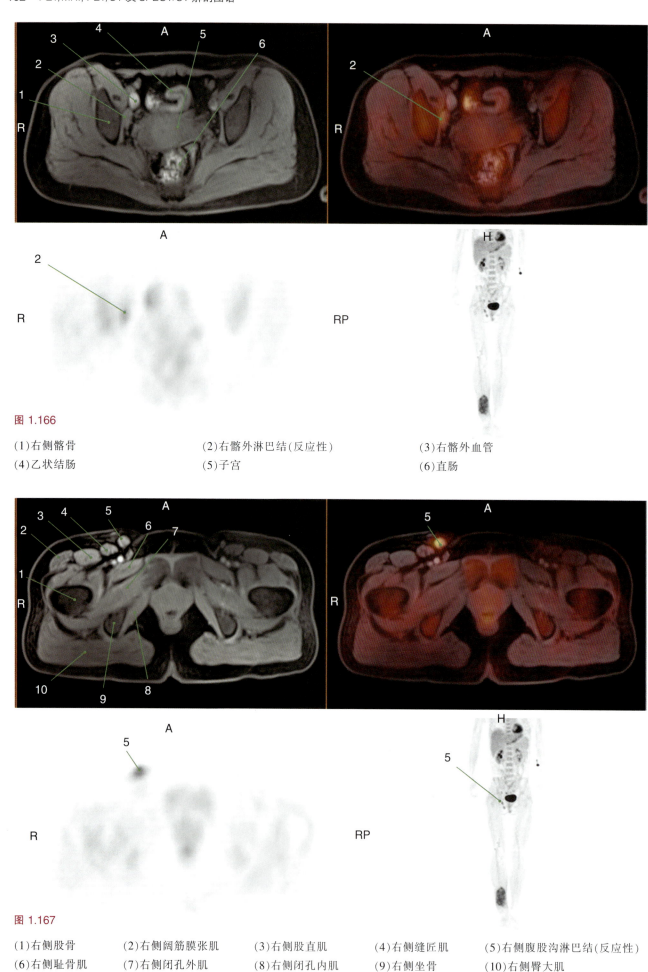

图 1.166

(1)右侧髂骨　　　　(2)右髂外淋巴结(反应性)　　(3)右髂外血管
(4)乙状结肠　　　　(5)子宫　　　　　　　　　　(6)直肠

图 1.167

(1)右侧股骨　　(2)右侧阔筋膜张肌　(3)右侧股直肌　(4)右侧缝匠肌　(5)右侧腹股沟淋巴结(反应性)
(6)右侧耻骨肌　(7)右侧闭孔外肌　　(8)右侧闭孔内肌　(9)右侧坐骨　　(10)右侧臀大肌

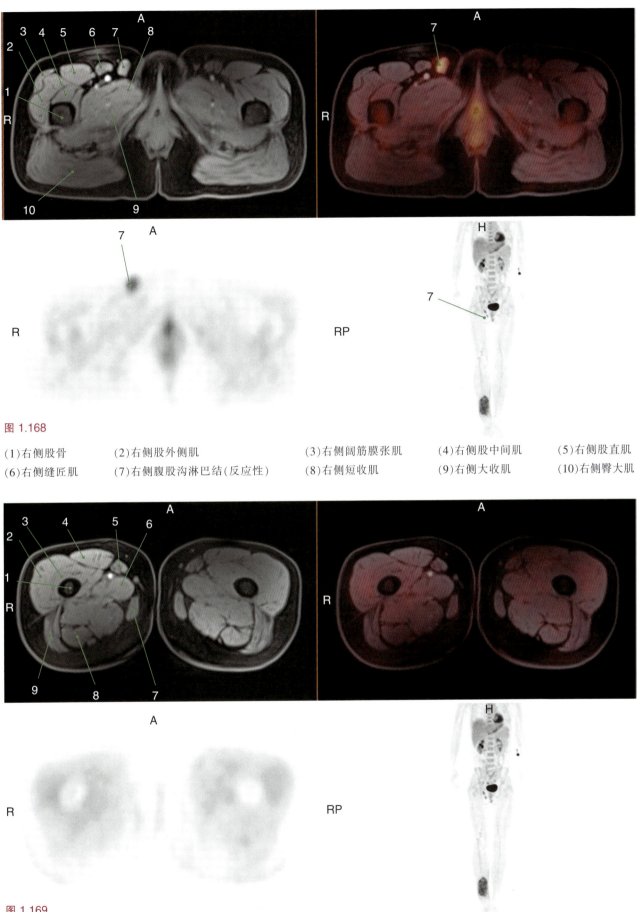

图 1.168

(1) 右侧股骨 (2) 右侧股外侧肌 (3) 右侧阔筋膜张肌 (4) 右侧股中间肌 (5) 右侧股直肌
(6) 右侧缝匠肌 (7) 右侧腹股沟淋巴结（反应性） (8) 右侧短收肌 (9) 右侧大收肌 (10) 右侧臀大肌

图 1.169

(1) 右侧股骨 (2) 右侧股外侧肌 (3) 右侧股内侧肌和中间肌 (4) 右侧股直肌 (5) 右侧缝匠肌
(6) 右侧内长收肌 (7) 右侧股薄肌 (8) 右侧半腱肌 (9) 右侧臀大肌

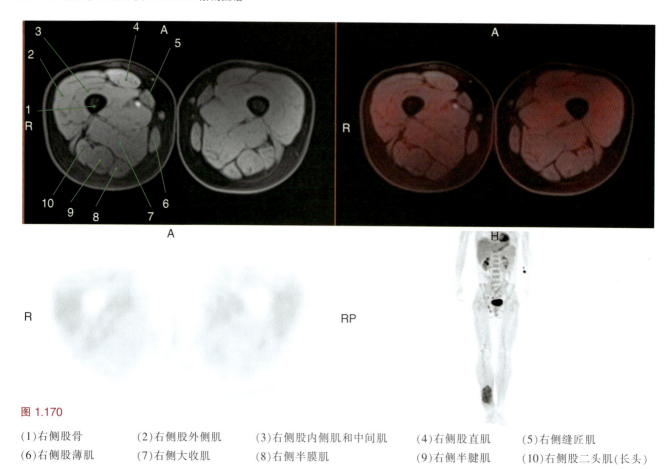

图 1.170

(1) 右侧股骨　　　　(2) 右侧股外侧肌　　　(3) 右侧股内侧肌和中间肌　(4) 右侧股直肌　　(5) 右侧缝匠肌
(6) 右侧股薄肌　　　(7) 右侧大收肌　　　　(8) 右侧半膜肌　　　　　　(9) 右侧半腱肌　　(10) 右侧股二头肌(长头)

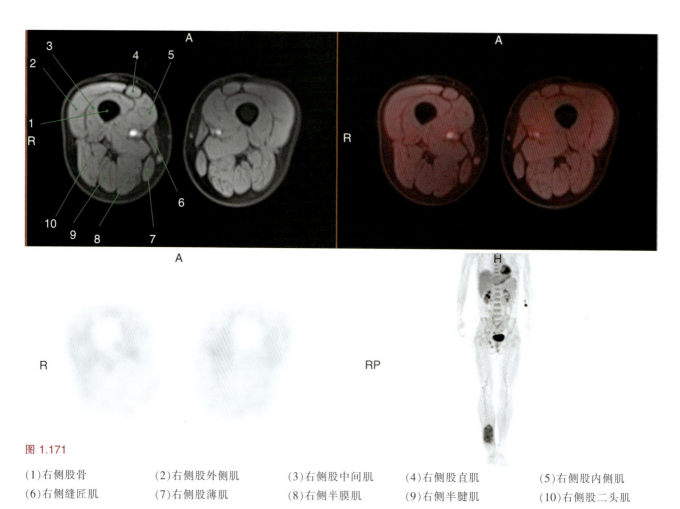

图 1.171

(1) 右侧股骨　　　　(2) 右侧股外侧肌　　　(3) 右侧股中间肌　　　　　(4) 右侧股直肌　　(5) 右侧股内侧肌
(6) 右侧缝匠肌　　　(7) 右侧股薄肌　　　　(8) 右侧半膜肌　　　　　　(9) 右侧半腱肌　　(10) 右侧股二头肌

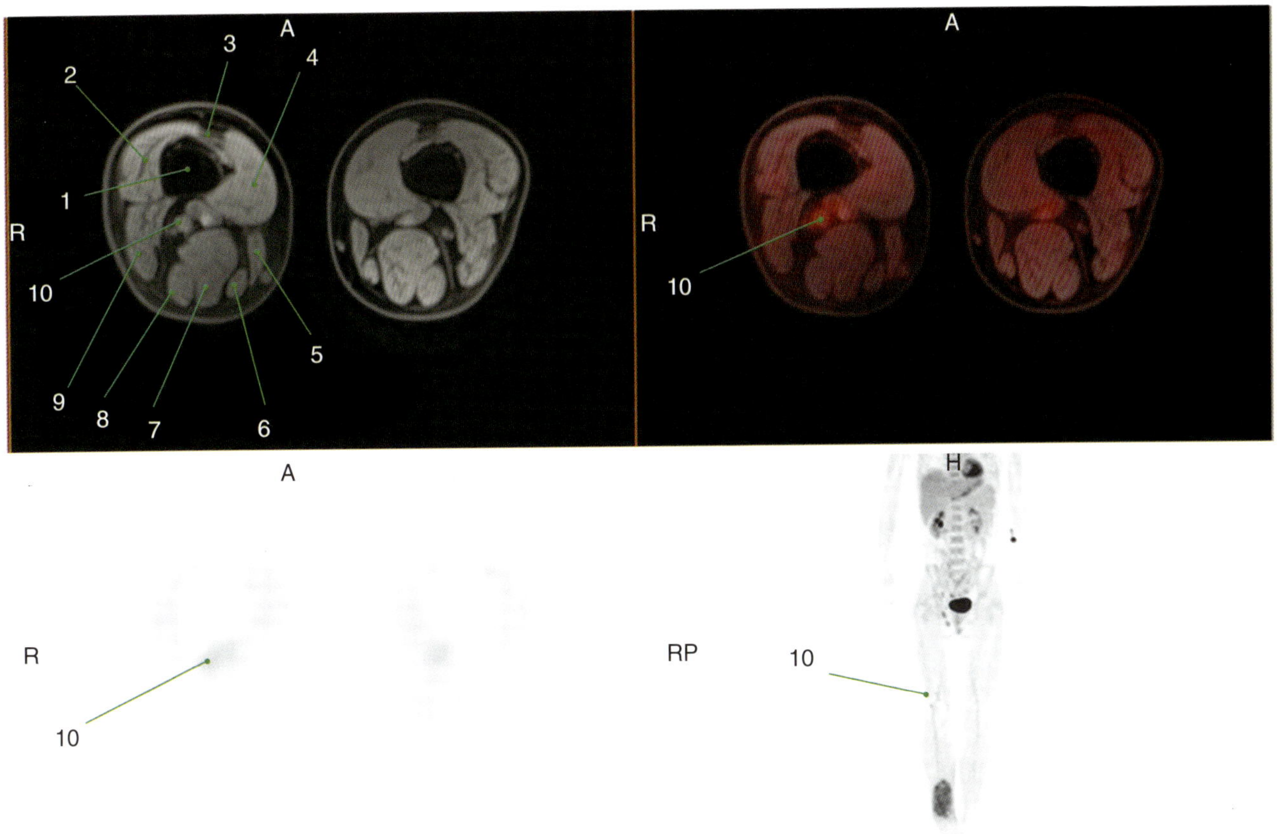

图 1.172

(1)右侧股骨　　(2)右侧股外侧肌　　(3)右侧股直肌　　(4)右侧股内侧肌　　(5)右侧缝匠肌
(6)右侧股薄肌　(7)右侧半膜肌　　　(8)右侧半腱肌　　(9)右侧股二头肌　　(10)腘窝淋巴结(反应性)

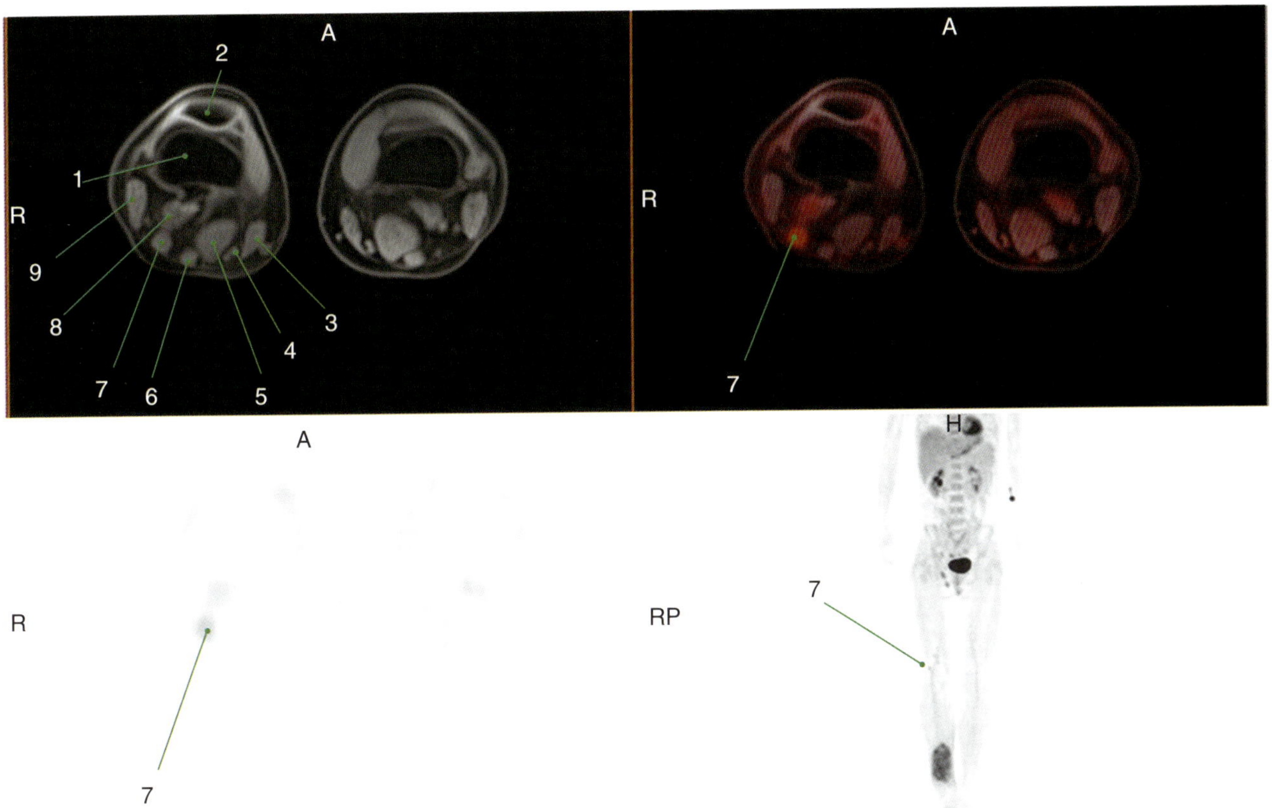

图 1.173

(1)右侧股骨　　(2)右侧髌骨　　　　(3)右侧缝匠肌　　(4)右侧股薄肌　　　(5)右侧半膜肌
(6)右侧半腱肌　(7)腘窝淋巴结(反应性)(8)右侧腓肠肌　　(9)右侧股二头肌

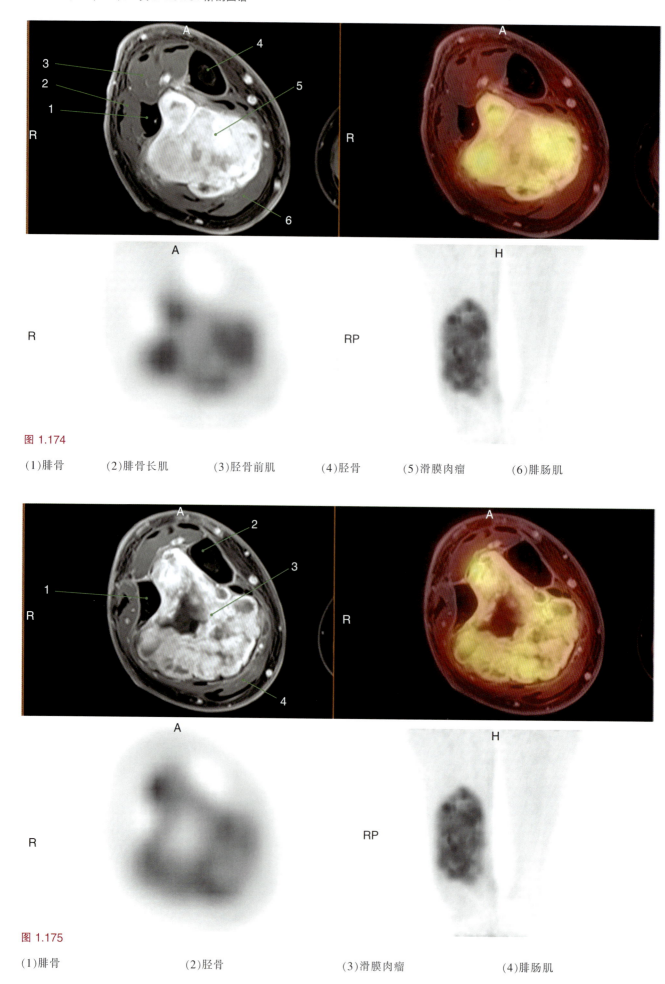

图 1.174

(1)腓骨　(2)腓骨长肌　(3)胫骨前肌　(4)胫骨　(5)滑膜肉瘤　(6)腓肠肌

图 1.175

(1)腓骨　(2)胫骨　(3)滑膜肉瘤　(4)腓肠肌

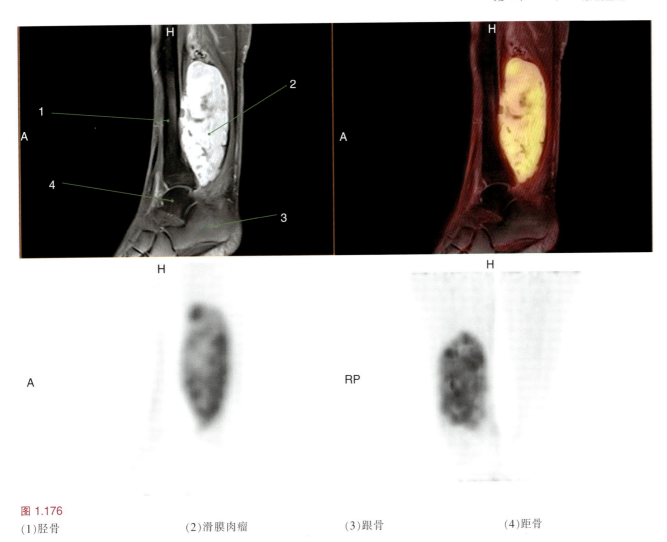

图 1.176
(1) 胫骨　　(2) 滑膜肉瘤　　(3) 跟骨　　(4) 距骨

1.6.2 病例 2

患者,男,39 岁,右侧大腿扪及一肿块,穿刺活检证实为黏液性脂肪肉瘤。行 FDG PET/MRI 检查用于肿瘤初始分期。

FDG PET/MRI 图像显示,右大腿内侧见一边界清楚的强化肿块伴中度代谢增高,提示为黏液性脂肪肉瘤[33](图 1.177 至图 1.182)。

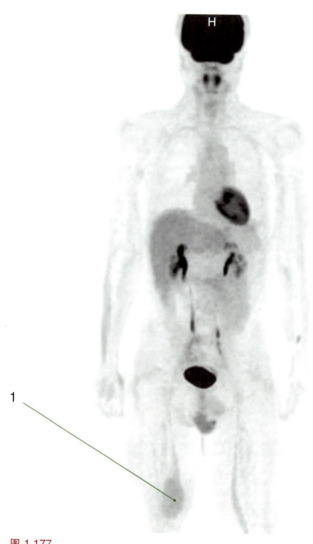

图 1.177

(1)脂肪肉瘤

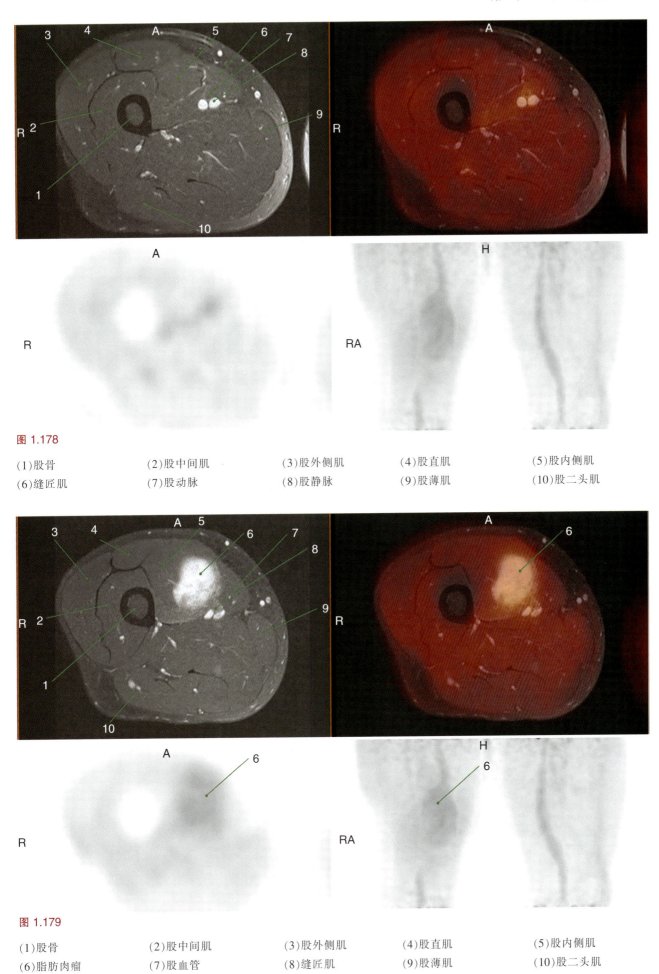

图 1.178

(1) 股骨　　　　(2) 股中间肌　　(3) 股外侧肌　　(4) 股直肌　　(5) 股内侧肌
(6) 缝匠肌　　　(7) 股动脉　　　(8) 股静脉　　　(9) 股薄肌　　(10) 股二头肌

图 1.179

(1) 股骨　　　　(2) 股中间肌　　(3) 股外侧肌　　(4) 股直肌　　(5) 股内侧肌
(6) 脂肪肉瘤　　(7) 股血管　　　(8) 缝匠肌　　　(9) 股薄肌　　(10) 股二头肌

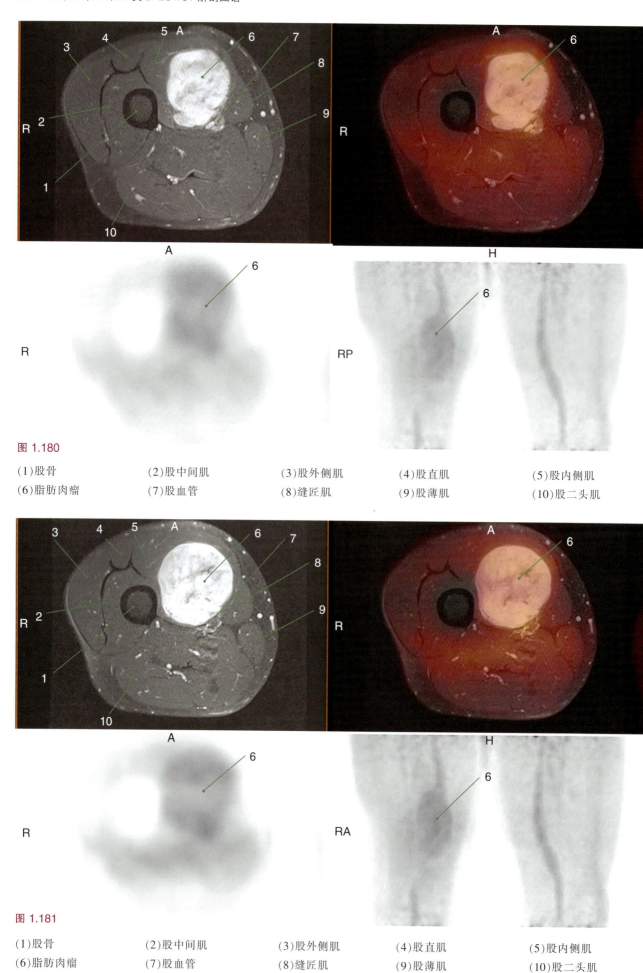

图 1.180

(1) 股骨　　　　　(2) 股中间肌　　　　(3) 股外侧肌　　　　(4) 股直肌　　　　(5) 股内侧肌
(6) 脂肪肉瘤　　　(7) 股血管　　　　　(8) 缝匠肌　　　　　(9) 股薄肌　　　　(10) 股二头肌

图 1.181

(1) 股骨　　　　　(2) 股中间肌　　　　(3) 股外侧肌　　　　(4) 股直肌　　　　(5) 股内侧肌
(6) 脂肪肉瘤　　　(7) 股血管　　　　　(8) 缝匠肌　　　　　(9) 股薄肌　　　　(10) 股二头肌

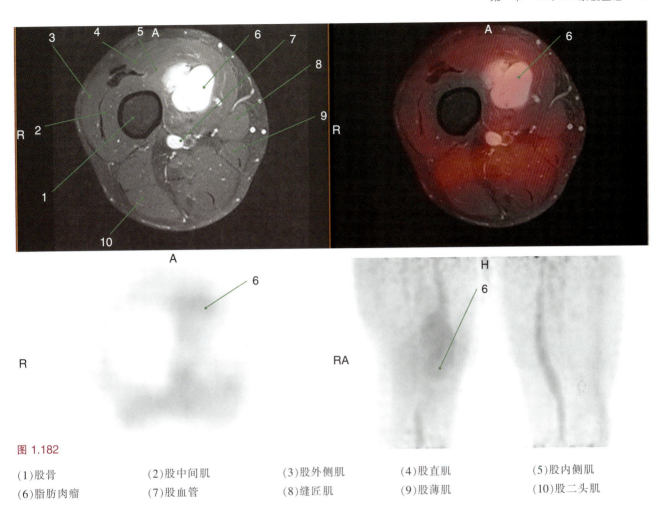

图 1.182

(1)股骨　　　　(2)股中间肌　　　　(3)股外侧肌　　　　(4)股直肌　　　　(5)股内侧肌
(6)脂肪肉瘤　　(7)股血管　　　　　(8)缝匠肌　　　　　(9)股薄肌　　　　(10)股二头肌

1.6.3　病例3

患者,女,16岁,以盆部不适就诊。CT扫描显示双侧盆骨骨质破坏,穿刺活检证实为骨肉瘤。行 FDG PET/MRI 检查用于肿瘤初始分期。

FDG PET/MRI 图像显示,左侧盆骨骨质破坏伴代谢增高,病灶累及左侧髂骨、骶骨及髋臼,包绕左髂内血管及骶丛神经,提示为骨肉瘤。肿块在 T2WI 呈以高信号为主的混杂信号影,在 T1WI 增强扫描图像上呈明显的高信号,提示肿瘤血管瘤样改变。肺部发现多发高代谢转移结节[34-36](图 1.183 至图 1.195)。

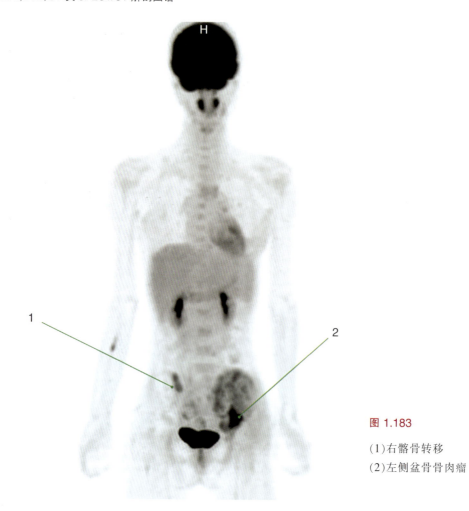

图 1.183

(1) 右髂骨转移
(2) 左侧盆骨骨肉瘤

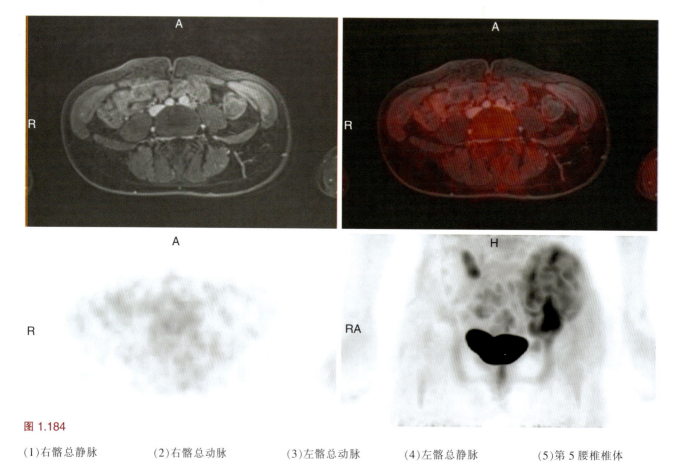

图 1.184

(1) 右髂总静脉　　(2) 右髂总动脉　　(3) 左髂总动脉　　(4) 左髂总静脉　　(5) 第 5 腰椎椎体

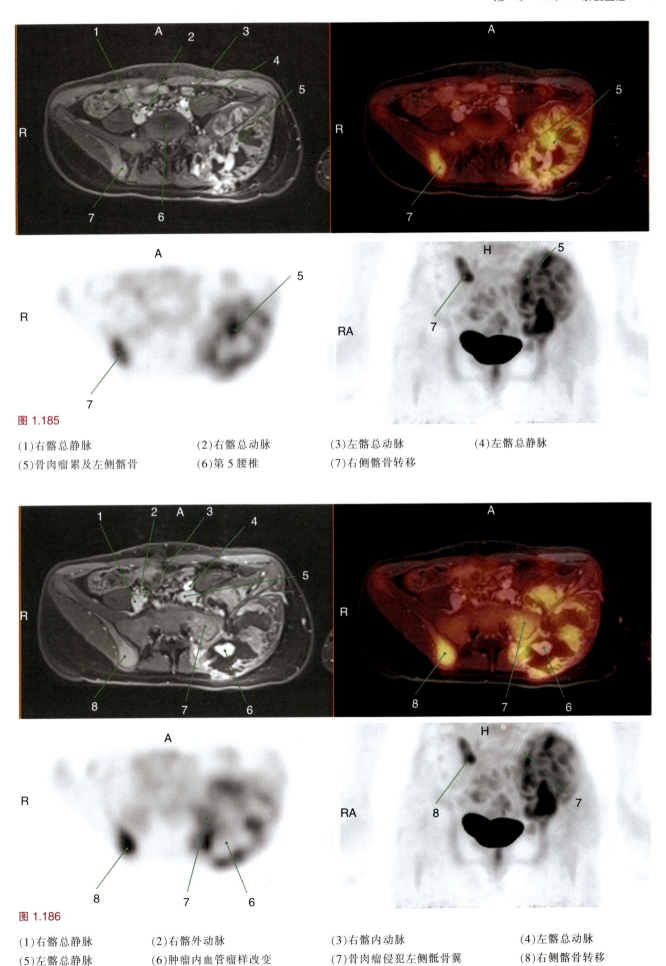

图 1.185

(1) 右髂总静脉 (2) 右髂总动脉 (3) 左髂总动脉 (4) 左髂总静脉
(5) 骨肉瘤累及左侧髂骨 (6) 第 5 腰椎 (7) 右侧髂骨转移

图 1.186

(1) 右髂总静脉 (2) 右髂外动脉 (3) 右髂内动脉 (4) 左髂总动脉
(5) 左髂总静脉 (6) 肿瘤内血管瘤样改变 (7) 骨肉瘤侵犯左侧骶骨翼 (8) 右侧髂骨转移

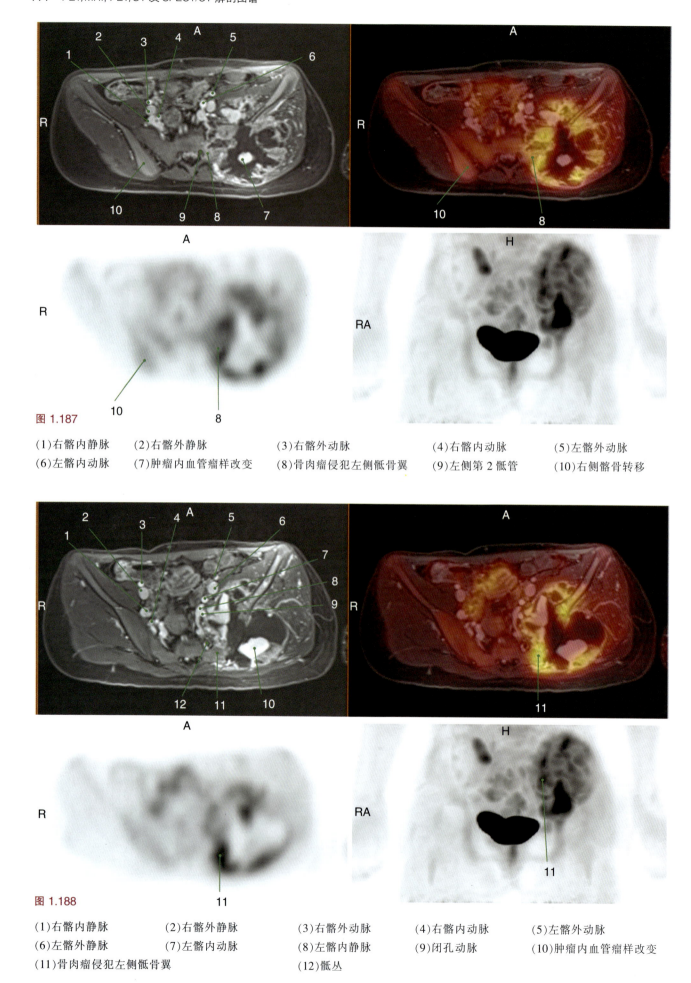

图 1.187

(1) 右髂内静脉 (2) 右髂外静脉 (3) 右髂外动脉 (4) 右髂内动脉 (5) 左髂外动脉
(6) 左髂内动脉 (7) 肿瘤内血管瘤样改变 (8) 骨肉瘤侵犯左侧骶骨翼 (9) 左侧第 2 骶管 (10) 右侧髂骨转移

图 1.188

(1) 右髂内静脉 (2) 右髂外静脉 (3) 右髂外动脉 (4) 右髂内动脉 (5) 左髂外动脉
(6) 左髂外静脉 (7) 左髂内动脉 (8) 左髂内静脉 (9) 闭孔动脉 (10) 肿瘤内血管瘤样改变
(11) 骨肉瘤侵犯左侧骶骨翼 (12) 骶丛

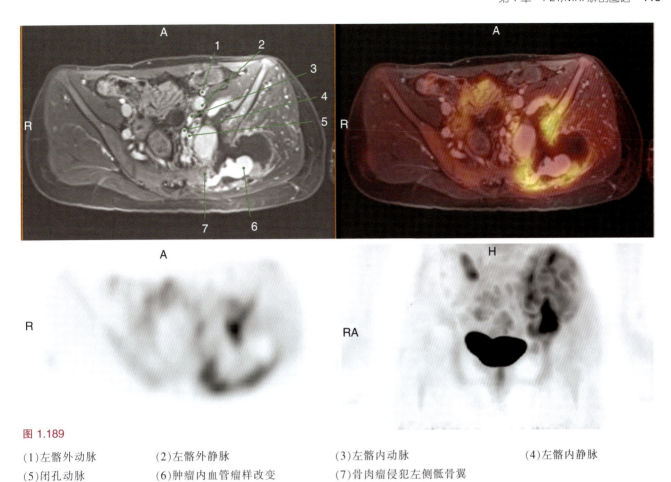

图 1.189

(1)左髂外动脉　　(2)左髂外静脉　　(3)左髂内动脉　　(4)左髂内静脉
(5)闭孔动脉　　(6)肿瘤内血管瘤样改变　　(7)骨肉瘤侵犯左侧骶骨翼

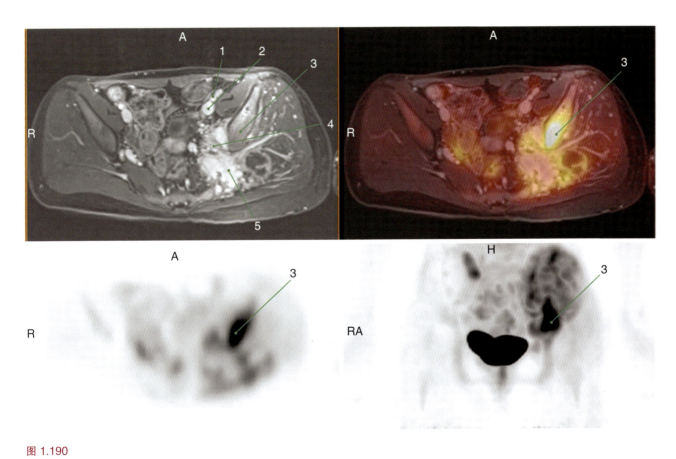

图 1.190

(1)左髂外动脉　　(2)左髂外静脉　　(3)左髂骨骨肉瘤　　(4)闭孔动脉　　(5)肿瘤内血管瘤样改变

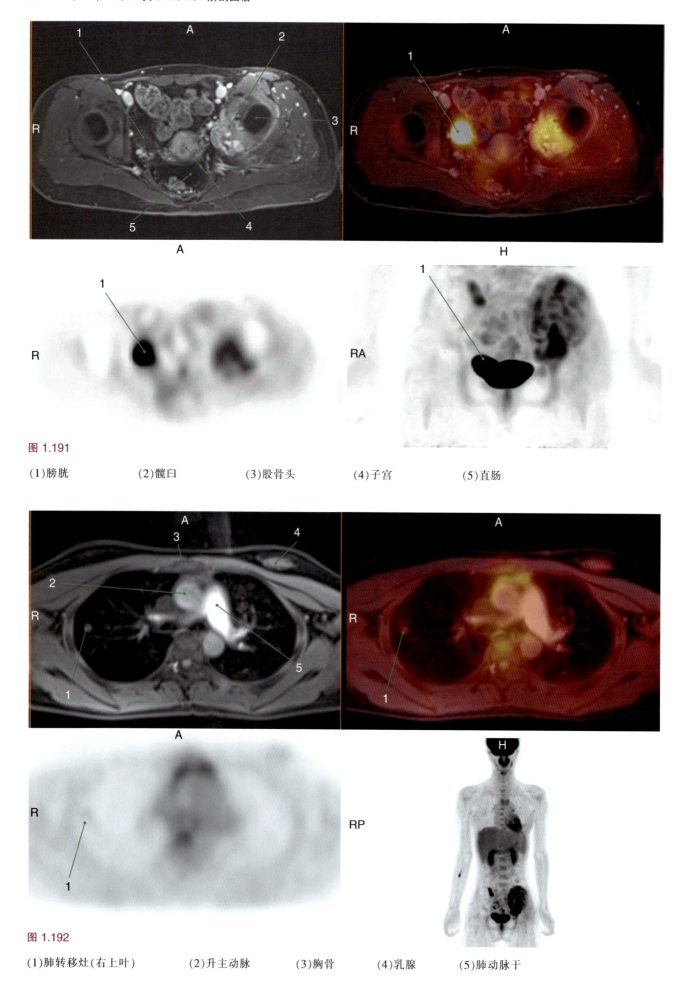

图 1.191

(1)膀胱　　(2)髋臼　　(3)股骨头　　(4)子宫　　(5)直肠

图 1.192

(1)肺转移灶(右上叶)　　(2)升主动脉　　(3)胸骨　　(4)乳腺　　(5)肺动脉干

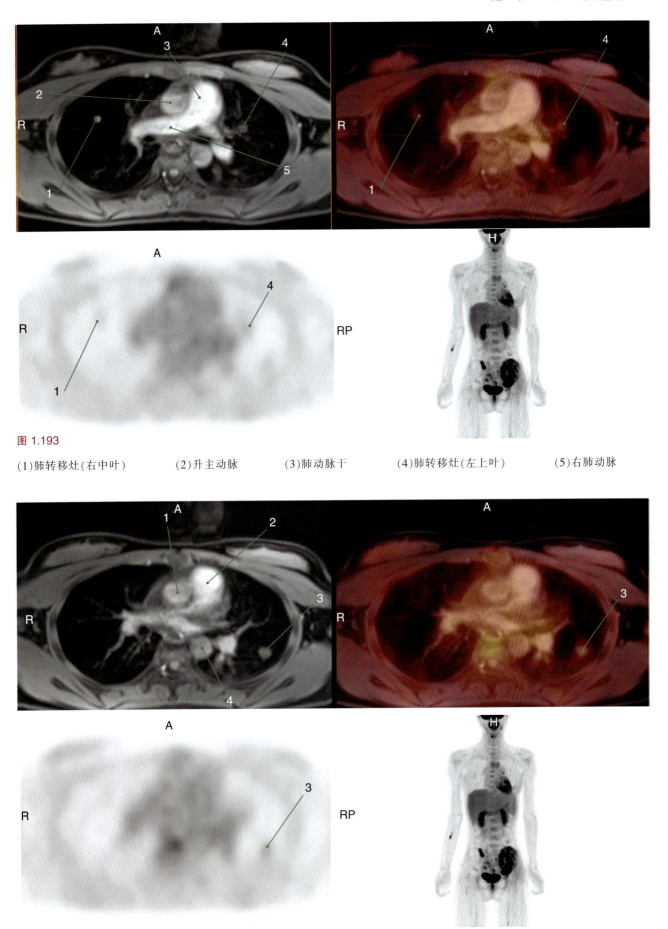

图 1.193

(1)肺转移灶(右中叶)　　(2)升主动脉　　(3)肺动脉干　　(4)肺转移灶(左上叶)　　(5)右肺动脉

图 1.194

(1)升主动脉　　(2)肺动脉干　　(3)肺转移灶　　(4)降主动脉

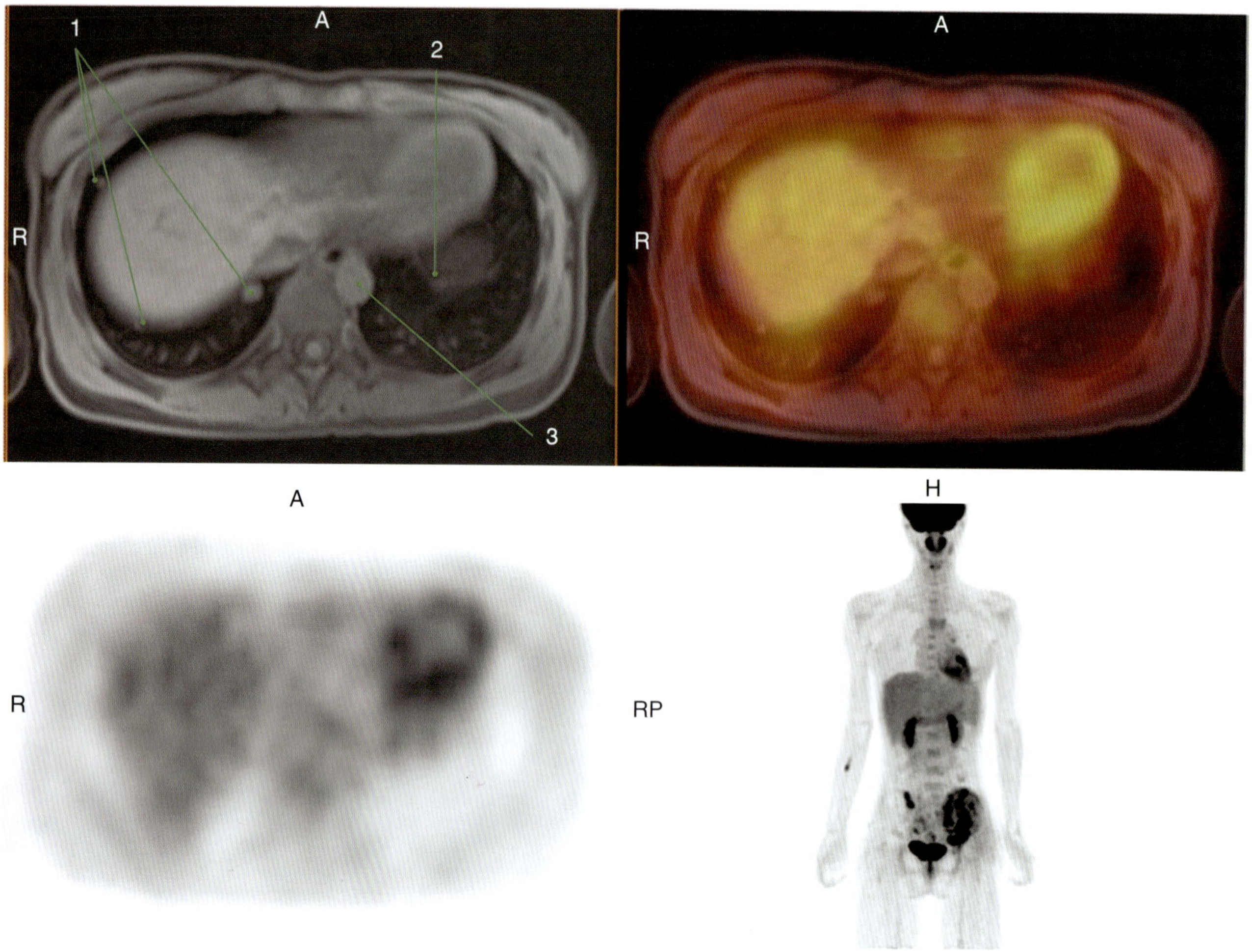

图 1.195

(1) 肺转移灶(右下叶)　　　　(2) 肺转移灶(左下叶)　　　　(3) 降主动脉

参考文献

1. Platzek I, Beuthien-Baumann B, Langner J, Popp M, Schramm G, Ordemann R, et al. PET/MR for therapy response evaluation in malignant lymphoma: initial experience. MAGMA. 2013;26:49–55.
2. Platzek I, Beuthien-Baumann B, Schneider M, Gudziol V, Langner J, Schramm G, et al. PET/MRI in head and neck cancer: initial experience. Eur J Nucl Med Mol Imaging. 2013;40:6–11.
3. Rischpler C, Nekolla SG, Dregely I, Schwaiger M. Hybrid PET/MR imaging of the heart: potential, initial experiences, and future prospects. J Nucl Med. 2013;54:402–15.
4. Pace L, Nicolai E, Luongo A, Aiello M, Catalano OA, Soricelli A, et al. Comparison of whole-body PET/CT and PET/MRI in breast cancer patients: lesion detection and quantitation of 18F-deoxyglucose uptake in lesions and in normal organ tissues. Eur J Radiol. 2014;83:289–96.
5. Catana C, Drzezga A, Heiss WD, Rosen BR. PET/MRI for neurologic applications. J Nucl Med. 2012;53:1916–25.
6. Mohile NA, Deangelis LM, Abrey LE. The utility of body FDG PET in staging primary central nervous system lymphoma. Neurol Oncol. 2008;10:223–8.
7. Hammoud MA, McCutcheon IE, Elsouki R, Schoppa D, Patt YZ. Colorectal carcinoma and brain metastasis: distribution, treatment, and survival. Ann Surg Oncol. 1996;3:453–63.
8. Loeffelbein DJ, Souvatzoglou M, Wankerl V, Dinges J, Ritschl LM, Mucke T, et al. Diagnostic value of retrospective PET-MRI fusion in head-and-neck cancer. BMC Cancer. 2014;14:846.
9. Kuhn FP, Hullner M, Mader CE, Kastrinidis N, Huber GF, von Schulthess GK, et al. Contrast-enhanced PET/MR imaging versus contrast-enhanced PET/CT in head and neck cancer: how much MR information is needed? J Nucl Med. 2014;55:551–8.
10. Heusch P, Buchbender C, Kohler J, Nensa F, Gauler T, Gomez B, et al. Thoracic staging in lung cancer: prospective comparison of 18F-FDG PET/MR imaging and 18F-FDG PET/CT. J Nucl Med. 2014;55:373–8.
11. Kohan AA, Kolthammer JA, Vercher-Conejero JL, Rubbert C, Partovi S, Jones R, et al. N staging of lung cancer patients with PET/MRI using a three-segment model attenuation correction algorithm: initial experience. Eur Radiol. 2013;23:3161–9.
12. Gaeta CM, Vercher-Conejero JL, Sher AC, Kohan A, Rubbert C, Avril N. Recurrent and metastatic breast cancer PET, PET/CT, PET/MRI: FDG and new biomarkers. Q J Nucl Med Mol Imaging. 2013;57:352–66.
13. Lim JS, Yun MJ, Kim MJ, Hyung WJ, Park MS, Choi JY, et al. CT and PET in stomach cancer: preoperative staging and monitoring of response to therapy. Radiographics. 2006;26:143–56.
14. Wu CX, Zhu ZH. Diagnosis and evaluation of gastric cancer by positron emission tomography. World J Gastroenterol. 2014;20:4574–85.
15. Francis IR, Cohan RH, Varma DGK, Sondak VK. Retroperitoneal sarcomas. Cancer Imaging. 2005;5:89–94.
16. Tatsumi M, Isohashi K, Onishi H, Hori M, Kim T, Higuchi I, et al. 18F-FDG PET/MRI fusion in characterizing pancreatic tumors: comparison to PET/CT. Int J Clin Oncol. 2011;16:408–15.
17. Lee ES, Lee JM. Imaging diagnosis of pancreatic cancer: a state-of-the-art review. World J Gastroenterol. 2014;20:7864–77.
18. Dibble EH, Karantanis D, Mercier G, Peller PJ, Kachnic LA, Subramaniam RM. PET/CT of cancer patients: part 1, pancreatic neoplasms. Am J Roentgenol. 2012;199:952–67.
19. Ozkan E, Soydal C, Araz M, Kir KM, Ibis E. The role of 18F-FDG PET/CT in detecting colorectal cancer recurrence in patients with elevated CEA levels. Nucl Med Commun. 2012;33:395–402.
20. Bamba Y, Itabashi M, Kameoka S. Management of local recurrence of colorectal cancer: the role of PET/CT. Abdom Imaging. 2011;36:322–6.
21. Yong TW, Yuan ZZ, Jun Z, Lin Z, He WZ, Juanqi Z. Sensitivity of PET/MR images in liver metastases from colorectal carcinoma. Hell J Nucl Med. 2011;14:264–8.
22. Oliva MR, Saini S. Liver cancer imaging: role of CT, MRI, US and PET. Cancer Imaging. 2004;4 Spec No A:S42–6.
23. Donati OF, Hany TF, Reiner CS, von Schulthess GK, Marincek B, Seifert B, et al. Value of retrospective fusion of PET and MR images in detection of hepatic metastases: comparison with 18F-FDG PET/CT and Gd-EOB-DTPA-enhanced MRI. J Nucl Med. 2010;51:692–9.
24. Akin M, Bozkirli B, Leventoglu S, Unal K, Kapucu LO, Akyurek N, et al. Liver schwannoma incidentally discovered in a patient with breast cancer. Bratisl Lek Listy. 2009;110:298–300.
25. Ota Y, Aso K, Watanabe K, Einama T, Imai K, Karasaki H, et al. Hepatic schwannoma: imaging findings on CT, MRI and contrast-enhanced ultrasonography. World J Gastroenterol. 2012;18:4967–72.

26. Squillaci E, Manenti G, Mancino S, Ciccio C, Calabria F, Danieli R, et al. Staging of colon cancer: whole-body MRI vs. whole-body PET-CT--initial clinical experience. Abdom Imaging. 2008;33:676–88.
27. Partovi S, Kohan A, Paspulati R, Ros P, Herrmann K. PET/MR in colorectal cancer. In: Carrio I, Ros P, editors. PET/MRI. Heidelberg, Berlin: Springer; 2014. p. 95–108.
28. Sala E, Wakely S, Senior E, Lomas D. MRI of malignant neoplasms of the uterine corpus and cervix. AJR Am J Roentgenol. 2007;188:1577–87.
29. Zhang S, Xin J, Guo Q, Ma J, Ma Q, Sun H, et al. Defining PET tumor volume in cervical cancer with hybrid PET/MRI: a comparative study. Nucl Med Commun. 2014;35:712–9.
30. Son H, Kositwattanarerk A, Hayes MP, Chuang L, Rahaman J, Heiba S, et al. PET/CT evaluation of cervical cancer: spectrum of disease. Radiographics. 2010;30:1251–68.
31. Schuler MK, Richter S, Beuthien-Baumann B, Platzek I, Kotzerke J, van den Hoff J, et al. PET/MRI imaging in high-risk sarcoma: first findings and solving clinical problems. Case Rep Oncol Med. 2013;2013:793927.
32. Partovi S, Kohan AA, Zipp L, Faulhaber P, Kosmas C, Ros PR, et al. Hybrid PET/MR imaging in two sarcoma patients—clinical benefits and implications for future trials. Int J Clin Exp Med. 2014;7:640–8.
33. Suzuki R, Watanabe H, Yanagawa T, Sato J, Shinozaki T, Suzuki H, et al. PET evaluation of fatty tumors in the extremity: possibility of using the standardized uptake value (SUV) to differentiate benign tumors from liposarcoma. Ann Nucl Med. 2005;19:661–70.
34. Byun BH, Kong CB, Lim I, Kim BI, Choi CW, Song WS, et al. Early response monitoring to neoadjuvant chemotherapy in osteosarcoma using sequential (1)(8)F-FDG PET/CT and MRI. Eur J Nucl Med Mol Imaging. 2014;41:1553–62.
35. Brenner W, Bohuslavizki KH, Eary JF. PET imaging of osteosarcoma. J Nucl Med. 2003;44:930–42.
36. Im HJ, Kim TS, Park SY, Min HS, Kim JH, Kang HG, et al. Prediction of tumour necrosis fractions using metabolic and volumetric 18F-FDG PET/CT indices, after one course and at the completion of neoadjuvant chemotherapy, in children and young adults with osteosarcoma. Eur J Nucl Med Mol Imaging. 2012;39:39–49.

第 2 章　PET/CT解剖图谱

　　PET/CT 是正电子发射型断层显像(PET)和计算机断层扫描成像(CT)的组合系统,它能使两种设备的图像融合在一起。进行 PET/CT 检查,PET 获得的功能显像能显示人体的代谢或生化活性,可以与 CT 扫描获得的解剖图像融合。PET/CT 通过增加功能成像的解剖定位精度,使医学诊断发生了彻底的变革。许多诊断模式在 PET/CT 的影响下迅速改变,比如肿瘤学(癌症分期、外科手术计划、放射治疗)和神经病学(阿尔茨海默病、帕金森病)。本章内容主要包括各部位肿瘤 PET/CT 病例,这些病例将用多个层面来展示,重要的解剖结构配有注解。本章第一部分为 FDG PET/CT 病例,第二部分为非 FDG PET/CT 病例,包括 PET/CT 在神经系统疾病中的应用。

2.1 FDG

2.1.1 脑、头颈部

2.1.1.1 病例1

患者,女,56岁,因额部疼痛2~3个月就诊,行脑部 FDG PET/CT 检查评估病变恶性程度。

FDG PET/CT 图像显示,在扣带回皮质及胼胝体区发现一个高代谢肿块。病变 FDG 摄取不均,局部伴钙化,病理证实为脑膜瘤(WHO I 级)[1](图 2.1 至图 2.22)。

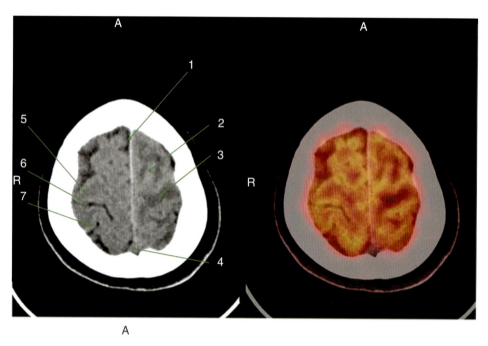

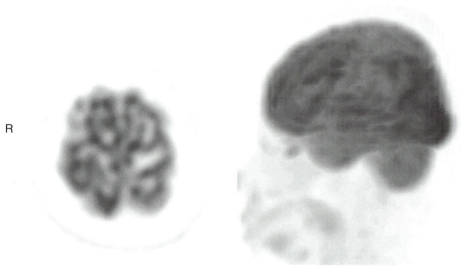

图 2.1

(1)大脑镰　　　　　(2)大脑皮层灰质　　　　(3)瘤周水肿
(4)上矢状窦　　　　(5)中央前回　　　　　　(6)中央沟
(7)中央后回

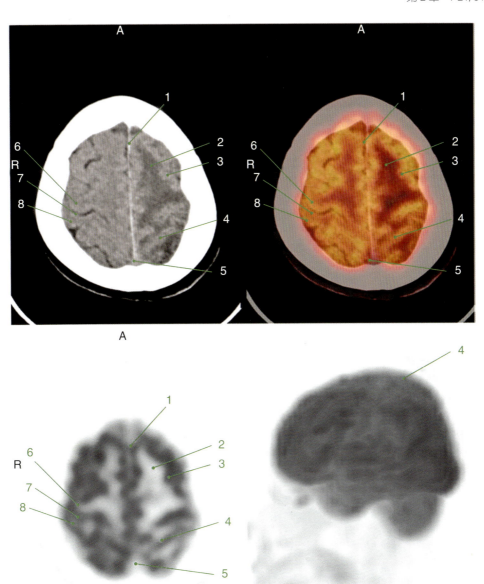

图 2.2

(1) 大脑镰 (2) 瘤周水肿 (3) 额叶 (4) 顶叶
(5) 上矢状窦 (6) 中央前回 (7) 中央沟 (8) 中央后回

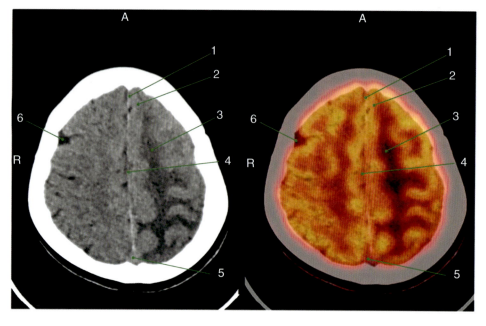

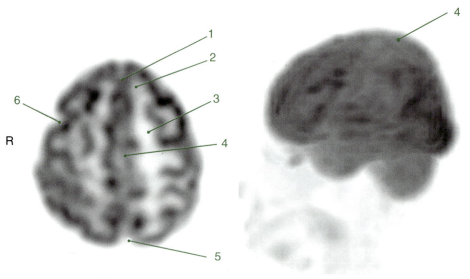

图 2.3

(1) 大脑镰 (2) 额上回 (3) 瘤周水肿
(4) 大脑纵裂 (5) 上矢状窦 (6) 蛛网膜下腔

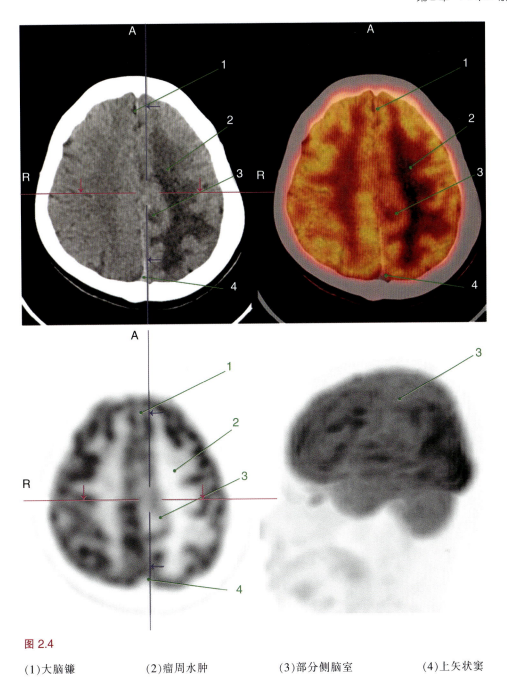

图 2.4

(1) 大脑镰　　　(2) 瘤周水肿　　　(3) 部分侧脑室　　　(4) 上矢状窦

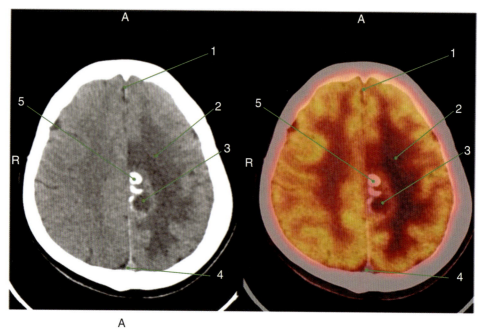

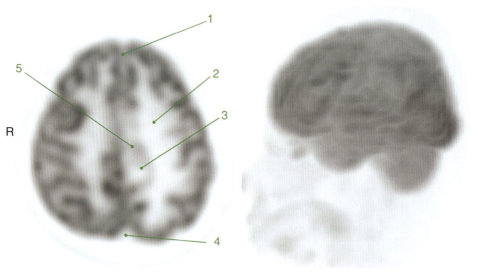

图 2.5

(1) 大脑镰　　(2) 瘤周水肿　　(3) 部分侧脑室
(4) 上矢状窦　(5) 脑膜瘤

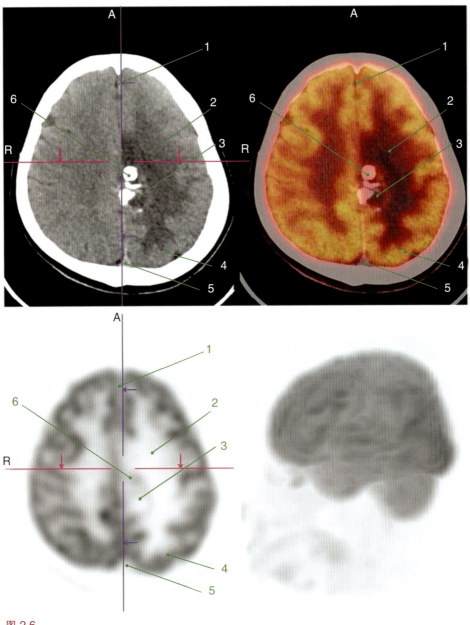

图 2.6

(1) 大脑镰   (2) 瘤周水肿   (3) 部分侧脑室
(4) 枕回   (5) 上矢状窦   (6) 脑膜瘤

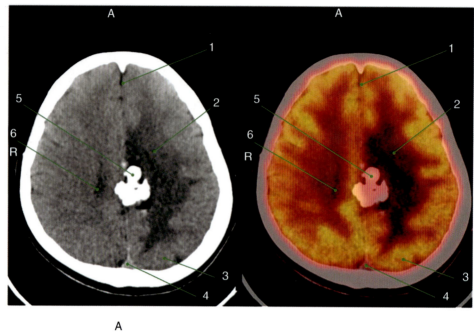

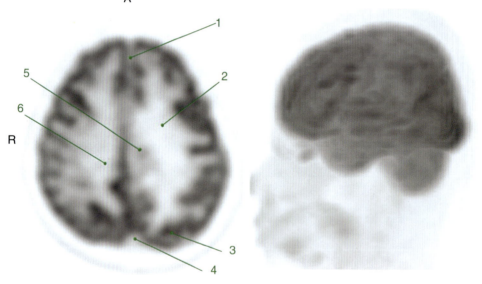

图 2.7

(1) 大脑镰　　　(2) 瘤周水肿　　　(3) 枕回
(4) 上矢状窦　　(5) 脑膜瘤　　　　(6) 侧脑室

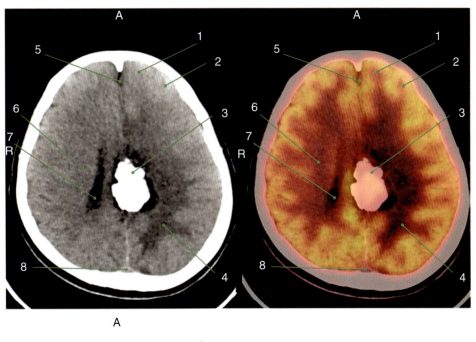

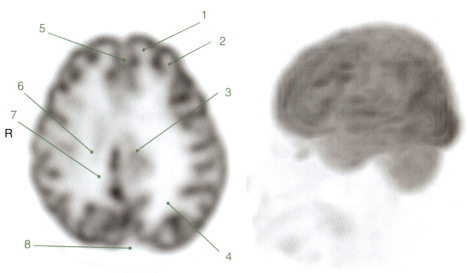

图 2.8

(1)额上回　　　　　(2)额中回　　　　　(3)胼胝体脑膜瘤
(4)瘤周水肿　　　　(5)大脑镰　　　　　(6)放射冠
(7)侧脑室　　　　　(8)上矢状窦

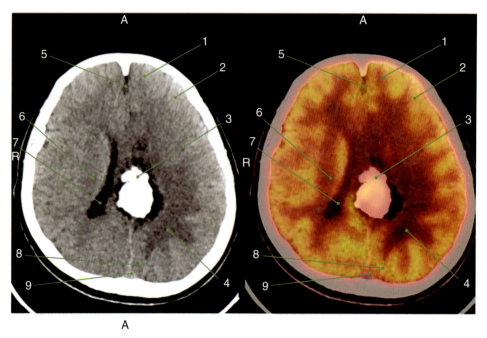

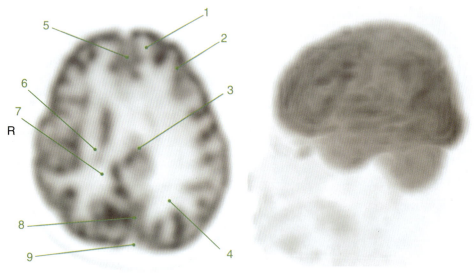

图 2.9

(1) 额上回　　　　　　(2) 额中回　　　　　　(3) 胼胝体脑膜瘤
(4) 瘤周水肿　　　　　(5) 大脑镰　　　　　　(6) 放射冠
(7) 侧脑室　　　　　　(8) 枕叶皮质　　　　　(9) 上矢状窦

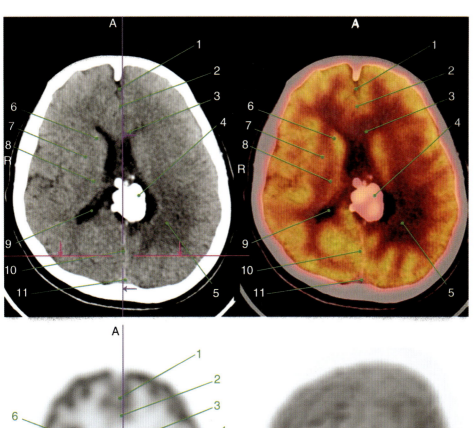

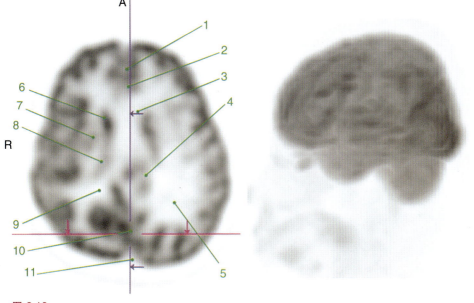

图 2.10

(1)大脑镰　　　　　(2)扣带回　　　　　(3)侧脑室(前角)
(4)胼胝体脑膜瘤　　(5)瘤周水肿　　　　(6)尾状核(头)
(7)壳核　　　　　　(8)丘脑　　　　　　(9)侧脑室(侧副三角)
(10)直窦　　　　　 (11)上矢状窦

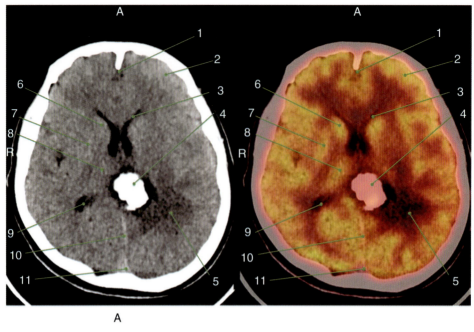

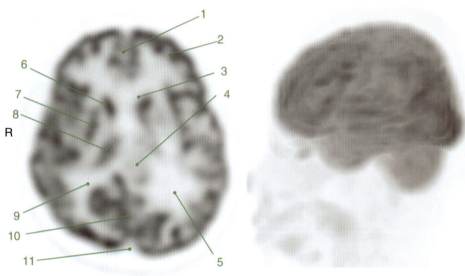

图 2.11

(1) 大脑镰 (2) 额中回 (3) 侧脑室（前角）
(4) 胼胝体脑膜瘤 (5) 瘤周水肿 (6) 尾状核（头）
(7) 壳核 (8) 丘脑 (9) 侧脑室（侧副三角）
(10) 直窦 (11) 上矢状窦

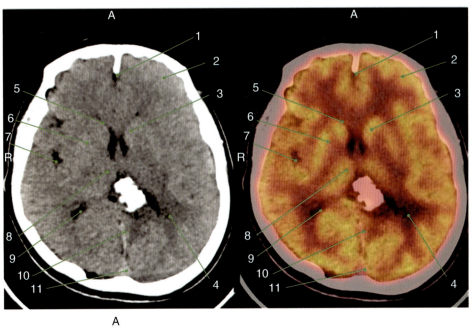

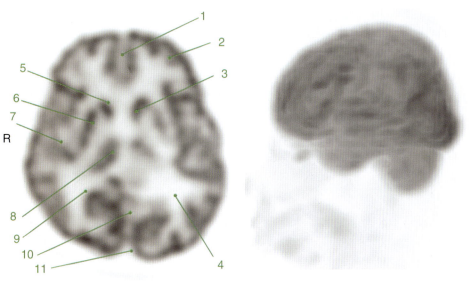

图 2.12

(1) 大脑镰　　　　　　(2) 额中回　　　　　　(3) 尾状核 (头)
(4) 瘤周水肿　　　　　(5) 侧脑室 (前角)　　　(6) 壳核
(7) 侧裂池 (岛池)　　　(8) 丘脑　　　　　　　(9) 侧脑室 (三角区)
(10) 直窦　　　　　　　(11) 上矢状窦

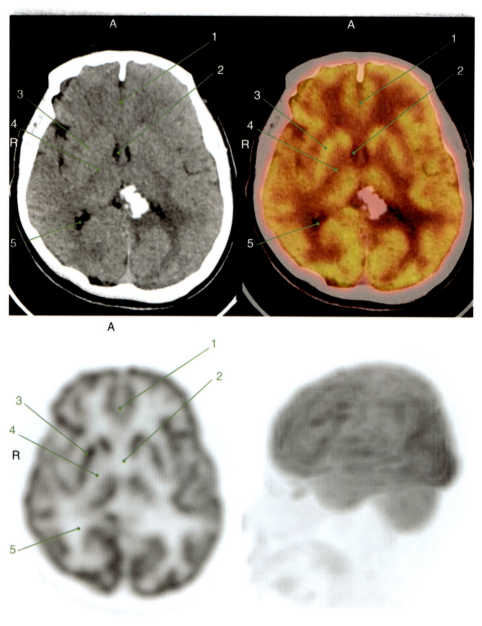

图 2.13

(1)扣带回　　　(2)侧脑室(前角)　　　(3)壳核
(4)苍白球　　　(5)侧脑室(三角区)

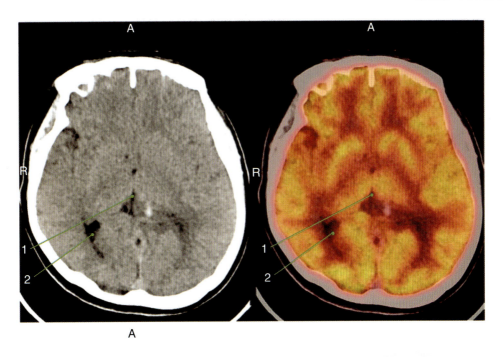

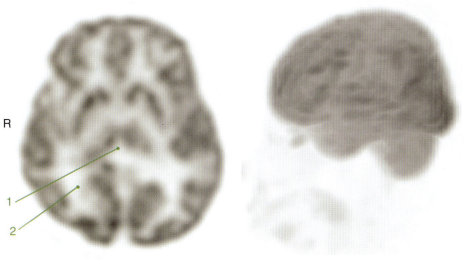

图 2.14

(1)第 3 脑室 　　　　　(2)侧脑室

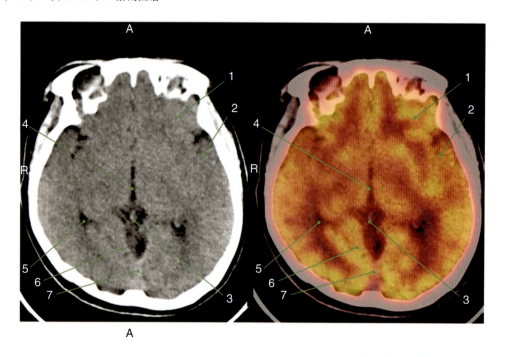

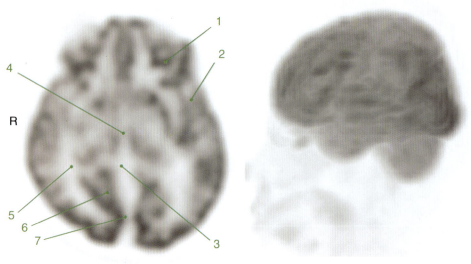

图 2.15

(1) 额上回 (2) 颞中回 (3) 四叠体池和环池
(4) 第 3 脑室 (5) 侧脑室 (三角区) (6) 枕叶
(7) 直窦

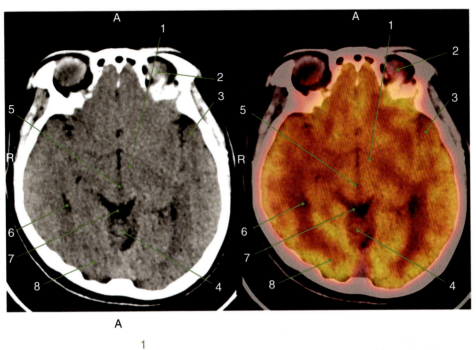

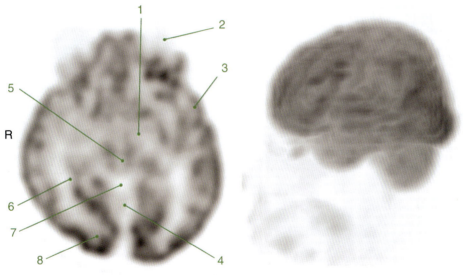

图 2.16

(1) 下丘脑　　(2) 左眼　　(3) 颞上回
(4) 小脑蚓部(上部)　　(5) 中脑导水管　　(6) 侧脑室
(7) 四叠体池　　(8) 枕下回

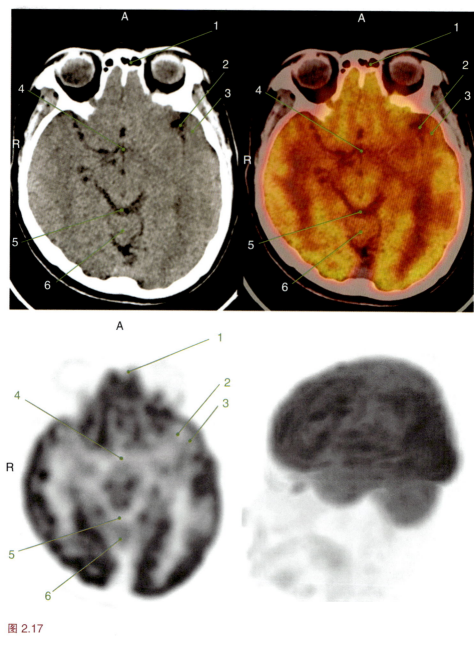

图 2.17

(1) 额窦　　(2) 外侧沟(岛池)　　(3) 颞上回
(4) 第 3 脑室　　(5) 四叠体池　　(6) 小脑蚓部(上部)

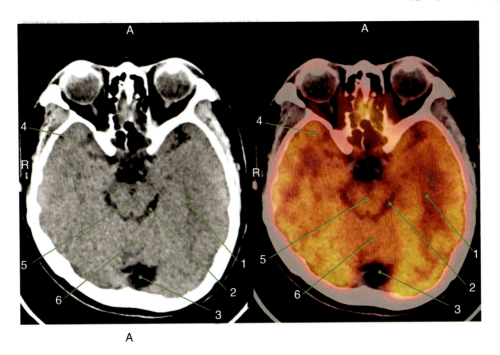

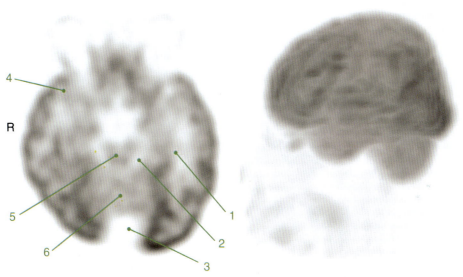

图 2.18

(1) 颞叶　　　　　　(2) 四叠体池　　　　　(3) 枕窦
(4) 颞上回　　　　　(5) 中脑(四叠体板)　　(6) 小脑蚓部(上部)

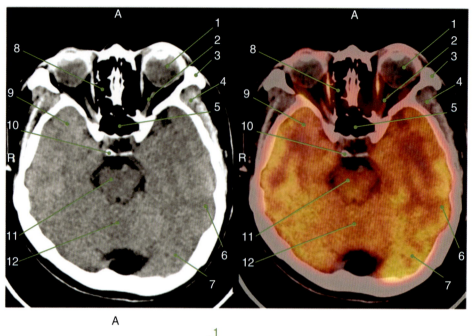

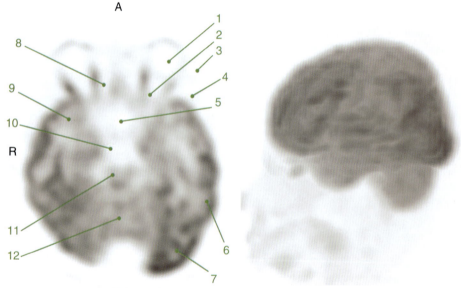

图 2.19

(1) 眼球　　　　　　(2) 视神经　　　　　　(3) 颧骨
(4) 颞肌　　　　　　(5) 蝶窦　　　　　　　(6) 颞中回
(7) 枕回　　　　　　(8) 筛窦　　　　　　　(9) 颞上回
(10) 鞍背　　　　　　(11) 中脑　　　　　　　(12) 小脑蚓部（上部）

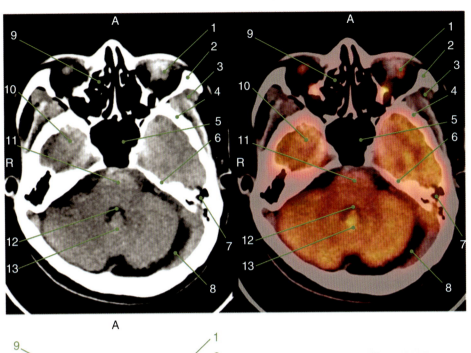

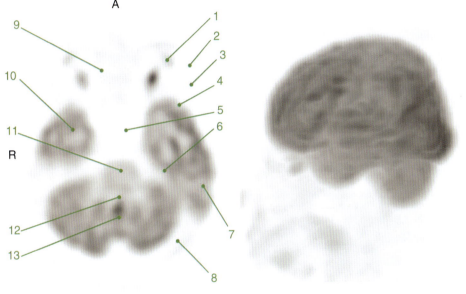

图 2.20

(1)眼球 (2)颧骨 (3)颞肌
(4)颞骨鳞部 (5)蝶窦 (6)颞骨岩部
(7)乳突气房 (8)横窦 (9)筛窦
(10)颞下回 (11)脑桥 (12)第 4 脑室
(13)小脑蚓部(上部)

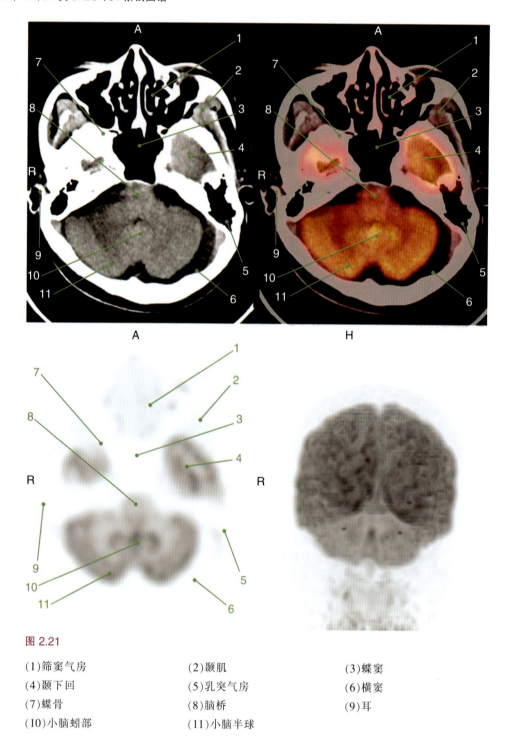

图 2.21

(1) 筛窦气房　　(2) 颞肌　　(3) 蝶窦
(4) 颞下回　　(5) 乳突气房　　(6) 横窦
(7) 蝶骨　　(8) 脑桥　　(9) 耳
(10) 小脑蚓部　　(11) 小脑半球

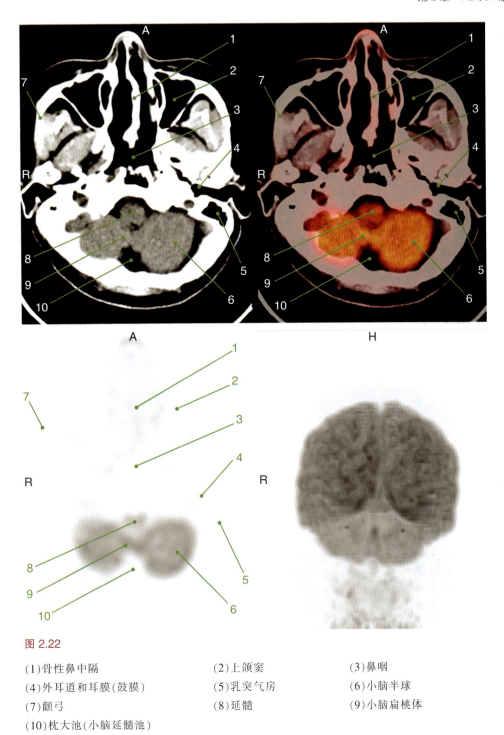

图 2.22

(1) 骨性鼻中隔　　(2) 上颌窦　　(3) 鼻咽
(4) 外耳道和耳膜(鼓膜)　　(5) 乳突气房　　(6) 小脑半球
(7) 颧弓　　(8) 延髓　　(9) 小脑扁桃体
(10) 枕大池(小脑延髓池)

2.1.1.2 病例 2

患者,男,73 岁,因发现左侧颈部肿块就诊,细针穿刺活检证实为转移性鳞状细胞癌。行 FDG PET/CT 检查寻找原发病灶并进行分期。

FDG PET/CT 图像显示,左侧上颌窦高代谢病灶,提示为原发性恶性肿瘤。病理证实为中度分化的鳞状细胞癌。左侧颈部发现高代谢结节,考虑为淋巴结转移。在右颈部Ⅵ区和左锁骨上区发现代谢增高淋巴结,提示为淋巴结转移[2-5](图 2.23 至图 2.31)。

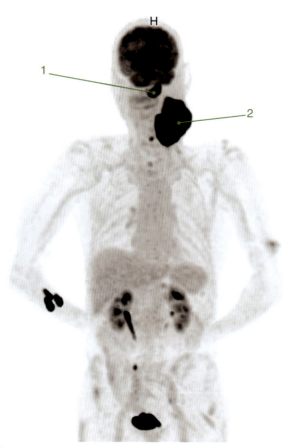

图 2.23

(1)左侧上颌窦高代谢病灶,其内充满液体
(2)左侧颈部转移性高代谢灶

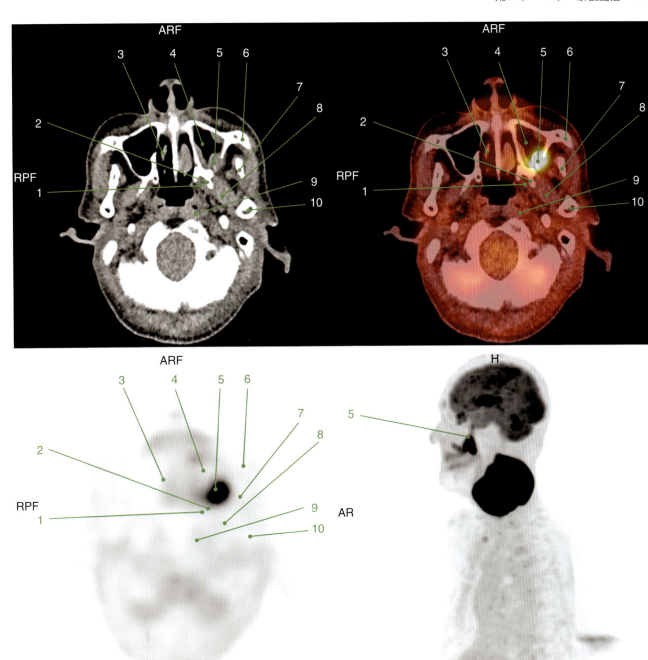

图 2.24

(1)翼内肌 (2)翼突 (3)鼻甲 (4)上颌窦 (5)左侧上颌窦癌上部
(6)颧弓 (7)下颌支 (8)翼外肌 (9)头长肌 (10)髁状突

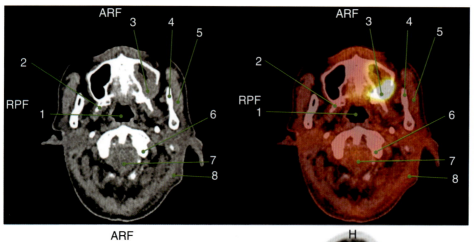
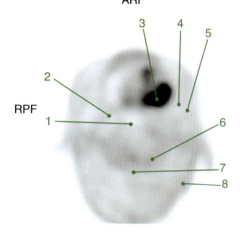
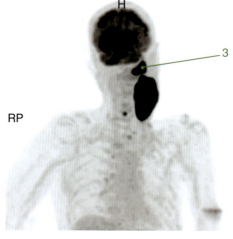

图 2.25

(1) 鼻咽
(2) 翼突
(3) 左侧上颌窦癌
(4) 下颌支
(5) 咬肌
(6) 颅底
(7) 枕骨大孔
(8) 胸锁乳突肌

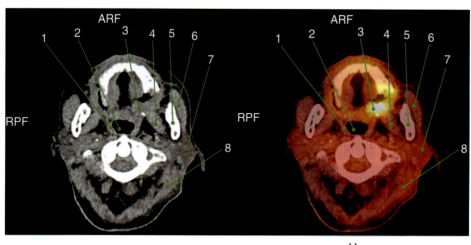
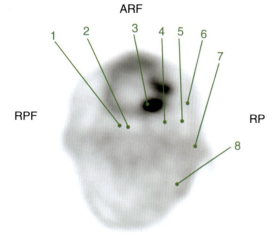
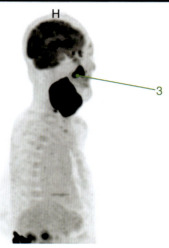

图 2.26

(1) 腭扁桃体
(2) 鼻咽
(3) 左侧上颌窦癌下部
(4) 翼内肌
(5) 下颌支
(6) 咬肌
(7) 腮腺
(8) 胸锁乳突肌

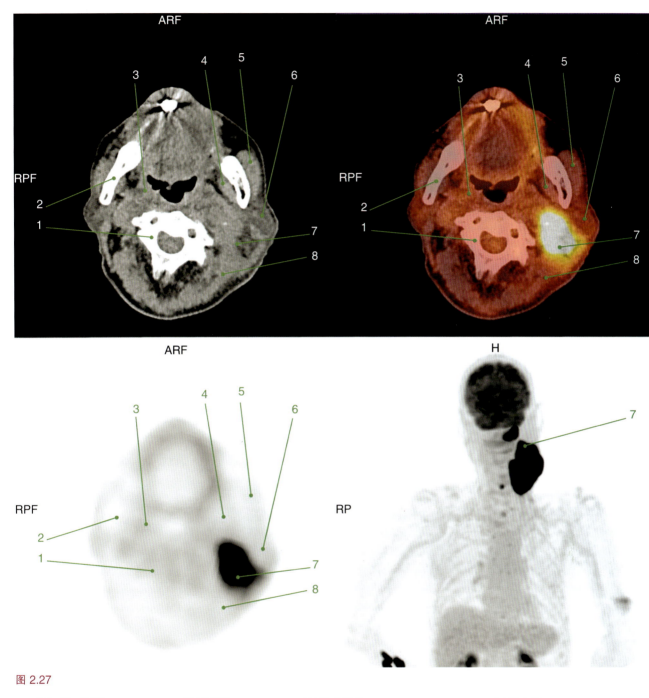

图 2.27

(1)枢椎/第 2 颈椎　　(2)下颌骨　　(3)腭扁桃体　　(4)翼内肌
(5)咬肌　　(6)腮腺　　(7)左侧颈部淋巴结转移　　(8)胸锁乳突肌

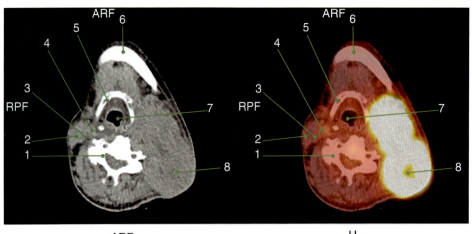

图 2.28

(1) 第 4 颈椎
(2) 胸锁乳突肌
(3) 颈内静脉
(4) 颈总动脉
(5) 舌骨
(6) 下颌骨
(7) 下咽
(8) 左侧颈部淋巴结转移伴中心坏死

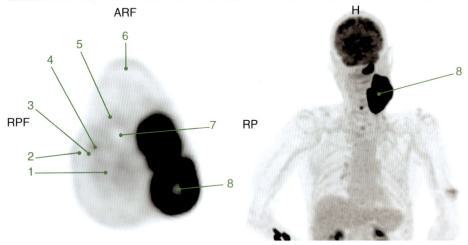

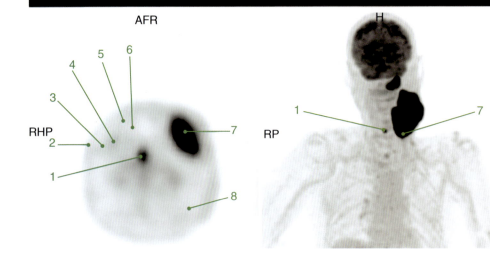

图 2.29

(1) 第 6 颈椎退行性或转移性病变
(2) 胸锁乳突肌
(3) 颈内静脉
(4) 颈总动脉
(5) 甲状软骨
(6) 环状软骨
(7) 左侧颈部淋巴结转移
(8) 斜方肌

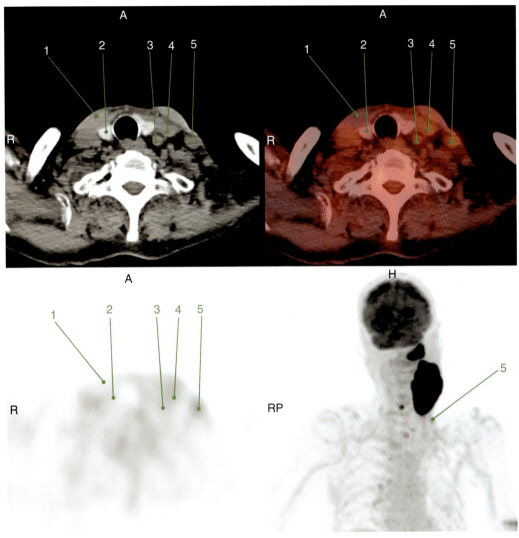

图 2.30

(1)胸锁乳突肌　　(2)甲状腺(右叶)　　(3)左颈总动脉
(4)左颈内静脉　　(5)左侧锁骨上区淋巴结(转移可能)

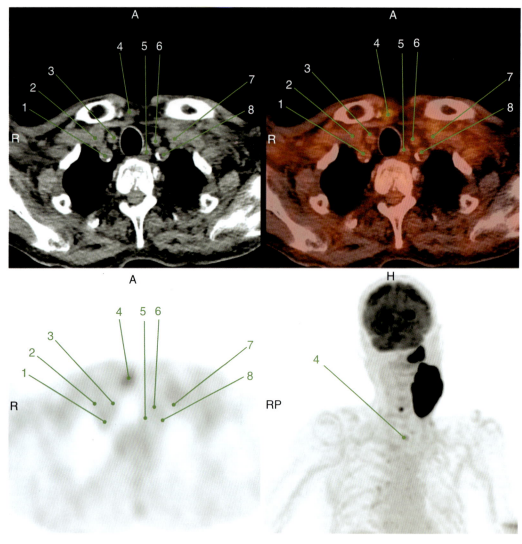

图 2.31

(1) 右锁骨下动脉 (2) 右头臂静脉 (3) 右颈总动脉
(4) 右侧颈部Ⅵ区淋巴结（转移可能） (5) 食管
(6) 左颈总动脉 (7) 左头臂静脉 (8) 左锁骨下动脉

2.1.2 胸部

2.1.2.1 病例 1

患者,女,74岁,因发现乳房肿块就诊。活检证实为乳腺癌。行 FDG PET/CT 检查用于肿瘤初始分期。

FDG PET/CT 图像显示右侧乳腺外上象限一个高代谢肿块,考虑为乳腺癌。此外,在右侧腋窝 Ⅰ 区、Ⅱ 区及右侧内乳区发现多个高代谢淋巴结,提示为转移性淋巴结。在肝脏和骨骼发现多个高代谢病变(胸骨、左侧耻骨、左侧坐骨、左侧股骨颈),考虑为远处转移[6,7](图 2.32 至图 2.40)。

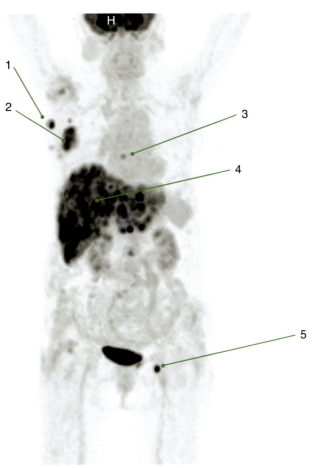

图 2.32

(1)右侧腋窝淋巴结转移　　(2)右侧乳腺癌　　(3)胸骨骨转移
(4)多发肝转移　　(5)左侧坐骨骨转移

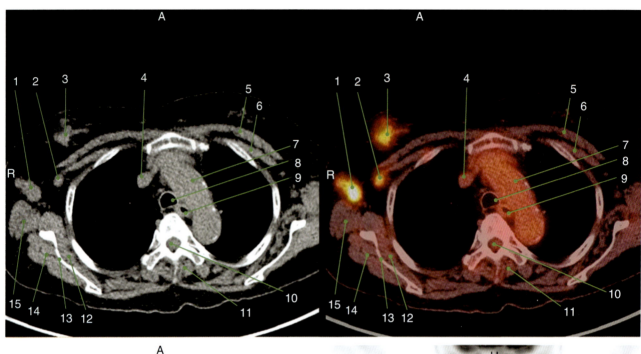

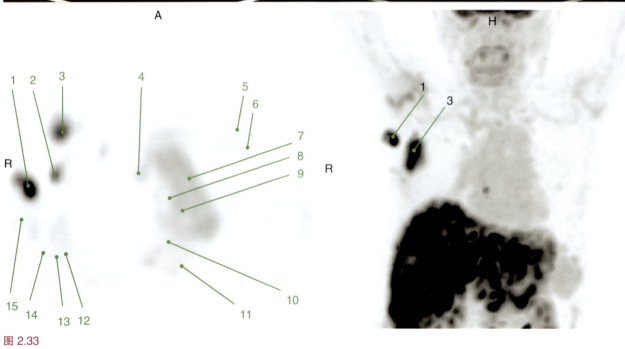

图 2.33

(1) Ⅰ区腋窝淋巴结　(2) Ⅱ区腋窝淋巴结　(3) 右侧乳腺外上象限肿块　(4) 右头臂静脉　(5) 胸大肌
(6) 胸小肌　(7) 主动脉弓　(8) 气管　(9) 食管　(10) 脊髓
(11) 竖脊肌　(12) 肩胛下肌　(13) 肩胛骨　(14) 冈下肌　(15) 大圆肌

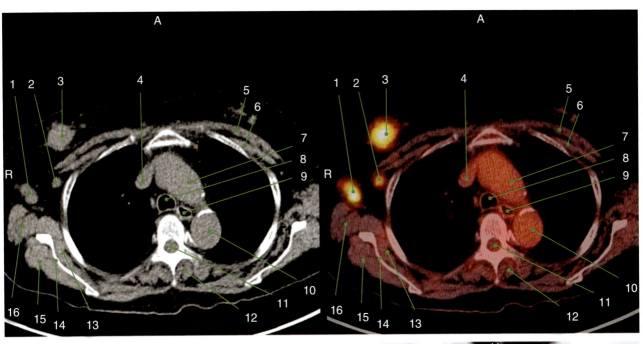

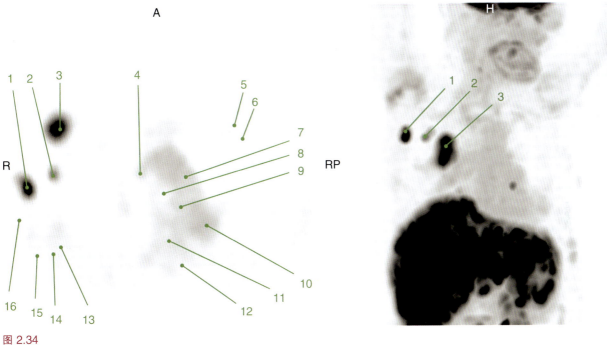

图 2.34

(1) Ⅰ区腋窝淋巴结　　(2) Ⅱ区腋窝淋巴结　　(3) 右侧乳腺外上象限肿块　　(4) 上腔静脉　　(5) 胸大肌
(6) 胸小肌　　(7) 升主动脉　　(8) 气管　　(9) 食管　　(10) 降主动脉
(11) 脊髓　　(12) 竖脊肌　　(13) 肩胛下肌　　(14) 肩胛骨　　(15) 冈下肌
(16) 大圆肌

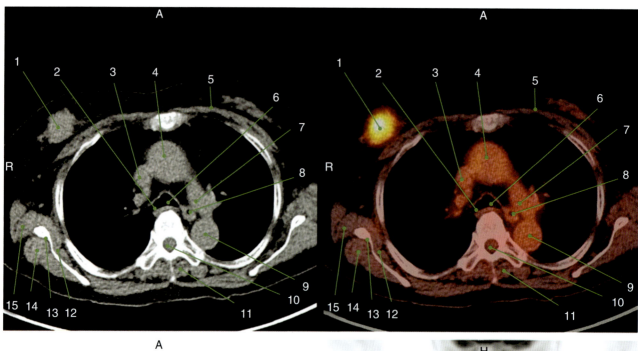

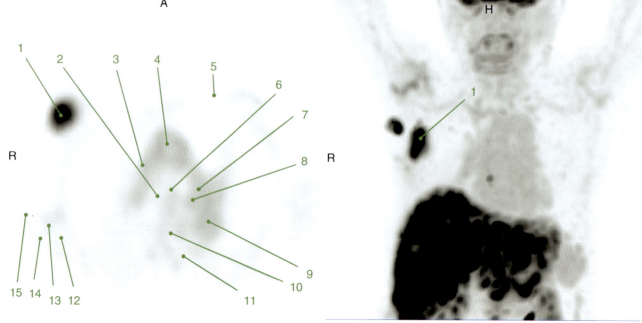

图 2.35

(1)右侧乳腺外上象限肿块 (2)右主支气管 (3)上腔静脉 (4)升主动脉 (5)胸大肌
(6)左主支气管 (7)左肺动脉 (8)食管 (9)降主动脉 (10)脊髓
(11)竖脊肌 (12)肩胛下肌 (13)肩胛骨 (14)冈下肌 (15)大圆肌

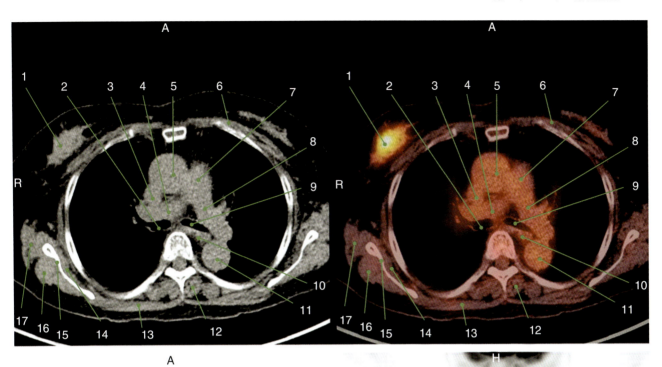

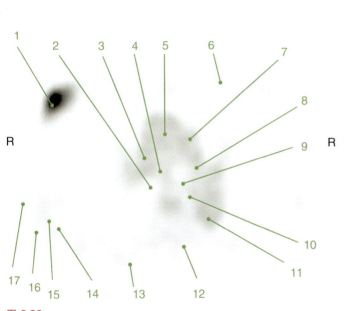 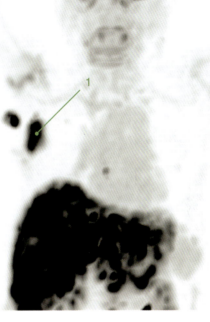

图 2.36

(1)右侧乳腺外上象限肿块　(2)右主支气管　(3)上腔静脉　(4)右肺动脉　(5)升主动脉
(6)胸大肌　(7)肺动脉干　(8)左肺动脉　(9)左主支气管　(10)食管
(11)降主动脉　(12)竖脊肌　(13)斜方肌　(14)肩胛下肌　(15)肩胛骨
(16)冈下肌　(17)大圆肌

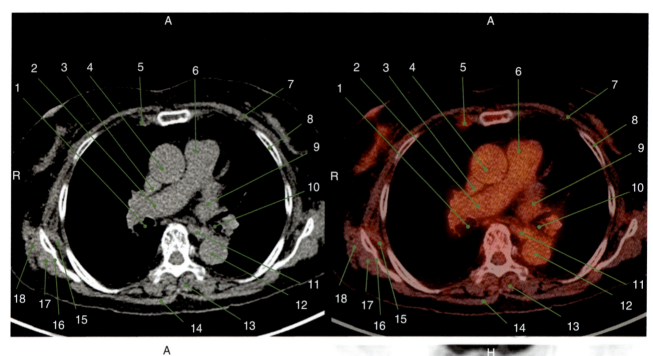

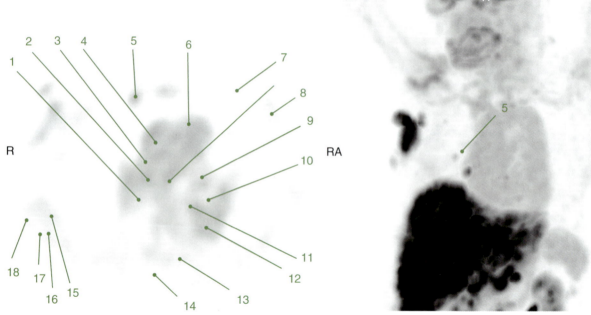

图 2.37

(1)中间段支气管　(2)右肺动脉　(3)上腔静脉　(4)升主动脉　(5)右侧内乳区转移性淋巴结
(6)肺动脉干　(7)胸大肌　(8)左侧肋骨　(9)左肺静脉　(10)左肺下叶支气管
(11)食管　(12)降主动脉　(13)竖脊肌　(14)斜方肌　(15)肩胛下肌
(16)肩胛骨　(17)冈下肌　(18)大圆肌

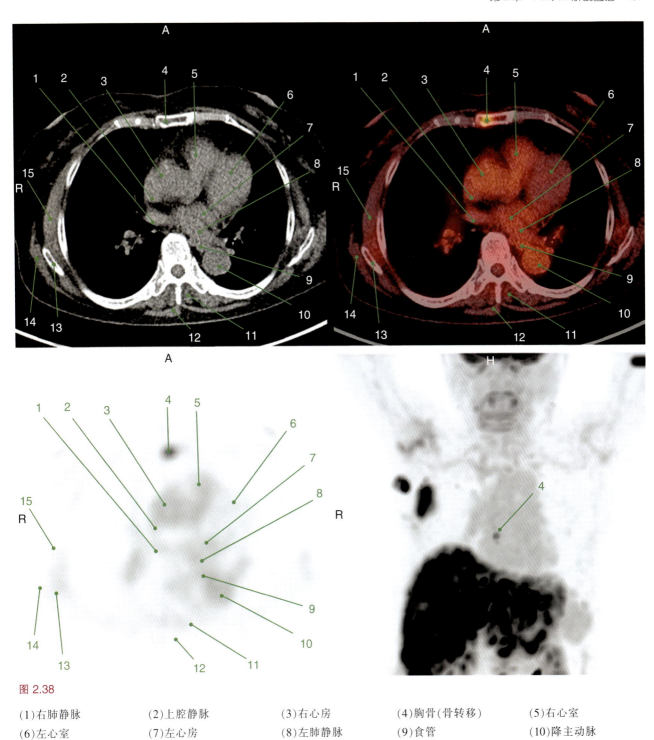

图 2.38

(1) 右肺静脉　　(2) 上腔静脉　　(3) 右心房　　(4) 胸骨（骨转移）　　(5) 右心室
(6) 左心室　　　(7) 左心房　　　(8) 左肺静脉　(9) 食管　　　　　　　(10) 降主动脉
(11) 竖脊肌　　 (12) 斜方肌　　 (13) 肩胛骨　　(14) 背阔肌　　　　　　(15) 前锯肌

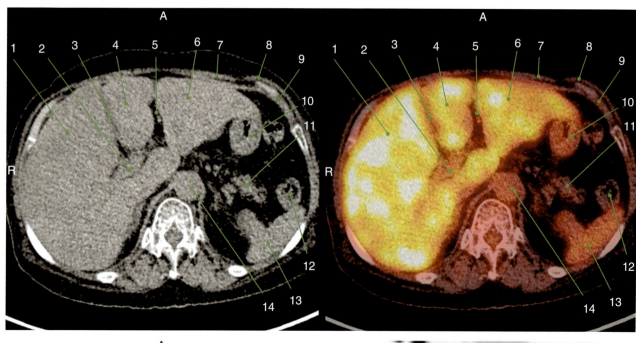
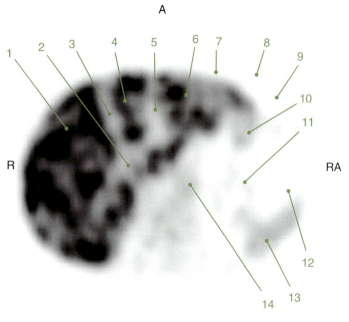
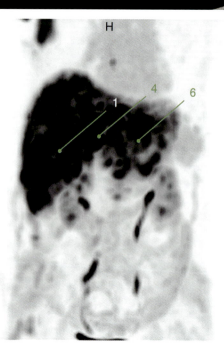

图 2.39

(1)高代谢性多发肝转移　　(2)门静脉　　(3)肝中静脉(纵切面)　　(4)肝ⅣB 段
(5)镰状韧带　　(6)肝Ⅲ段　　(7)腹直肌　　(8)腹外斜肌　　(9)肋间肌
(10)横结肠　　(11)胰尾　　(12)降结肠　　(13)脾　　(14)主动脉

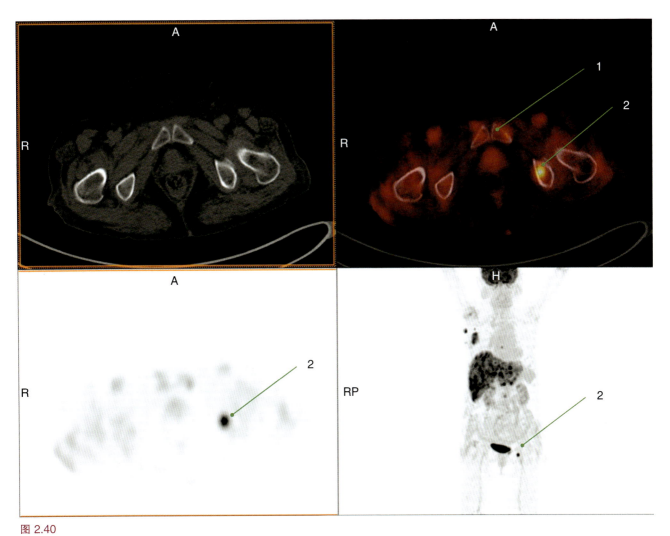

图 2.40

(1)左侧耻骨　　　(2)左侧坐骨骨转移

2.1.2.2 病例 2

患者,女,55 岁,因咳嗽、咳痰、呼吸困难 2 周就诊。患者有吸烟史,每年 30 包烟。胸部 X 线检查发现右下肺肿块,支气管镜活检确诊为小细胞肺癌。行 FDG PET/CT 检查用于肿瘤初始分期。

FDG PET/CT 图像显示右肺下叶一个高代谢肿块,肿块包绕右肺下叶支气管,符合小细胞肺癌影像学表现。肿瘤阻塞支气管引起右肺下叶肺不张,隆突下和右叶间区发现多个高代谢淋巴结,提示淋巴结转移。左肺下叶发现 FDG 轻度摄取小结节,考虑为良性肺结节[8-12](图 2.41 至图 2.54)。

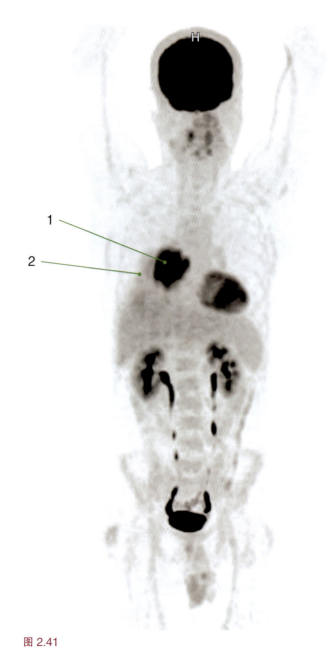

图 2.41

(1)肺癌　　　　　　　　(2)阻塞性肺不张

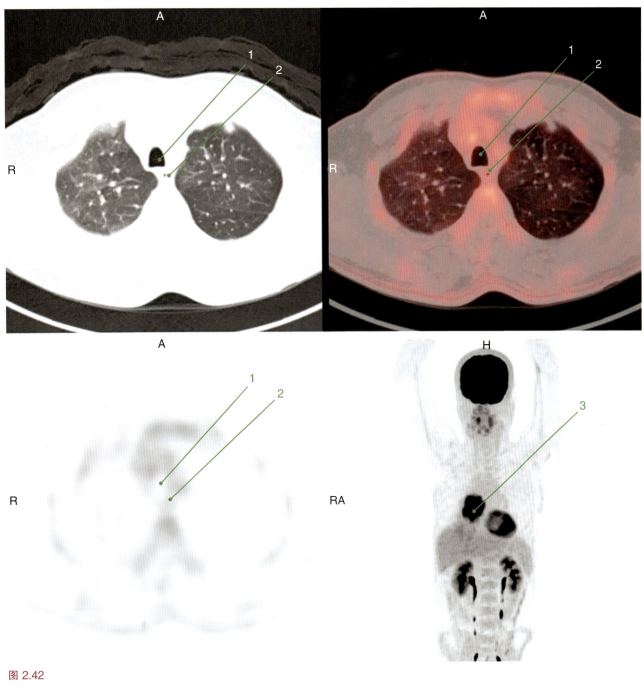

图 2.42

(1)气管　　　　　(2)食管　　　　　(3)右肺下叶小细胞肺癌

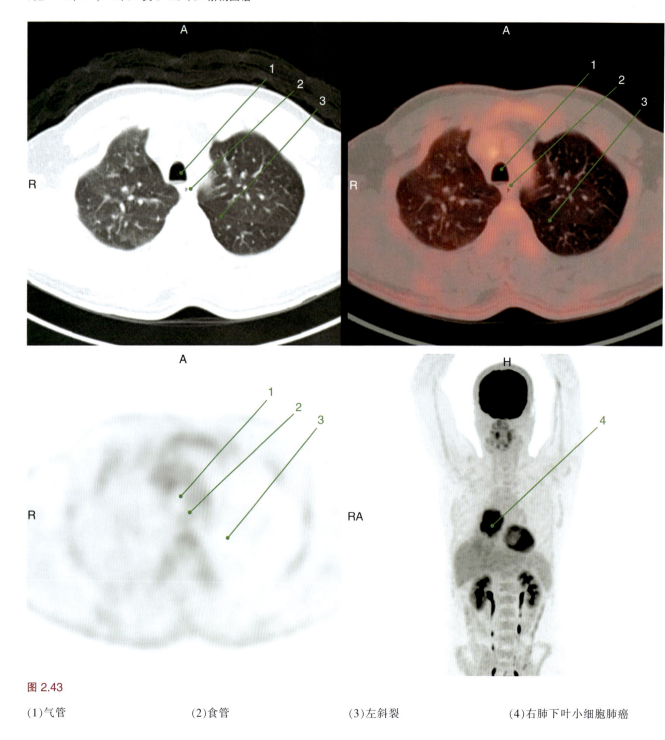

图 2.43

(1)气管 (2)食管 (3)左斜裂 (4)右肺下叶小细胞肺癌

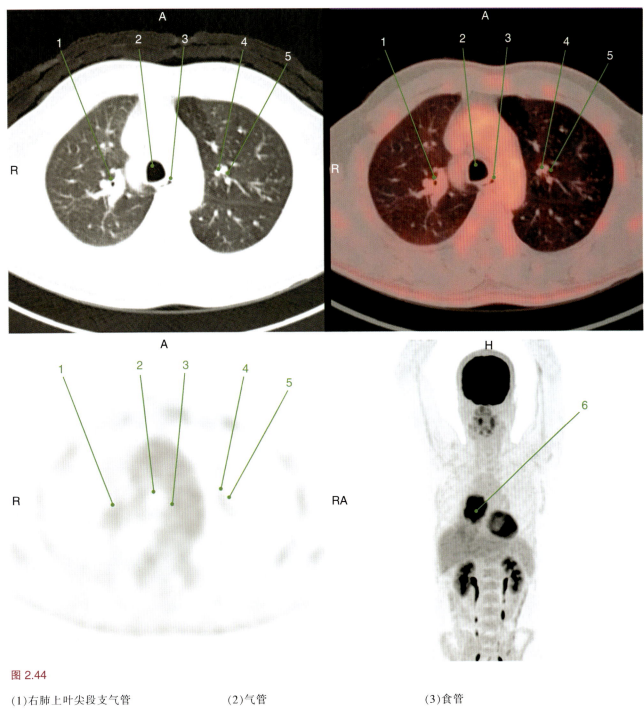

图 2.44

(1)右肺上叶尖段支气管 (2)气管 (3)食管
(4)左肺上叶前段支气管 (5)左肺上叶尖后段支气管 (6)右肺下叶小细胞肺癌

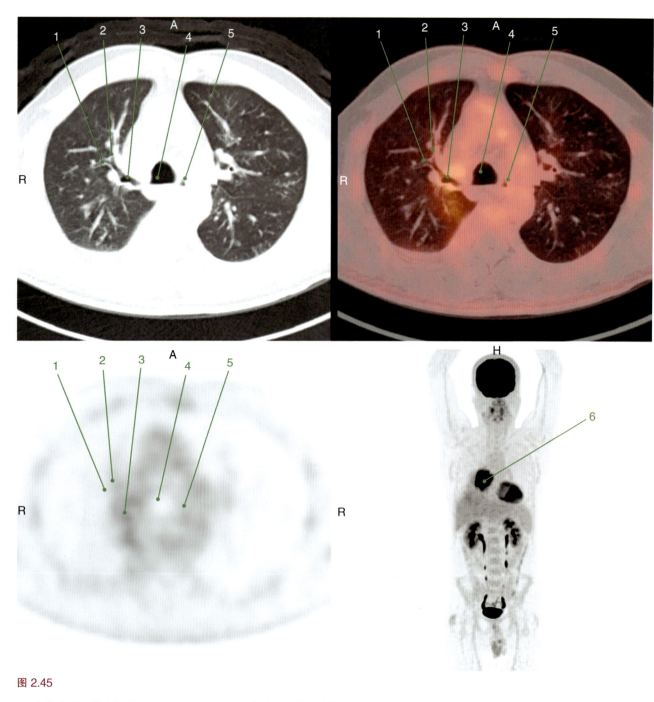

图 2.45

(1) 右肺上叶后段支气管　　(2) 右肺上叶前段支气管　　(3) 右肺上叶支气管
(4) 气管　　　　　　　　　(5) 食管　　　　　　　　　(6) 右肺下叶小细胞肺癌

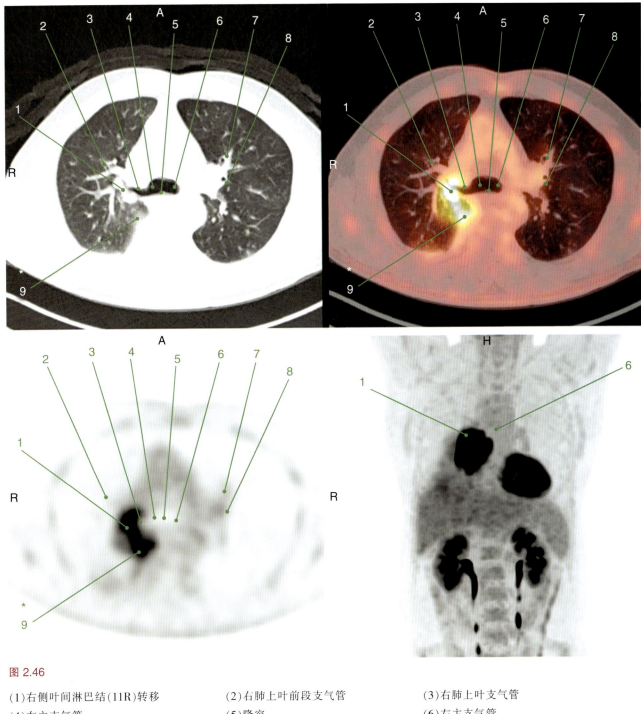

图 2.46

(1) 右侧叶间淋巴结(11R)转移 (2) 右肺上叶前段支气管 (3) 右肺上叶支气管
(4) 右主支气管 (5) 隆突 (6) 左主支气管
(7) 下舌段支气管 (8) 上舌段支气管 (9) 小细胞肺癌(上部)

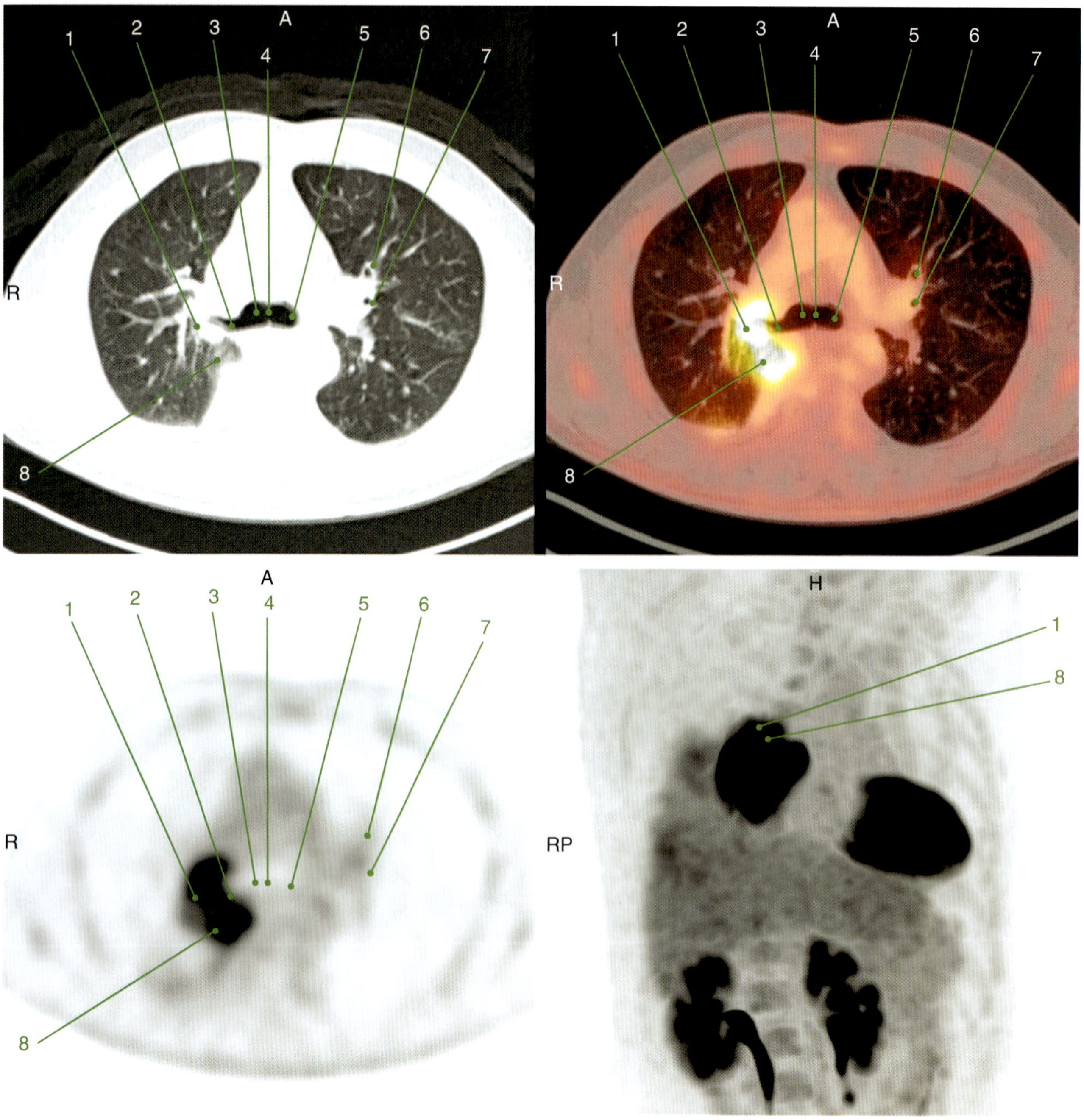

图 2.47

(1) 右侧叶间淋巴结转移 (2) 右肺上叶支气管 (3) 右主支气管
(4) 隆突 (5) 左主支气管 (6) 下舌段支气管
(7) 上舌段支气管 (8) 小细胞肺癌 (上部)

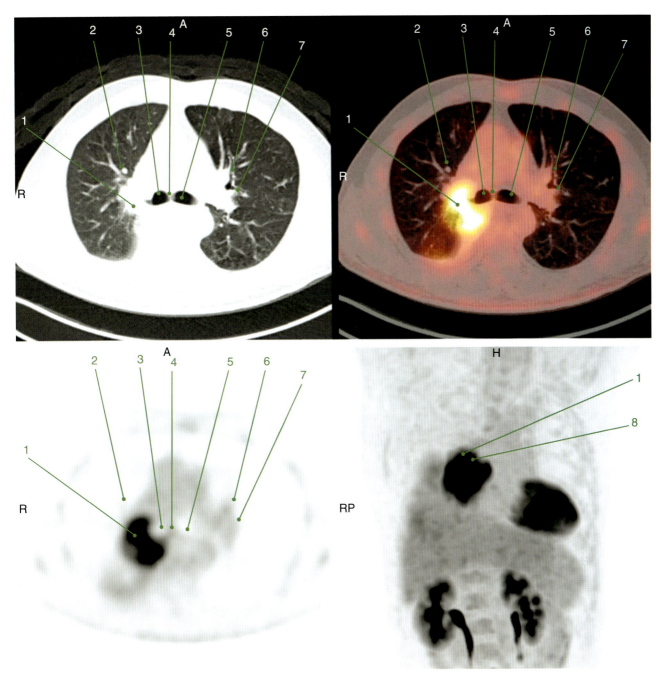

图 2.48

(1) 小细胞肺癌　　　　　　(2) 右肺上叶非高代谢结节,形态规则,直径约 0.5cm,多为良性
(3) 右主支气管　　　　　　(4) 隆突下　　　　　　　　(5) 左主支气管
(6) 下舌段支气管　　　　　(7) 上舌段支气管　　　　　(8) 小细胞肺癌(上部)

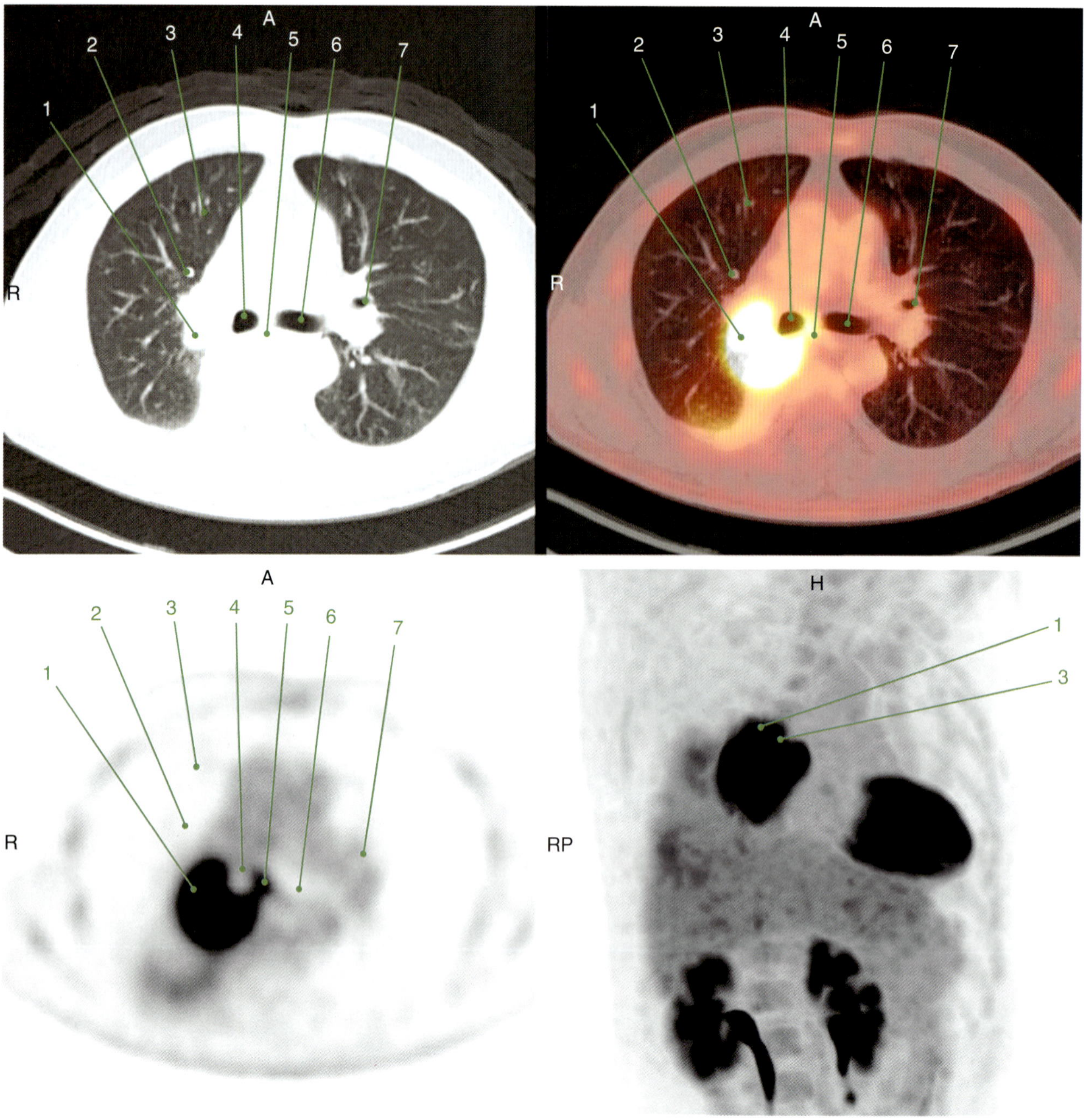

图 2.49

(1) 小细胞肺癌
(2) 右肺上叶非高代谢结节，形态规则，直径约 0.5cm，多为良性
(3) 右肺上叶
(4) 右中间段支气管
(5) 隆突下淋巴结
(6) 左主支气管
(7) 下舌段支气管

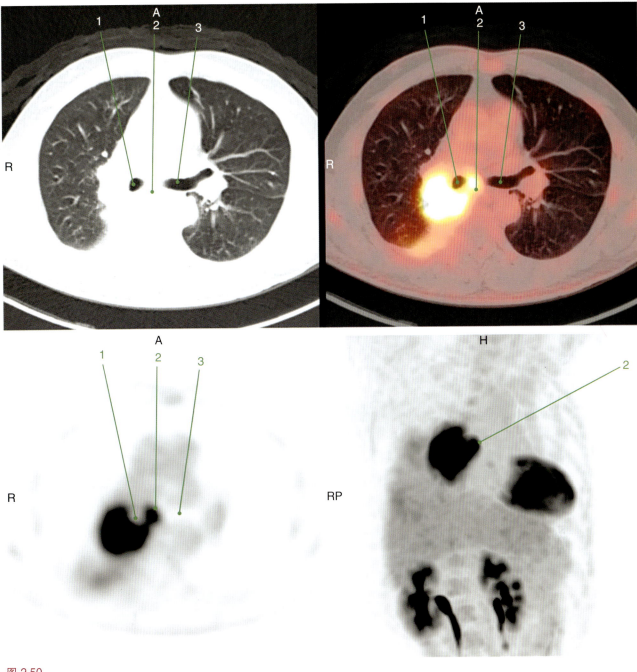

图 2.50

(1)右中间段支气管　　　(2)隆突下淋巴结转移　　　(3)左肺下叶支气管

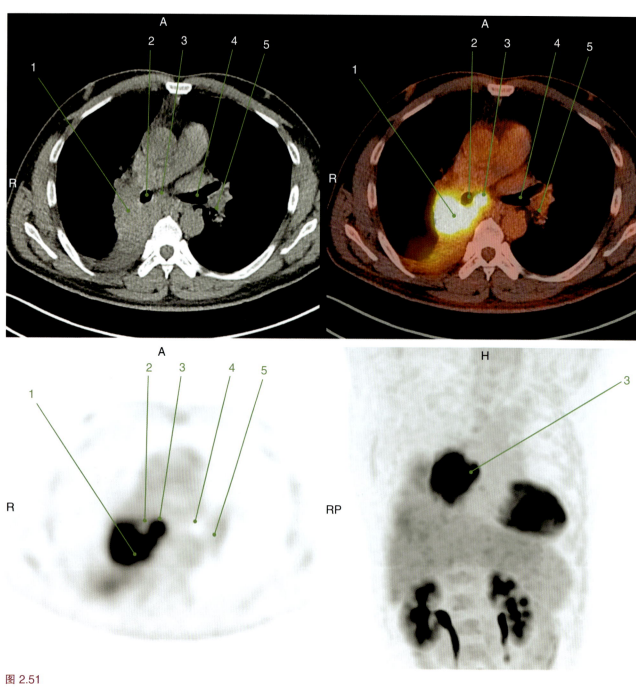

图 2.51

(1)小细胞肺癌包绕右中间段支气管　　(2)中间段支气管　　(3)隆突下淋巴结
(4)左肺下叶支气管　　(5)左肺下叶上段支气管

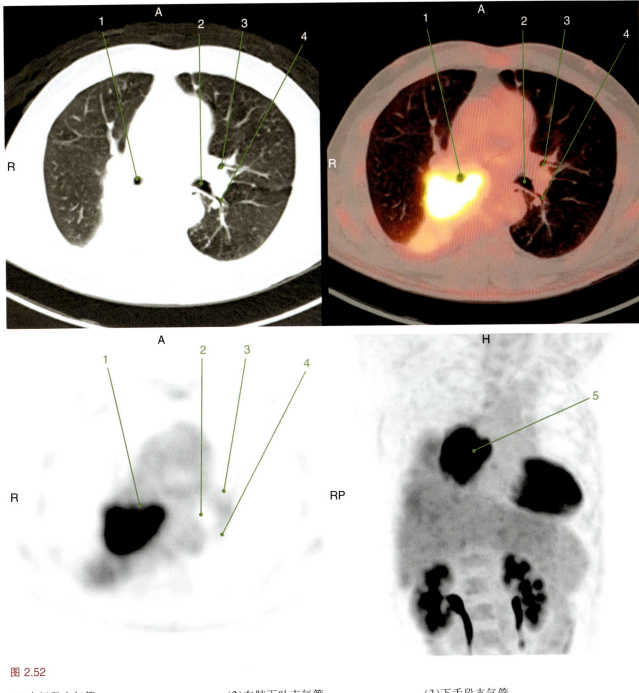

图 2.52

(1) 中间段支气管 (2) 左肺下叶支气管 (3) 下舌段支气管
(4) 左肺下叶上段支气管 (5) 右肺下叶小细胞肺癌

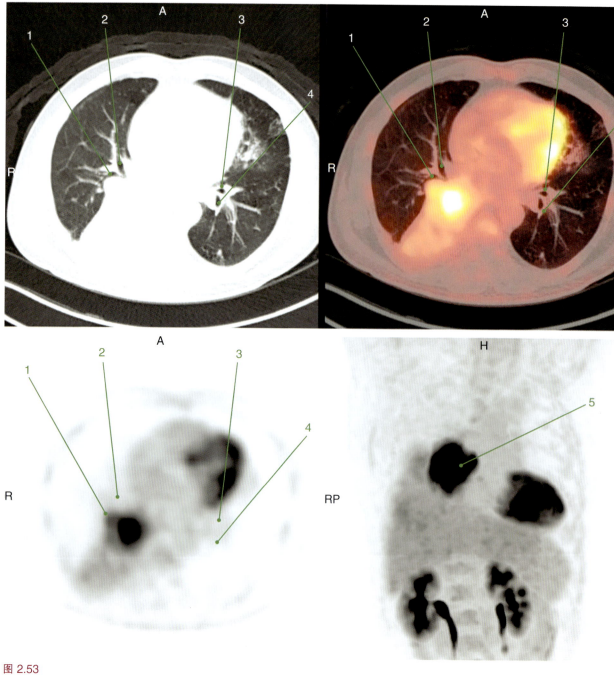

图 2.53

(1)右肺中叶外侧段支气管　　(2)右肺中叶内侧段支气管　　(3)左肺下叶前内基底段支气管
(4)左肺下叶后外基底段支气管　　(5)右肺下叶小细胞肺癌

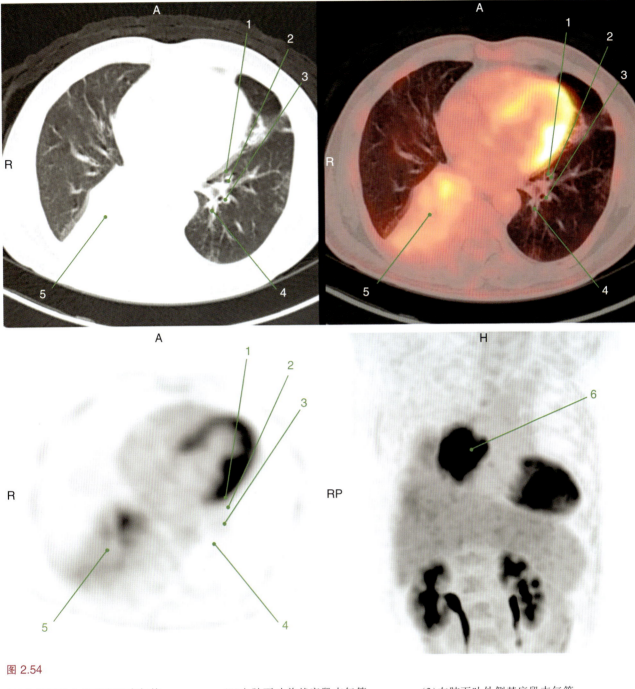

图 2.54

(1)左肺下叶内侧基底段支气管　　(2)左肺下叶前基底段支气管　　(3)左肺下叶外侧基底段支气管
(4)左肺下叶后基底段支气管　　(5)右肺下叶阻塞性肺炎和肺不张　　(6)右肺下叶小细胞肺癌

2.1.2.3 病例 3

患者,女,74 岁,诊断为膀胱癌,已行经尿道膀胱肿瘤切除术(TURB)。行 FDG PET/CT 检查对肿瘤进行随访。

FDG PET/CT 图像显示,在左侧锁骨上区、纵隔、双侧肺门区及腹膜后发现多个高代谢淋巴结。这些多发的高代谢淋巴结需要与淋巴瘤、结节病鉴别诊断。隆突下淋巴结活检证实病变为结节病[13,14](图 2.55 至图 2.68)。

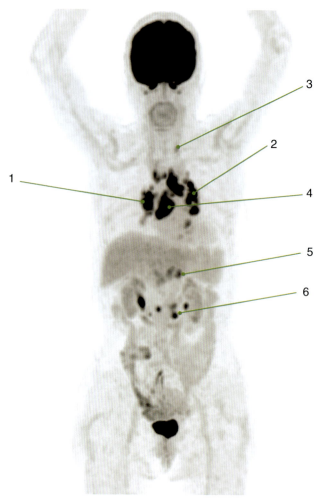

图 2.55

(1)右肺门高代谢淋巴结　　(2)左肺门高代谢淋巴结
(3)左锁骨上区高代谢淋巴结　(4)纵隔高代谢淋巴结
(5)膈肌水平高代谢淋巴结　　(6)腹主动脉旁区高代谢淋巴结

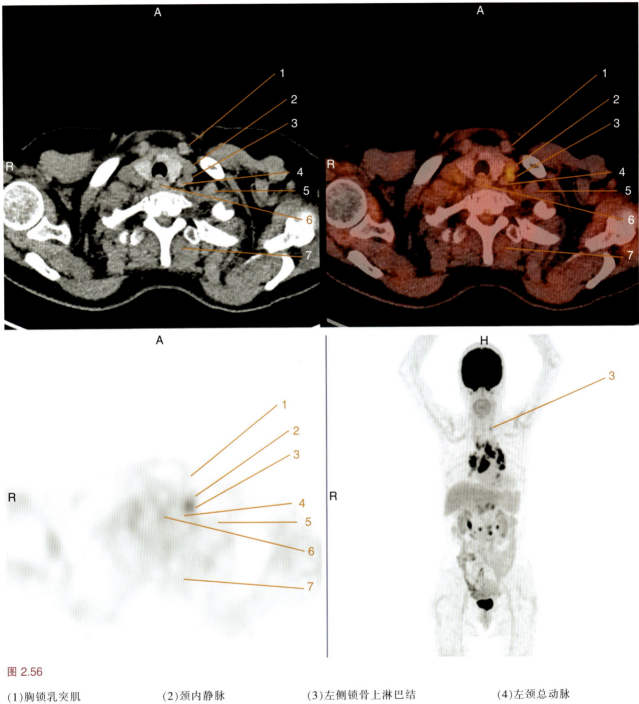

图 2.56

(1)胸锁乳突肌 (2)颈内静脉 (3)左侧锁骨上淋巴结 (4)左颈总动脉
(5)前斜角肌 (6)食管 (7)竖脊肌

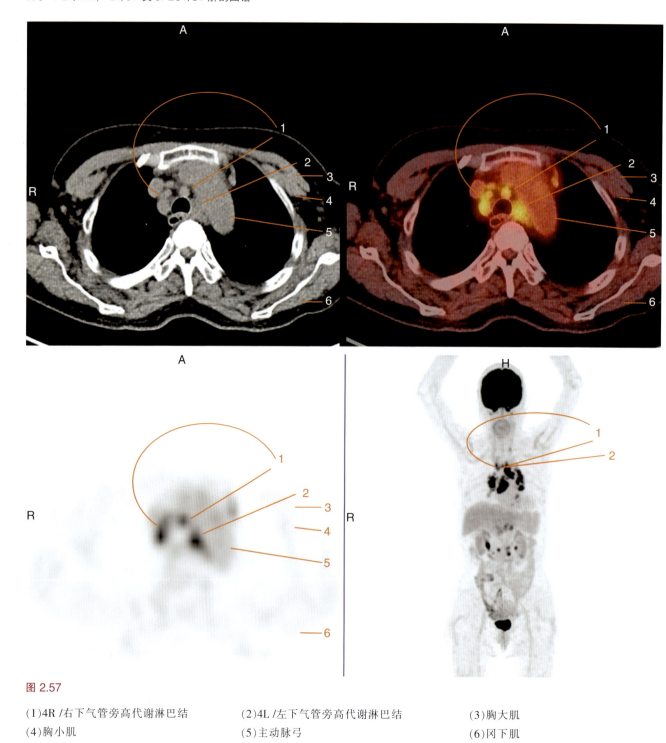

图 2.57

(1) 4R / 右下气管旁高代谢淋巴结　　(2) 4L / 左下气管旁高代谢淋巴结　　(3) 胸大肌
(4) 胸小肌　　(5) 主动脉弓　　(6) 冈下肌

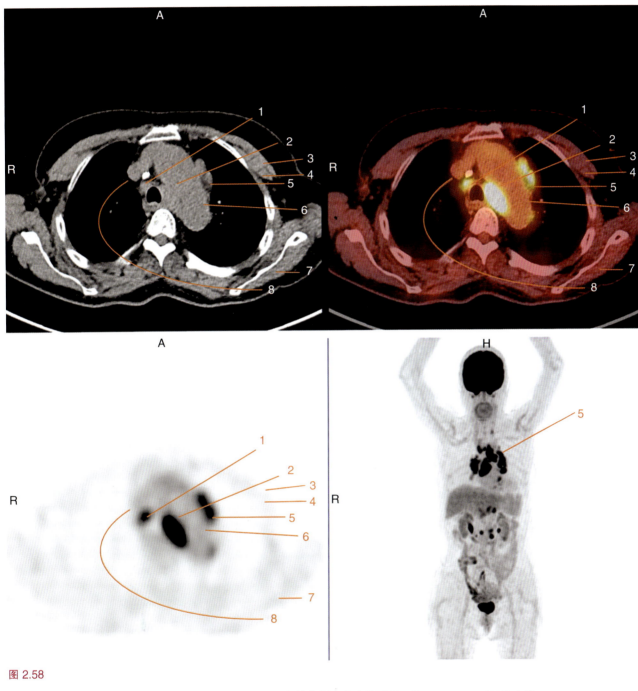

图 2.58

(1)4R /右下气管旁高代谢淋巴结 (2)4L /左下气管旁增大的高代谢淋巴结 (3)胸大肌
(4)胸小肌 (5)2 个高代谢灶在 6 区/主动脉旁淋巴结 (6)主动脉弓
(7)冈下肌 (8)上腔静脉

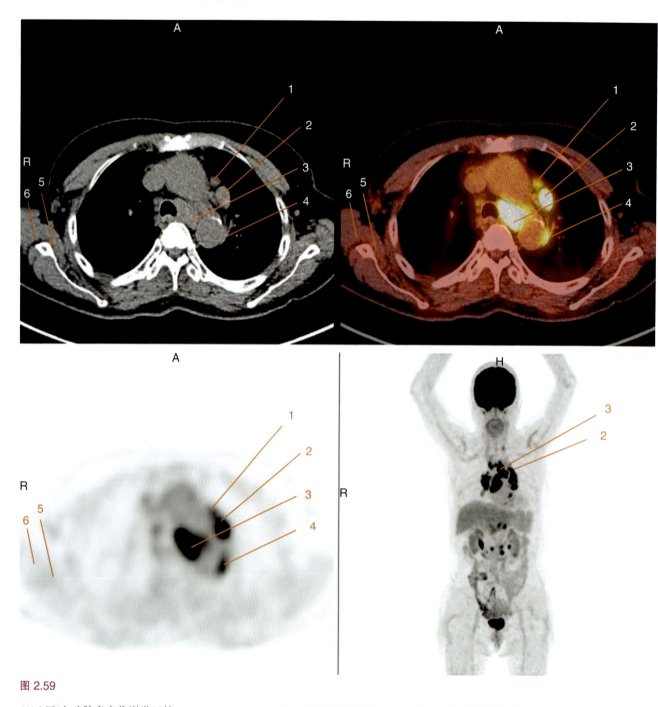

图 2.59

(1) 6 区/主动脉旁高代谢淋巴结
(2) 5 区/主肺动脉窗/主动脉下增大的高代谢淋巴结
(3) 4L /左下气管旁增大的高代谢淋巴结
(4) 左侧降主动脉旁淋巴结
(5) 肩胛下肌
(6) 大圆肌

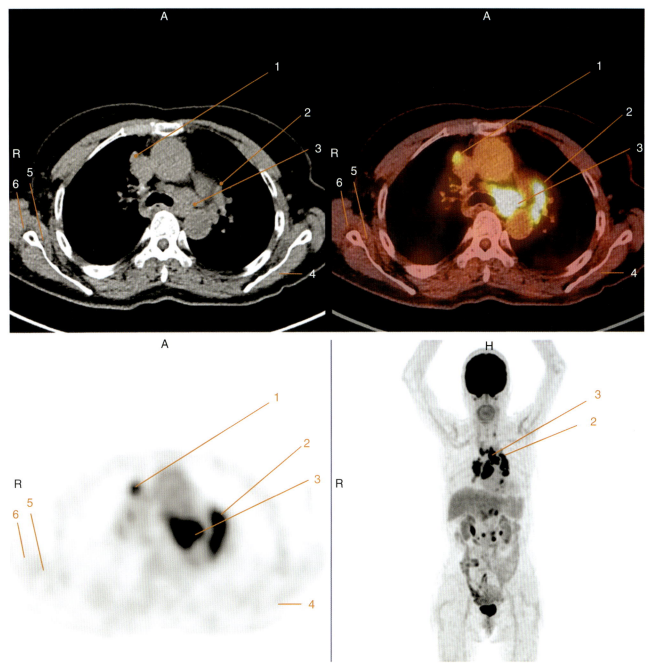

图 2.60

(1)3A 区/血管前高代谢淋巴结　　(2)5 区/主肺动脉窗/主动脉下高代谢淋巴结
(3)4L /左下气管旁增大的高代谢淋巴结　　(4)冈下肌
(5)肩胛下肌　　(6)大圆肌

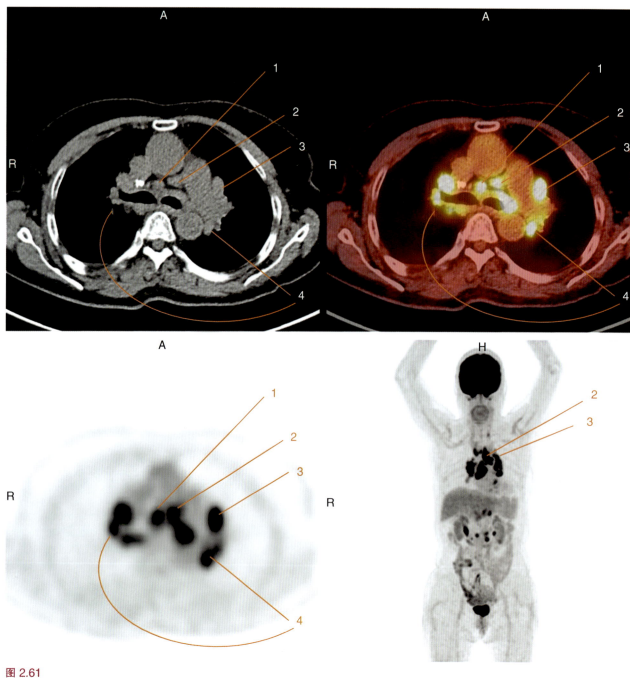

图 2.61

(1) 4R/右下气管旁高代谢淋巴结
(3) 5 区/主肺动脉窗/主动脉下高代谢淋巴结

(2) 4L/左下气管旁高代谢淋巴结
(4) 10 区/双侧肺门高代谢淋巴结

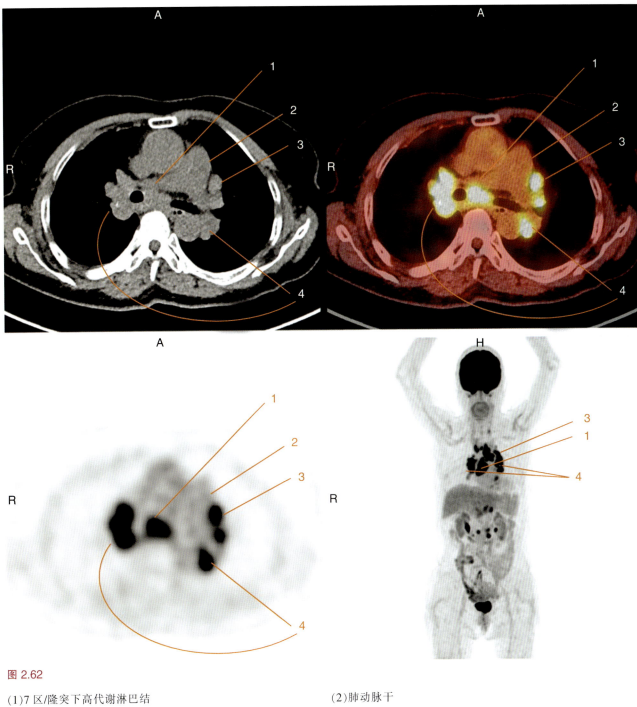

图 2.62

(1)7 区/隆突下高代谢淋巴结
(2)肺动脉干
(3)11 区/叶间高代谢淋巴结
(4)11 区/双侧叶间高代谢淋巴结

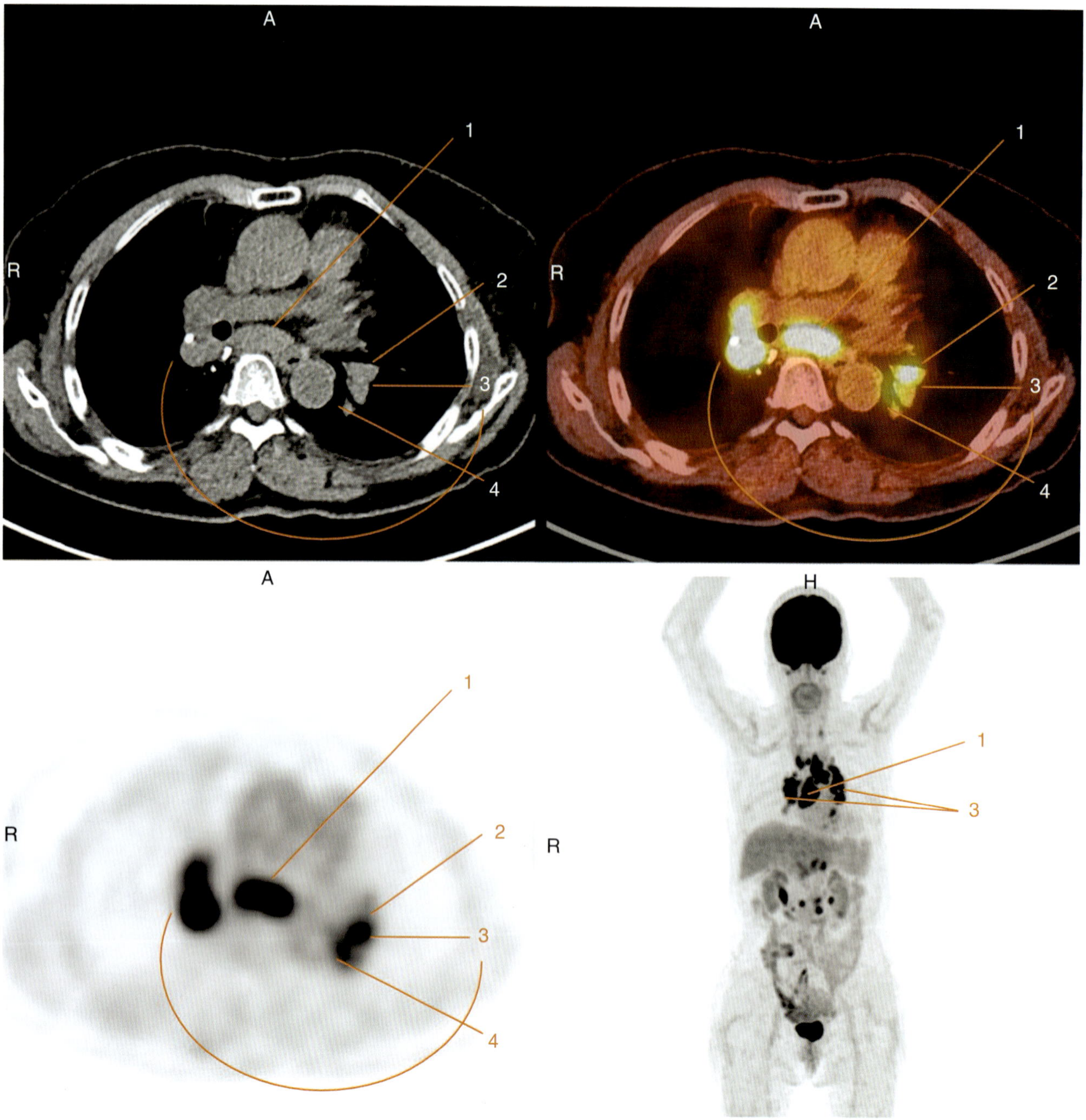

图 2.63

(1) 7区/隆突下淋巴结　　(2) 左肺上叶支气管　　(3) 11区/双侧叶间淋巴结　　(4) 左肺下叶支气管

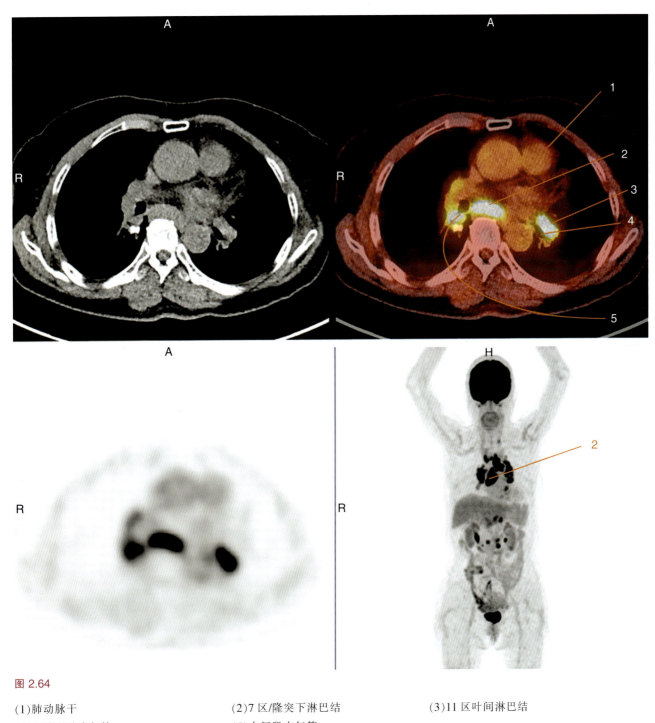

图 2.64

(1) 肺动脉干　　(2) 7 区/隆突下淋巴结　　(3) 11 区叶间淋巴结
(4) 左肺下叶支气管　　(5) 中间段支气管

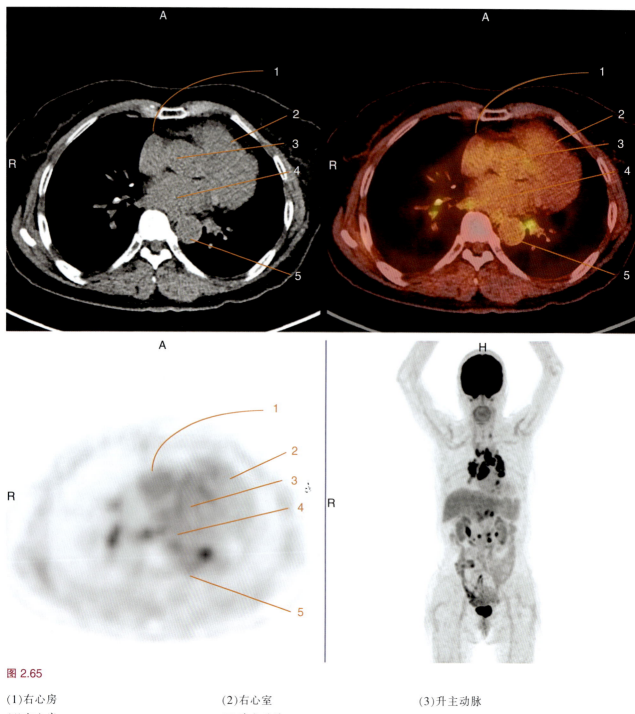

图 2.65

(1) 右心房　　(2) 右心室　　(3) 升主动脉
(4) 左心房　　(5) 降主动脉

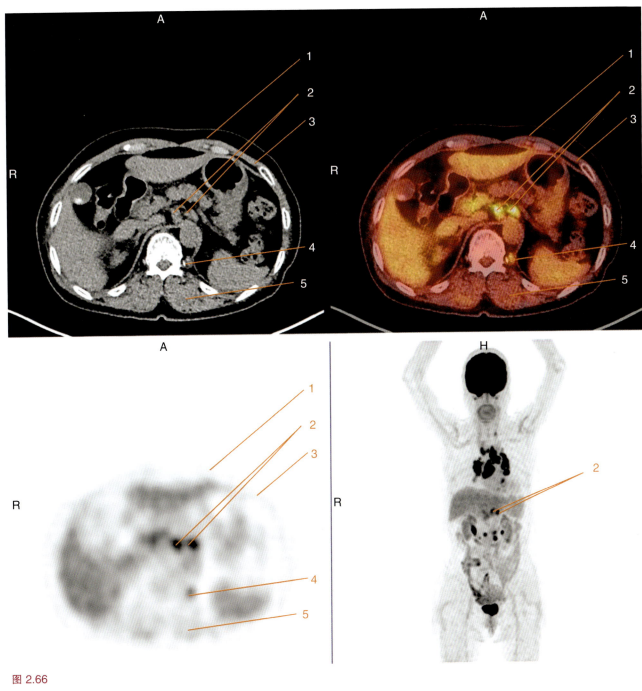

图 2.66

(1) 腹直肌
(2) 胰体水平腹膜后腹主动脉前淋巴结
(3) 外斜肌
(4) 左膈脚后淋巴结
(5) 竖脊肌

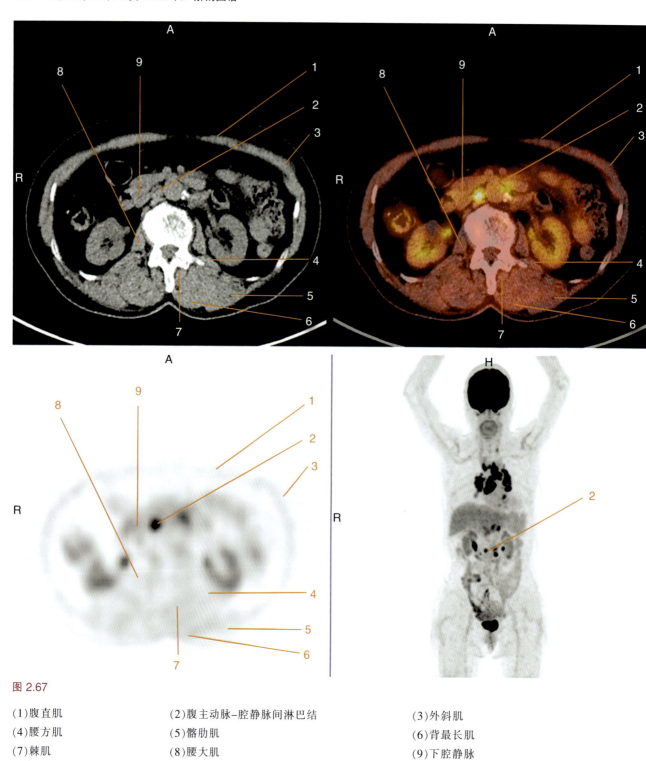

图 2.67

(1) 腹直肌　　(2) 腹主动脉-腔静脉间淋巴结　　(3) 外斜肌
(4) 腰方肌　　(5) 髂肋肌　　(6) 背最长肌
(7) 棘肌　　(8) 腰大肌　　(9) 下腔静脉

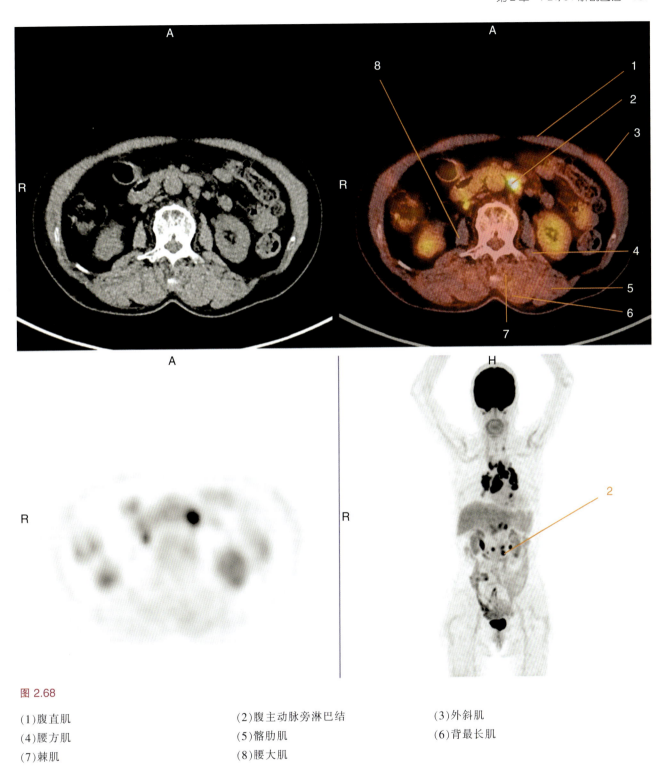

图 2.68

(1) 腹直肌　　　　(2) 腹主动脉旁淋巴结　　(3) 外斜肌
(4) 腰方肌　　　　(5) 髂肋肌　　　　　　　(6) 背最长肌
(7) 棘肌　　　　　(8) 腰大肌

2.1.3 腹部

2.1.3.1 病例 1

患者,女,83 岁,因 6 个月内体重减轻 5kg,以厌食症就诊。CT 扫描显示,在肝脏Ⅳ段和肝右叶可见一个 15cm 大小的肿块,增强扫描边缘强化。肝脏穿刺活检证实肿块为胃肠道间质瘤(GIST)。行 FDG PET/CT 检查以确定间质瘤的分期。

FDG PET/CT 图像显示,在肝脏Ⅷ段发现一个外侧缘高代谢、中央坏死的肿瘤病灶,在肝脏Ⅳ段发现一个中央坏死的低代谢病变。偶然发现甲状腺右叶局灶性摄取,经活检证实为甲状腺癌。双侧肺门淋巴结轻度代谢增高,考虑为淋巴结反应性增生(图 2.69 至图 2.83)[15,16]。

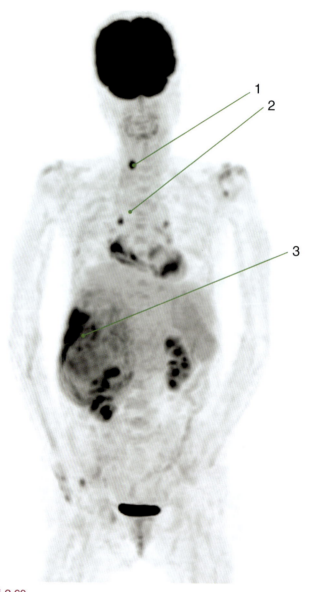

图 2.69

(1)右侧甲状腺癌　　　　　　　　　　(2)右肺门良性淋巴结增生
(3)肝脏胃肠道间质瘤(GIST)的高代谢部分

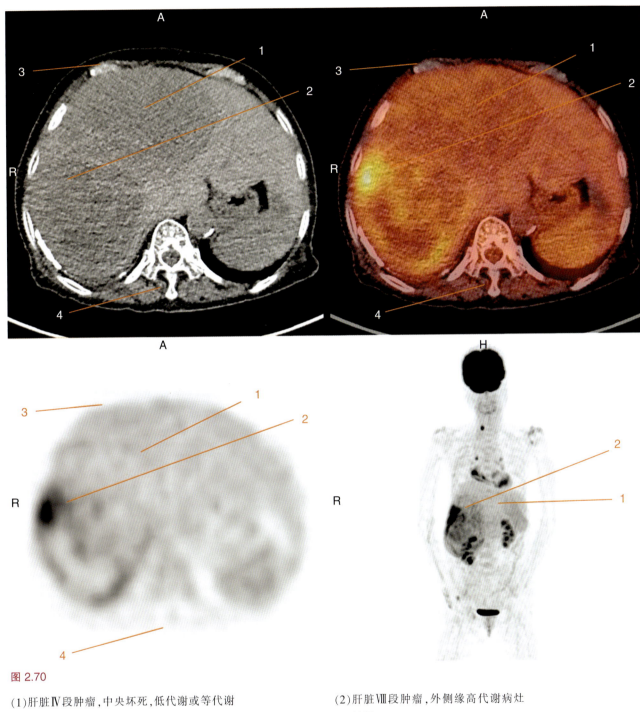

图 2.70

(1) 肝脏Ⅳ段肿瘤,中央坏死,低代谢或等代谢
(3) 腹直肌

(2) 肝脏Ⅷ段肿瘤,外侧缘高代谢病灶
(4) 棘肌

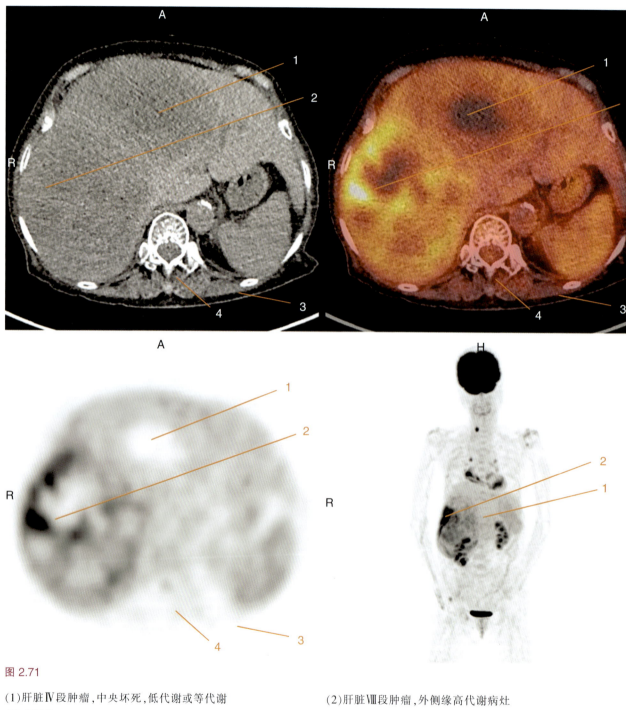

图 2.71

(1)肝脏Ⅳ段肿瘤,中央坏死,低代谢或等代谢
(3)背阔肌

(2)肝脏Ⅷ段肿瘤,外侧缘高代谢病灶
(4)棘肌

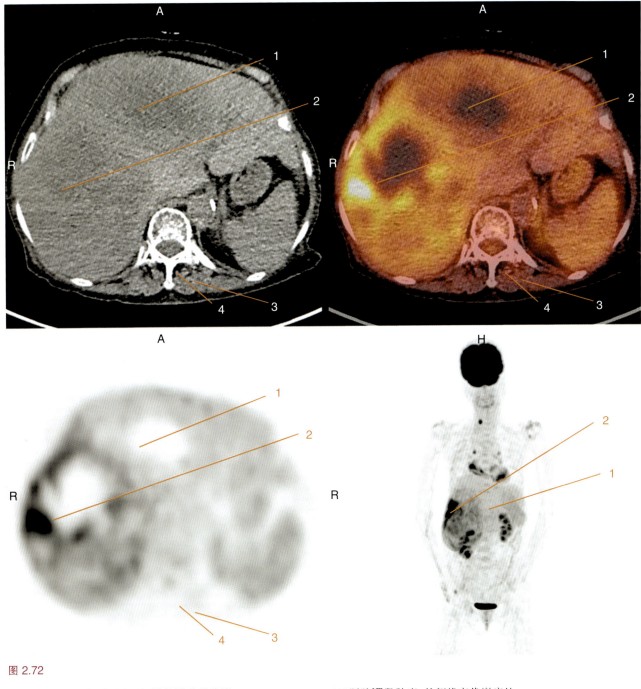

图 2.72

(1) 肝脏Ⅳ段肿瘤,中央坏死,低代谢或等代谢
(2) 肝脏Ⅷ段肿瘤,外侧缘高代谢病灶
(3) 背最长肌
(4) 棘肌

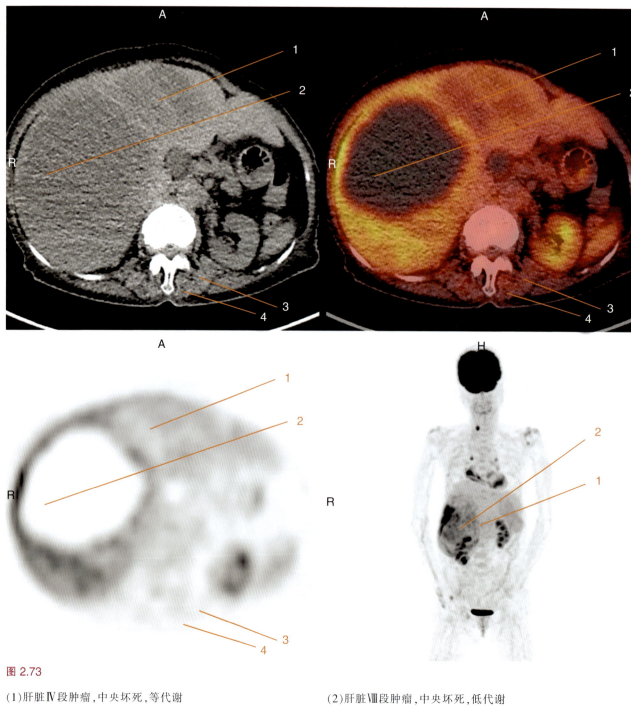

图 2.73

(1) 肝脏Ⅳ段肿瘤,中央坏死,等代谢 (2) 肝脏Ⅷ段肿瘤,中央坏死,低代谢
(3) 背最长肌 (4) 棘肌

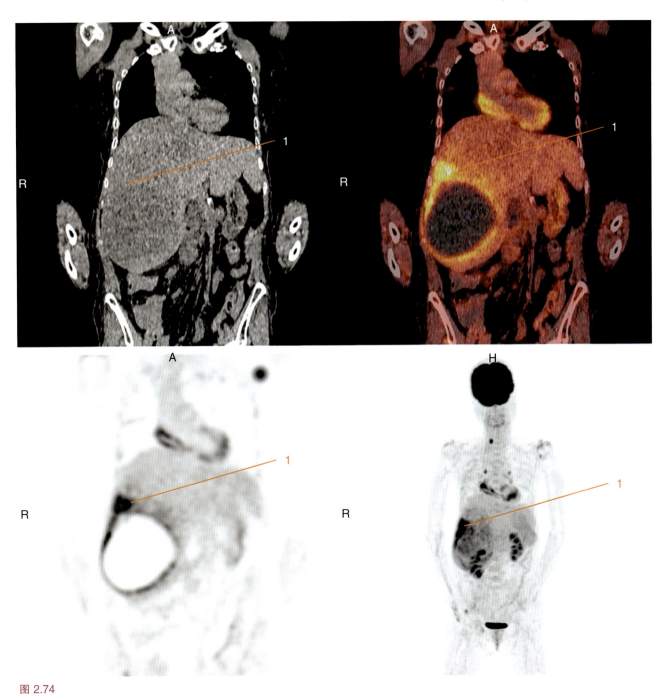

图 2.74

(1)肝脏Ⅷ段高代谢病灶,位于中央坏死区上方

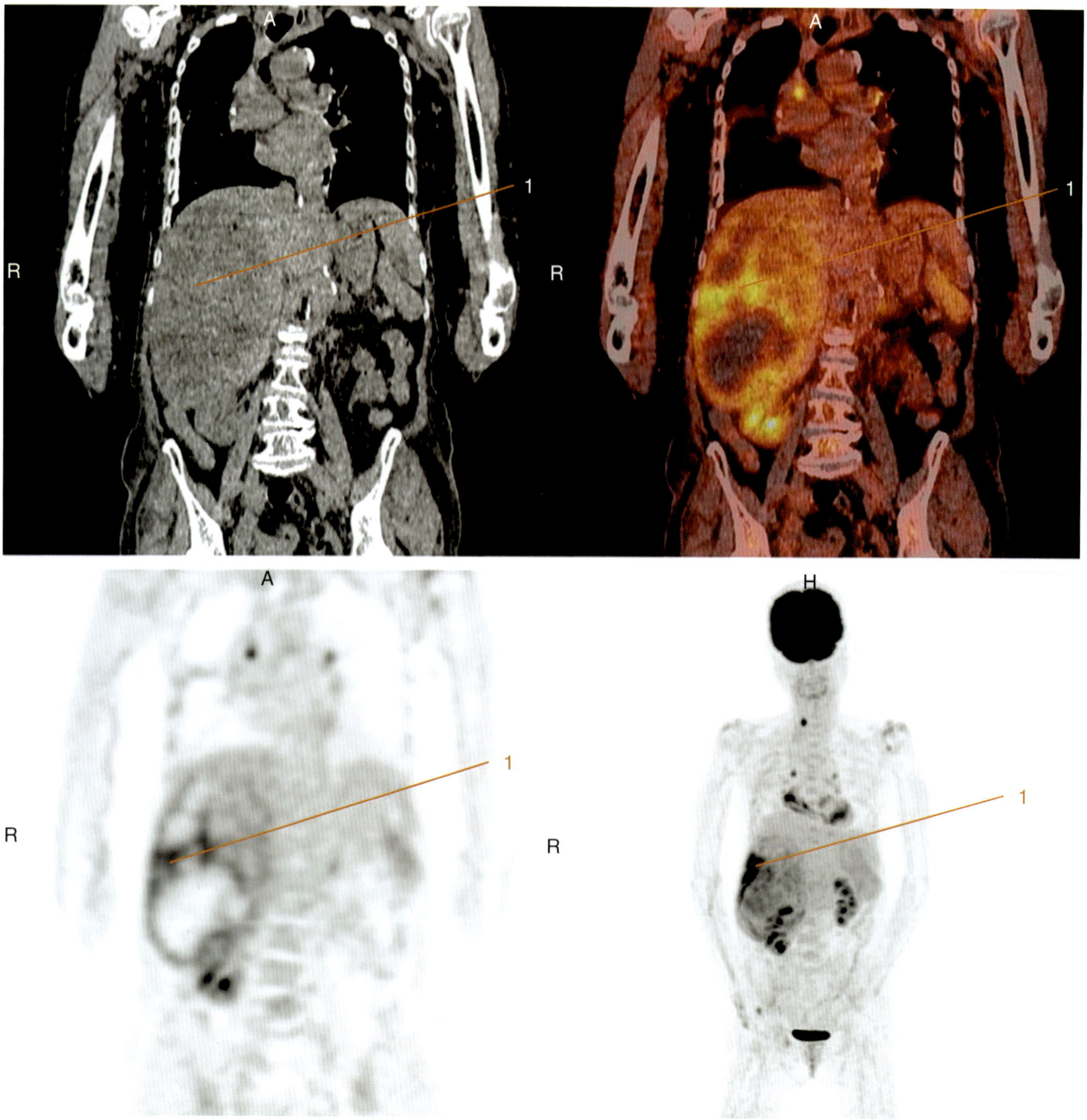

图 2.75

(1)肝脏Ⅷ段高代谢病灶,位于中央坏死区上方

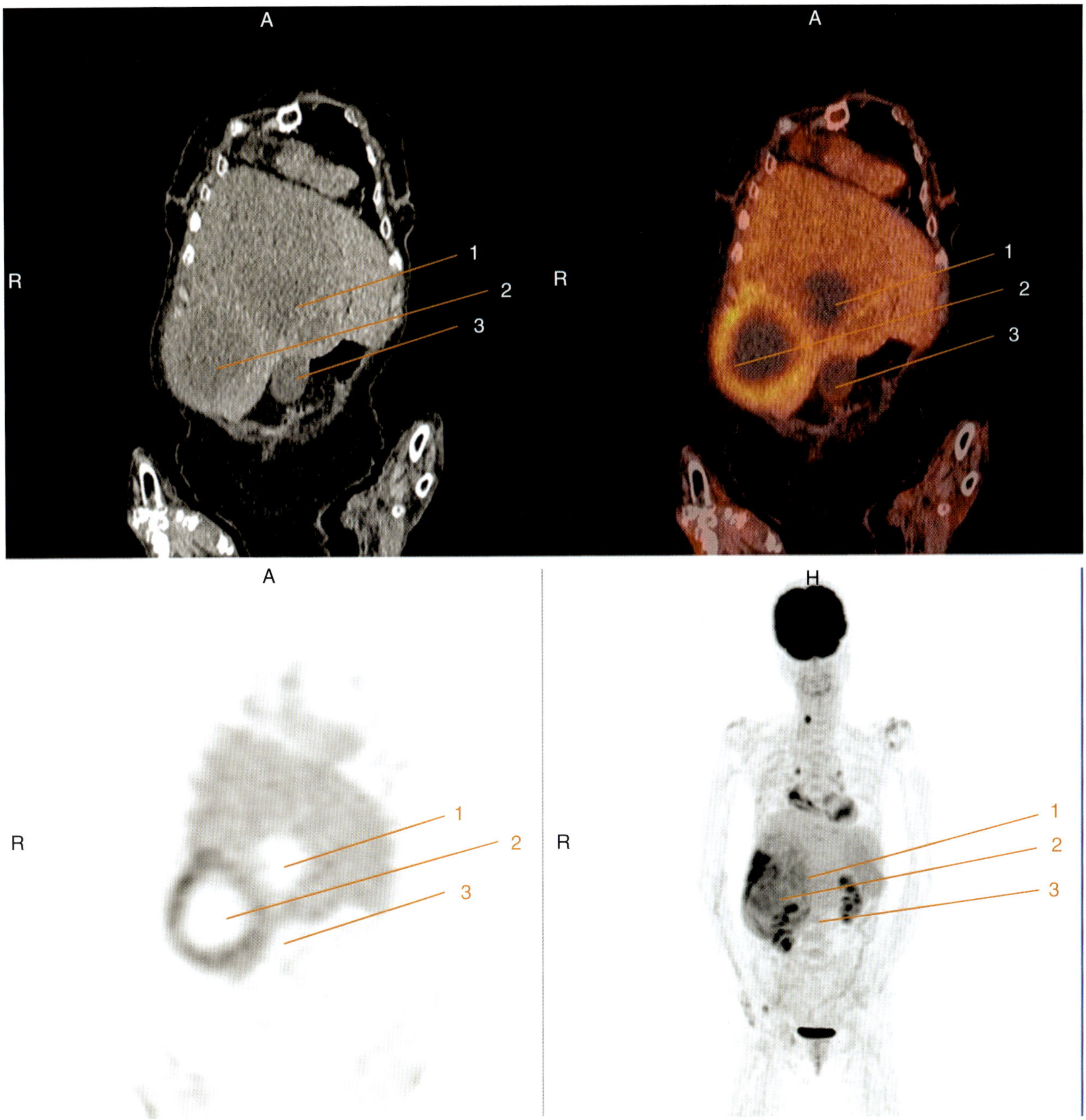

图 2.76

(1)肝脏Ⅳ段肿瘤,中央坏死　　(2)肝脏Ⅷ段肿瘤,中央坏死　　(3)胆囊

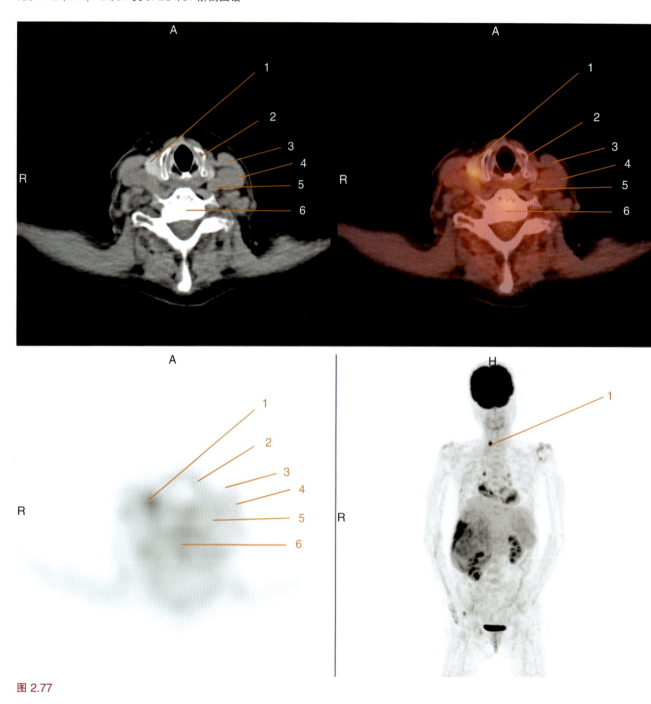

图 2.77

(1) 甲状腺右叶局灶性高代谢、低密度结节 (CT 显示)　　(2) 甲状软骨　　(3) 胸锁乳突肌
(4) 颈内静脉　　(5) 左颈总动脉　　(6) 第 6 颈椎椎体

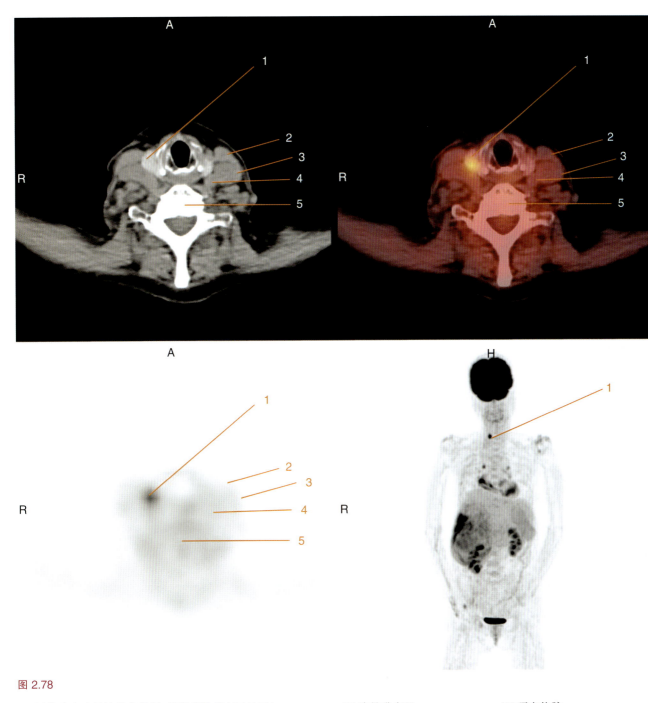

图 2.78

(1)甲状腺右叶灶性高代谢、低密度结节(CT 显示)　　(2)胸锁乳突肌　　(3)颈内静脉
(4)左颈总动脉　　(5)第 6 颈椎椎体

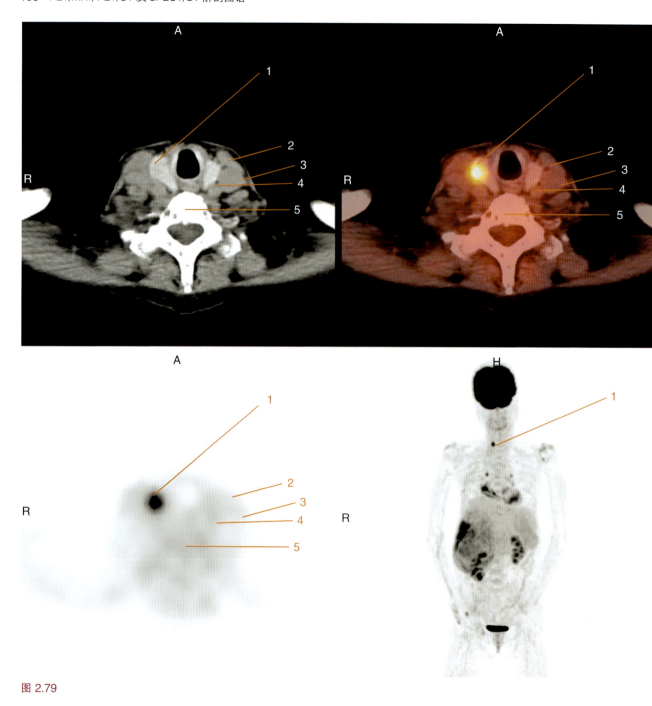

图 2.79

(1)甲状腺右叶局灶性高代谢、低密度结节(CT 显示)　　(2)胸锁乳突肌　　(3)颈内静脉
(4)左颈总动脉　　　　　(5)第 7 颈椎椎体

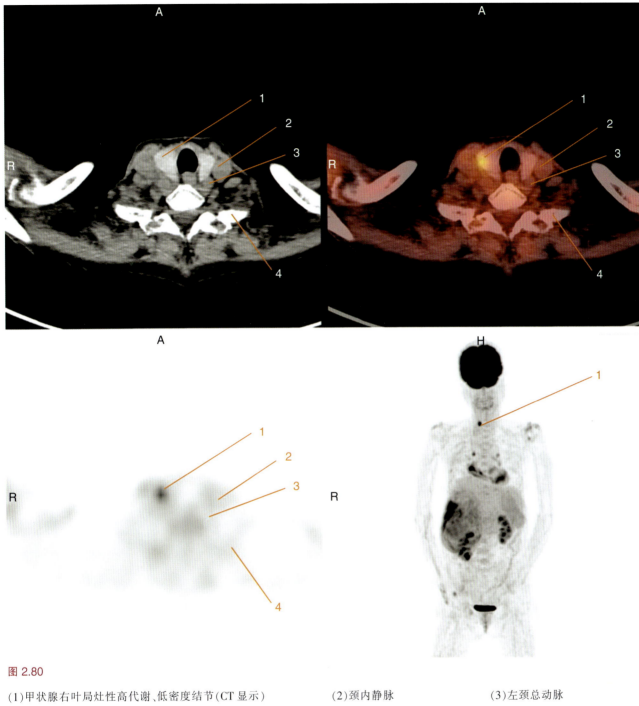

图 2.80

(1)甲状腺右叶局灶性高代谢、低密度结节(CT 显示)　　(2)颈内静脉　　(3)左颈总动脉
(4)第 1 肋骨

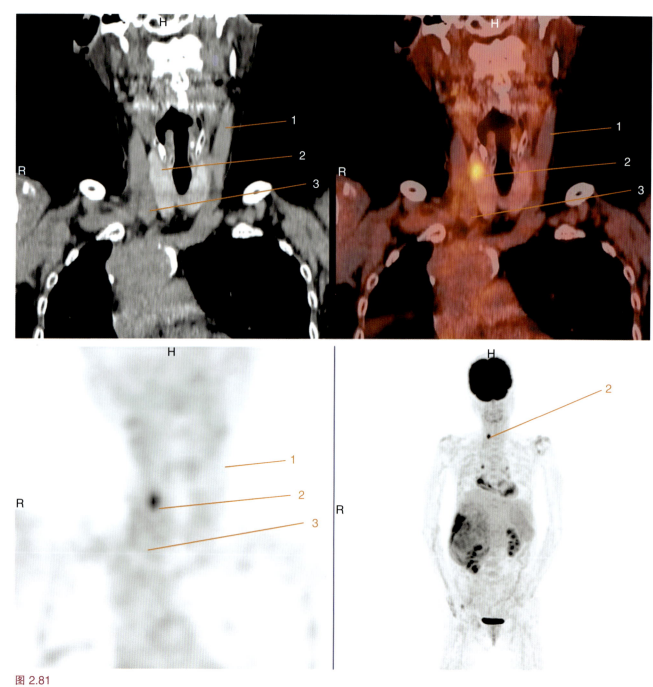

图 2.81

(1)胸锁乳突肌　　(2)甲状腺右叶上极局灶性高代谢、低密度结节(CT 显示)　　(3)颈内静脉

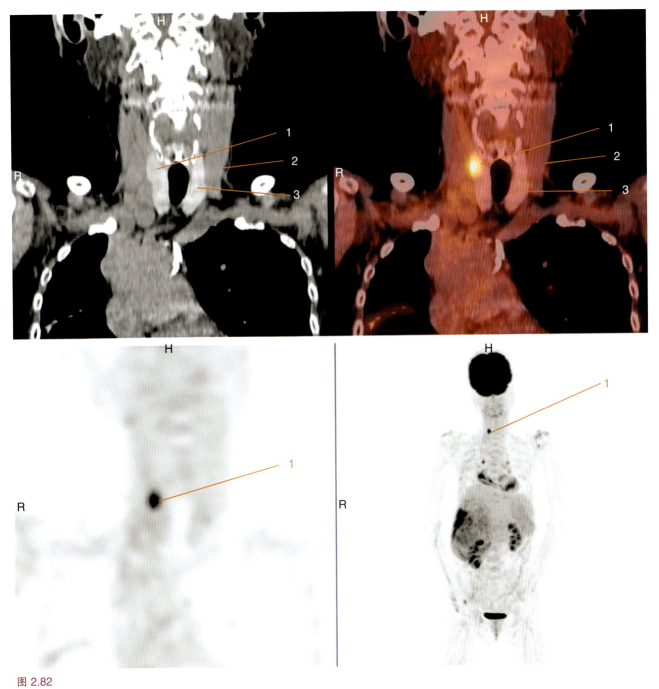

图 2.82

(1)甲状腺右叶上极局灶性高代谢、低密度结节(CT 显示)　　(2)胸锁乳突肌　　(3)甲状腺左叶

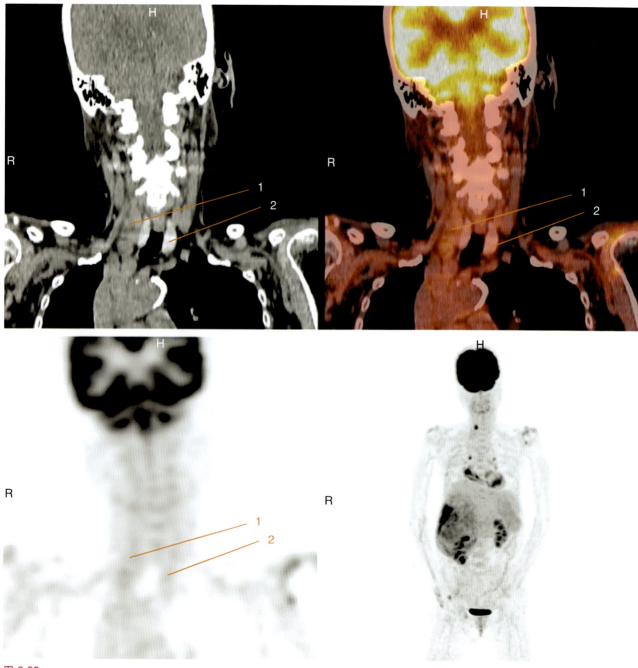

图 2.83

(1) 右颈总动脉　　　(2) 甲状腺左叶

2.1.3.2 病例 2

患儿,男,16 个月,因腹胀就诊。高血压、肾素水平及醛固酮水平升高。腹部超声检查显示肾脏肿块,活检证实为肾母细胞瘤。行 FDG PET/CT 检查用于肿瘤初始分期。

FDG PET/CT 图像显示,左肾发现一个巨大的高代谢肿块,右肾发现另一个高代谢肿块,考虑为肾母细胞瘤。前纵隔可见高摄取灶,考虑为胸腺生理性摄取。颈部发现轻度代谢增高淋巴结,考虑为淋巴结反应性增生(图 2.84 至图 2.96)[17,18]。

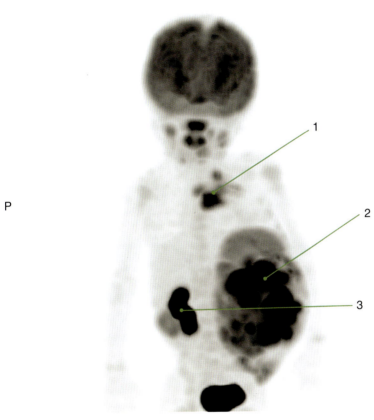

图 2.84

(1)胸腺　　(2)左肾肾母细胞瘤　　(3)右肾肾母细胞瘤

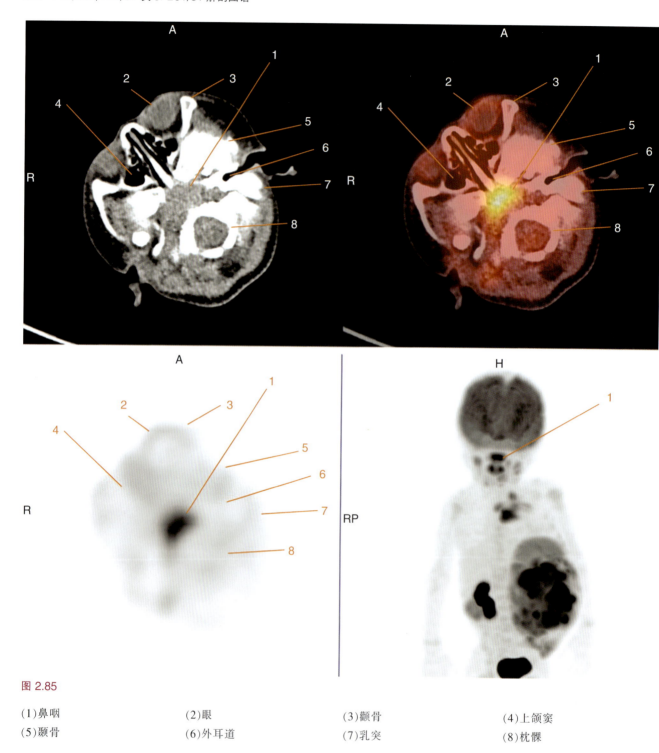

图 2.85

(1) 鼻咽 (2) 眼 (3) 颧骨 (4) 上颌窦
(5) 颞骨 (6) 外耳道 (7) 乳突 (8) 枕髁

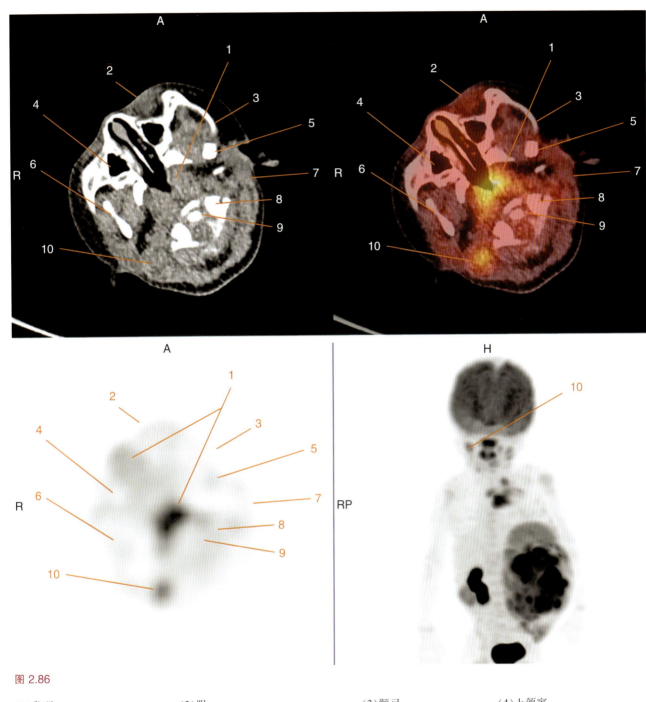

图 2.86

(1)鼻咽　　　　　　　(2)眼　　　　　　　　(3)颧弓　　　　　　　(4)上颌窦
(5)左侧下颌骨　　　　(6)右侧下颌骨　　　　(7)腮腺　　　　　　　(8)第 1 颈椎
(9)第 2 颈椎　　　　　(10)右侧ⅡB区淋巴结

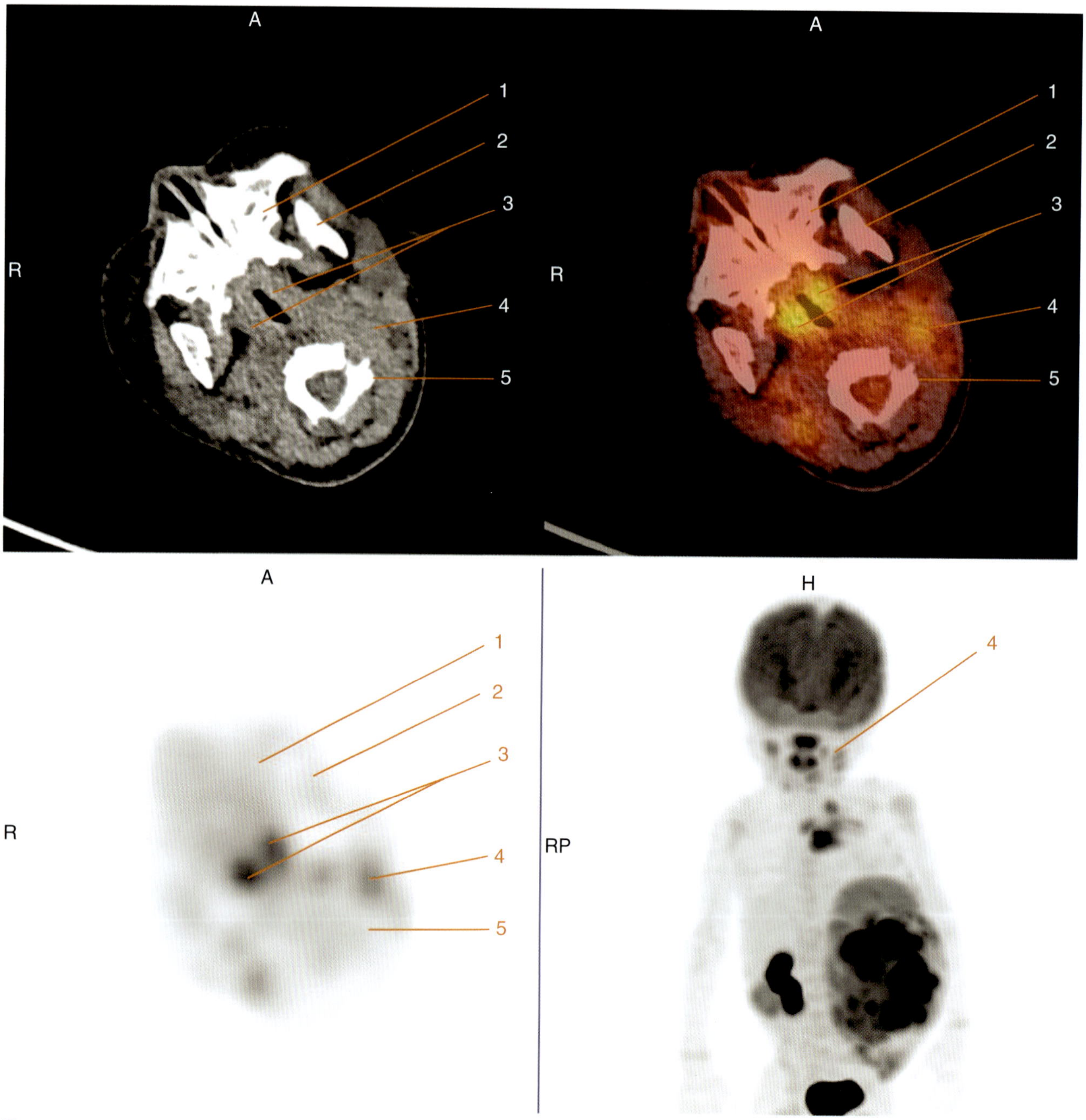

图 2.87

(1) 上颌骨　　(2) 下颌骨　　(3) 腭扁桃体
(4) 左侧ⅡB区淋巴结　　(5) 第2颈椎

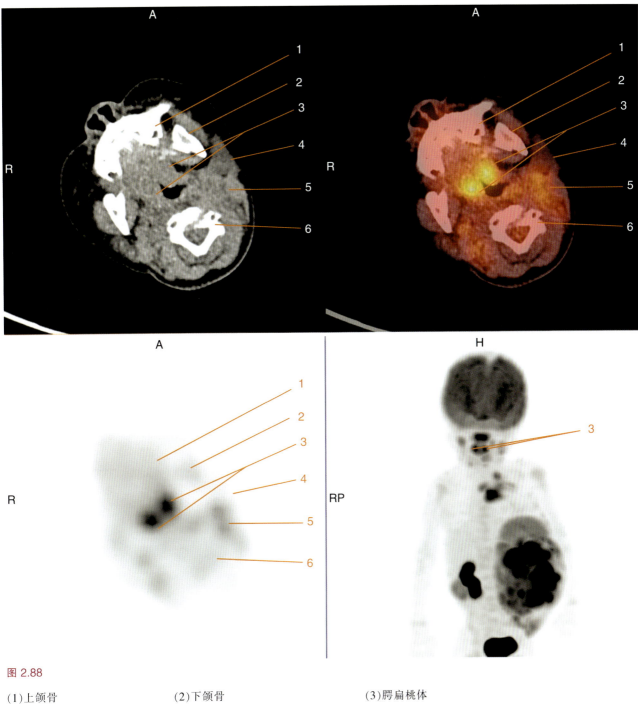

图 2.88

(1) 上颌骨　　(2) 下颌骨　　(3) 腭扁桃体
(4) 腮腺　　(5) Ⅱ区淋巴结　　(6) 第 3 颈椎

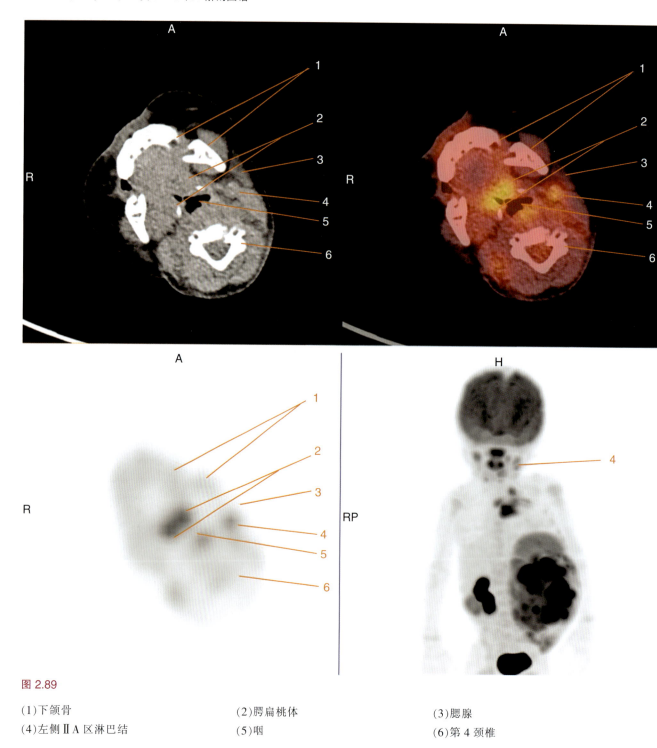

图 2.89

(1) 下颌骨　　(2) 腭扁桃体　　(3) 腮腺
(4) 左侧ⅡA区淋巴结　　(5) 咽　　(6) 第4颈椎

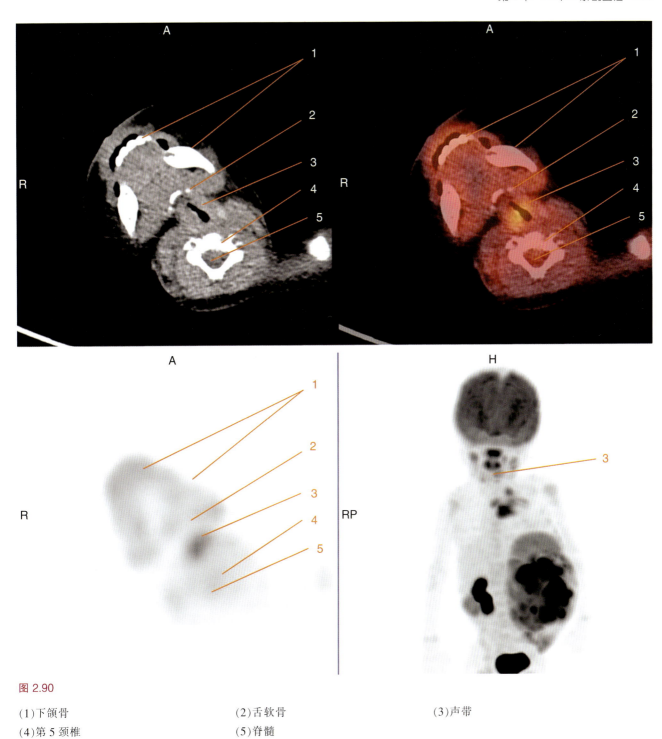

图 2.90

(1) 下颌骨 (2) 舌软骨 (3) 声带
(4) 第 5 颈椎 (5) 脊髓

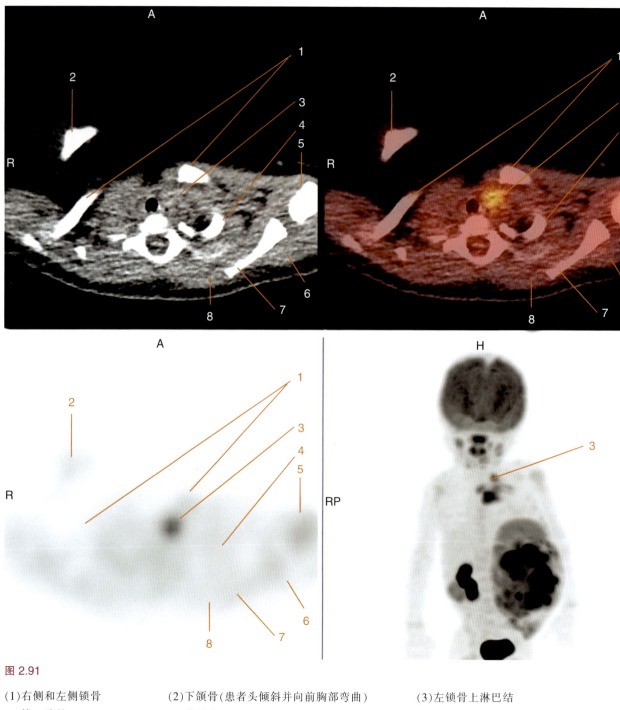

图 2.91

(1)右侧和左侧锁骨 (2)下颌骨(患者头倾斜并向前胸部弯曲) (3)左锁骨上淋巴结
(4)第 1 肋骨 (5)肱骨头 (6)冈下肌
(7)肩胛骨 (8)斜方肌

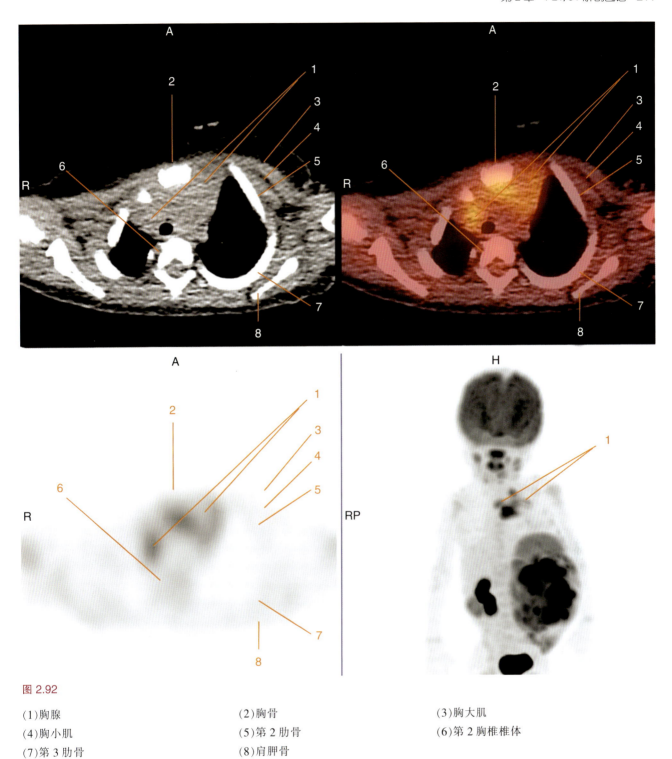

图 2.92

(1)胸腺 (2)胸骨 (3)胸大肌
(4)胸小肌 (5)第 2 肋骨 (6)第 2 胸椎椎体
(7)第 3 肋骨 (8)肩胛骨

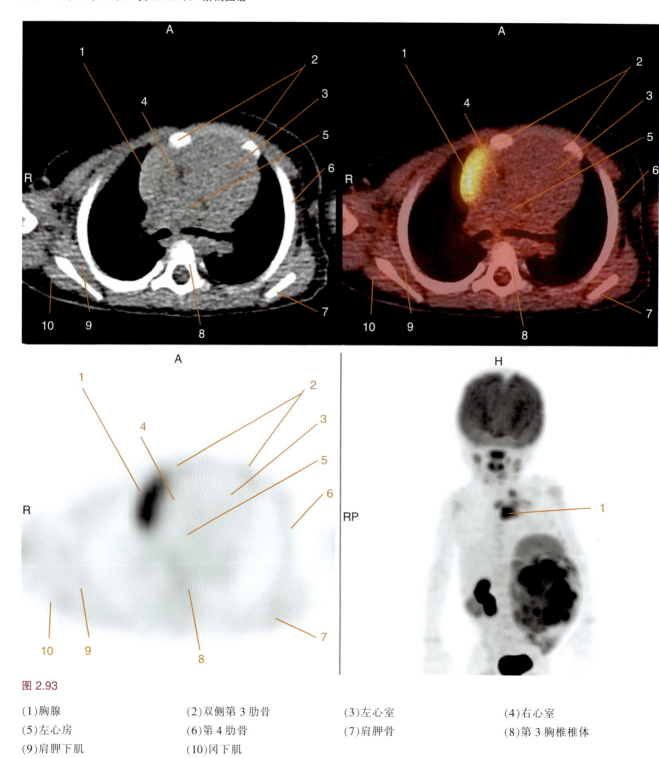

图 2.93

(1)胸腺　　　　　(2)双侧第 3 肋骨　　　(3)左心室　　　(4)右心室
(5)左心房　　　　(6)第 4 肋骨　　　　　(7)肩胛骨　　　(8)第 3 胸椎椎体
(9)肩胛下肌　　　(10)冈下肌

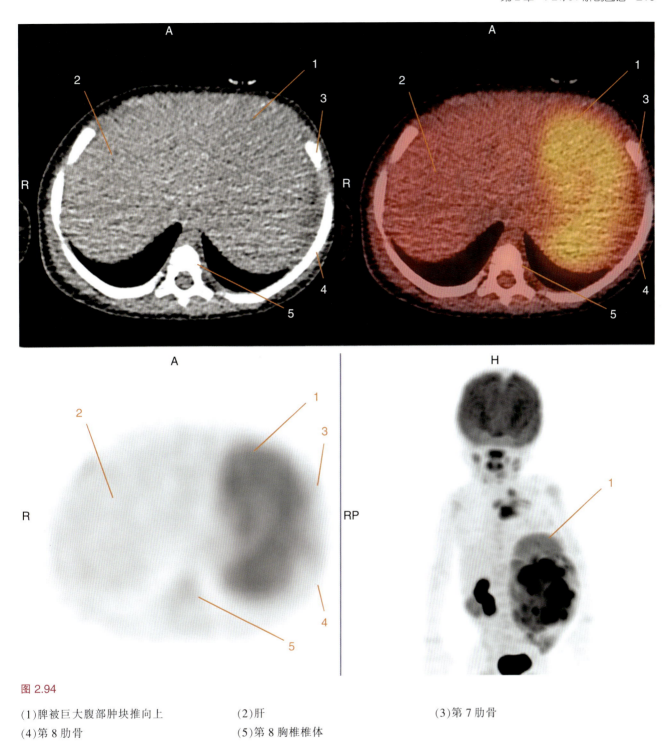

图 2.94

(1) 脾被巨大腹部肿块推向上　(2) 肝　(3) 第 7 肋骨
(4) 第 8 肋骨　(5) 第 8 胸椎椎体

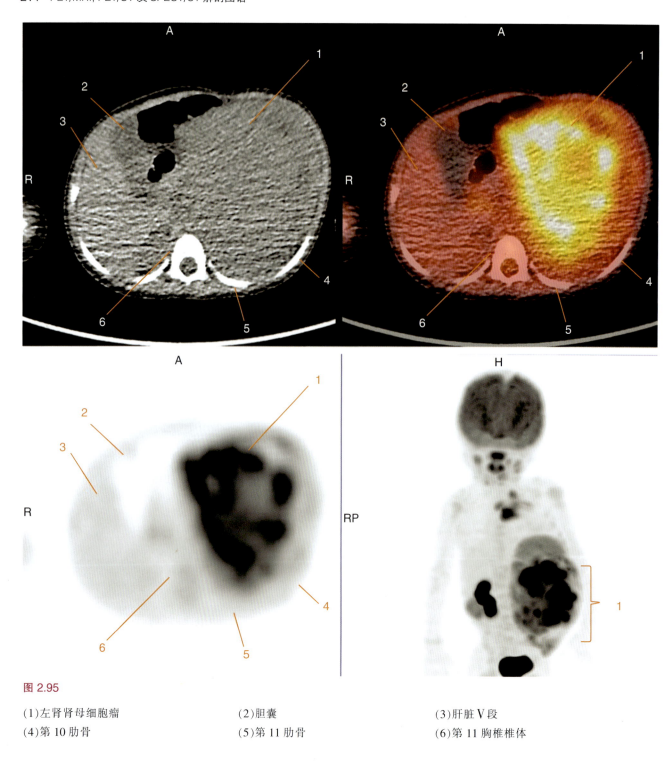

图 2.95

(1) 左肾肾母细胞瘤　　(2) 胆囊　　(3) 肝脏 V 段
(4) 第 10 肋骨　　(5) 第 11 肋骨　　(6) 第 11 胸椎椎体

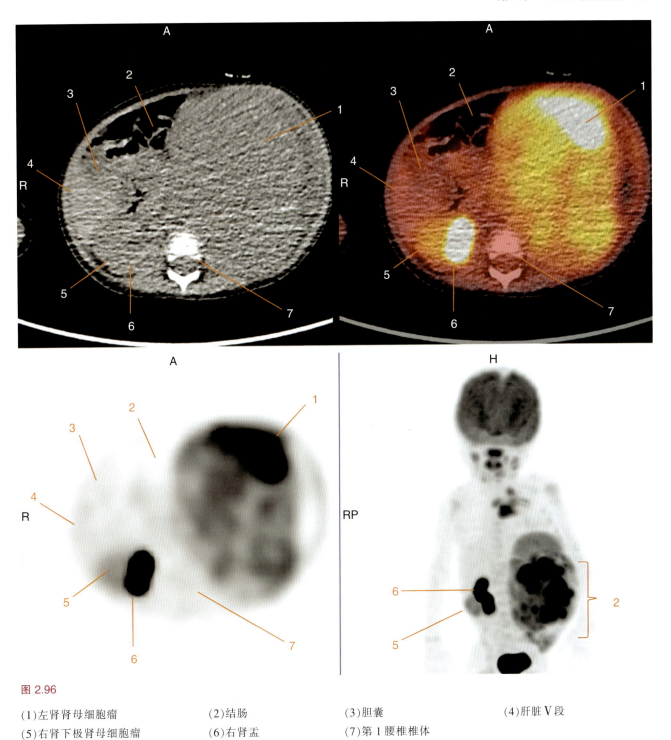

图 2.96

(1)左肾肾母细胞瘤　　(2)结肠　　(3)胆囊　　(4)肝脏Ⅴ段
(5)右肾下极肾母细胞瘤　　(6)右肾盂　　(7)第1腰椎椎体

2.1.3.3 病例3

患者,男,56岁,内镜活检诊断为胃癌,组织学类型为低分化癌。行 FDG PET/CT 检查用于肿瘤分期。

FDG PET/CT 图像显示胃窦幽门高代谢病灶,该病灶是已确诊的恶性肿瘤。此外,在胃周、胰后、腹主动脉-下腔静脉间、下腔静脉后输尿管区发现多个高代谢淋巴结,考虑为区域性及腹膜后淋巴结转移(远处转移)[19-22](图 2.97 至图 2.105)。

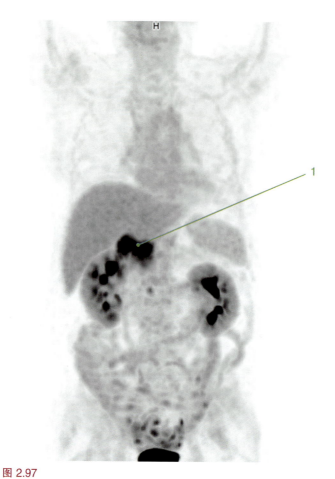

图 2.97

(1)胃窦幽门高代谢肿块

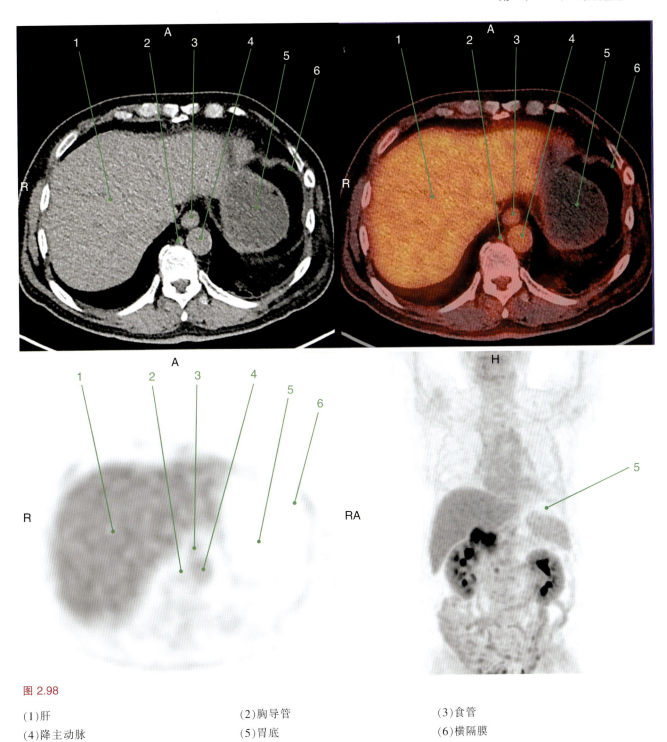

图 2.98

(1)肝 (2)胸导管 (3)食管
(4)降主动脉 (5)胃底 (6)横隔膜

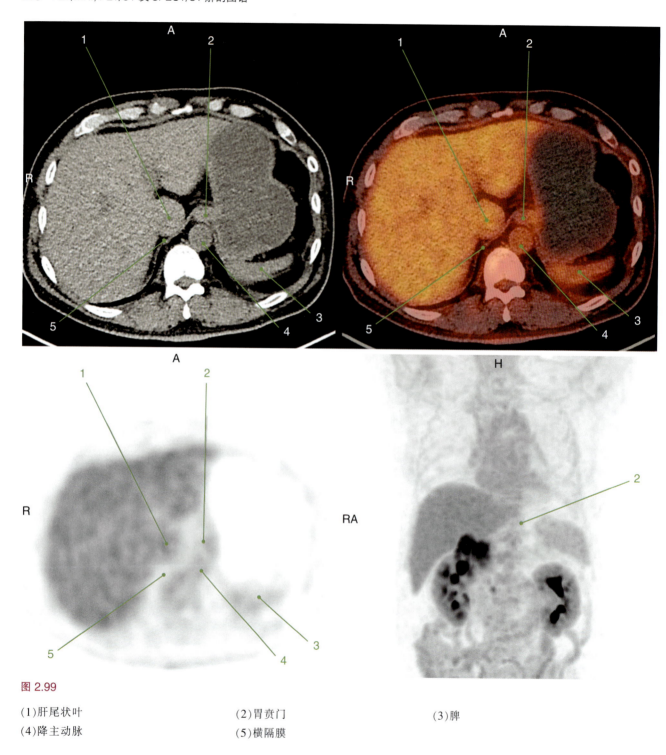

图 2.99

(1) 肝尾状叶 (2) 胃贲门 (3) 脾
(4) 降主动脉 (5) 横隔膜

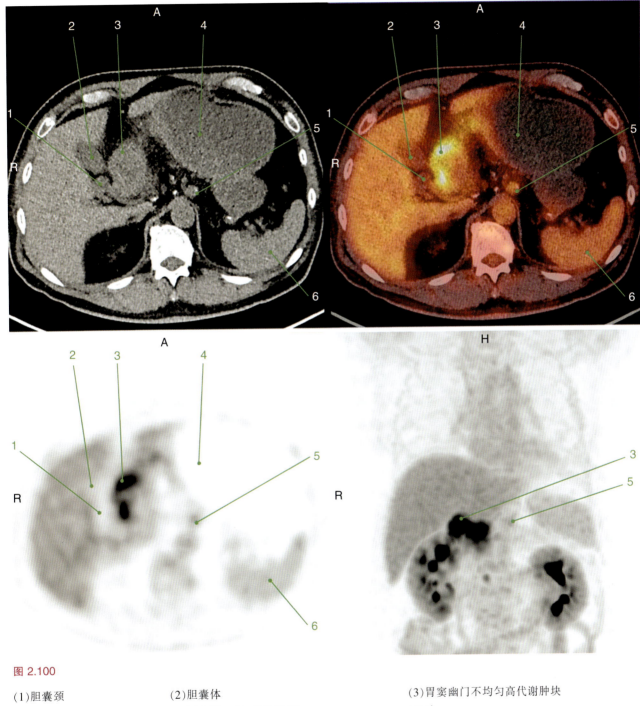

图 2.100

(1) 胆囊颈 (2) 胆囊体 (3) 胃窦幽门不均匀高代谢肿块
(4) 胃体 (5) 胃左淋巴结(多为转移) (6) 脾

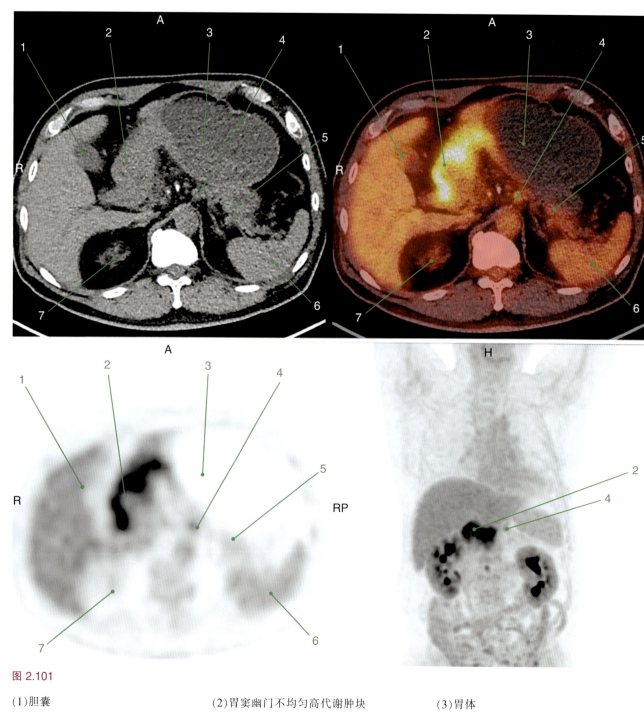

图 2.101

(1) 胆囊　　　(2) 胃窦幽门不均匀高代谢肿块　　　(3) 胃体
(4) 胰后淋巴结(多为转移)　　　(5) 胰腺　　　(6) 脾
(7) 右肾

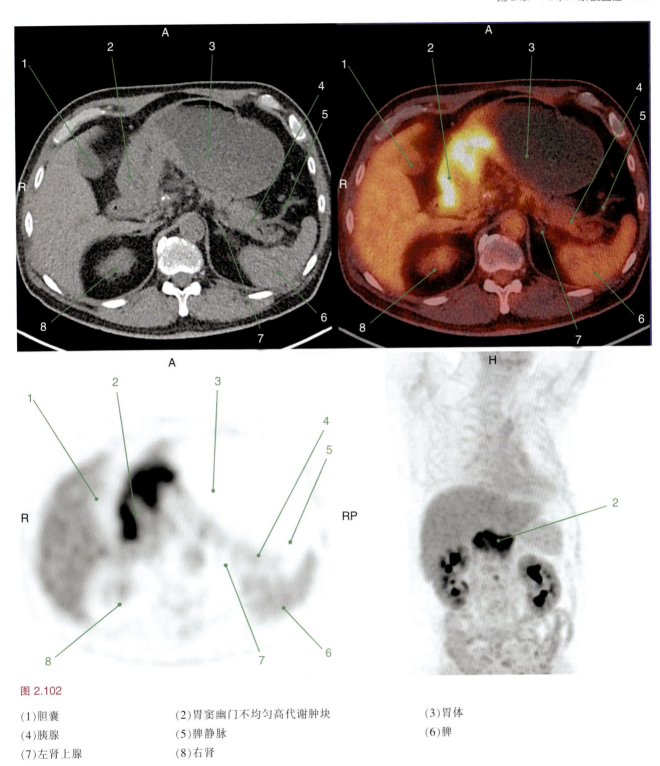

图 2.102

(1) 胆囊　　　　　(2) 胃窦幽门不均匀高代谢肿块　　　(3) 胃体
(4) 胰腺　　　　　(5) 脾静脉　　　　　　　　　　　　(6) 脾
(7) 左肾上腺　　　(8) 右肾

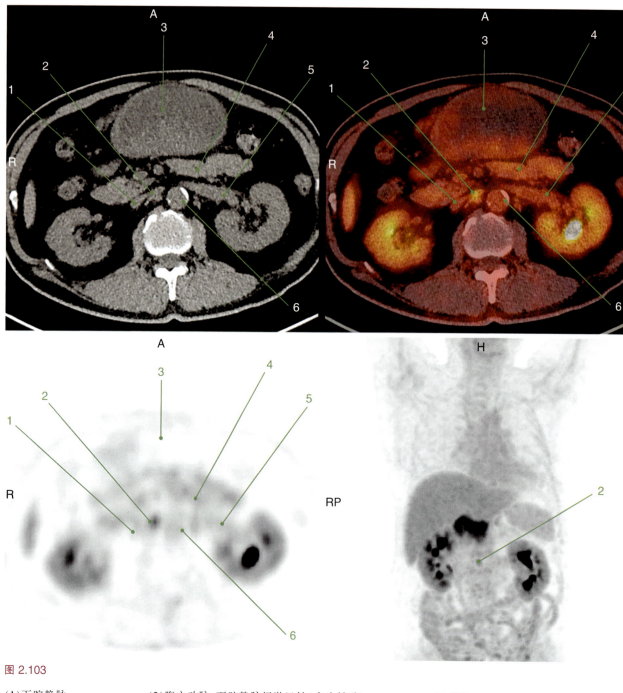

图 2.103

(1) 下腔静脉 (2) 腹主动脉-下腔静脉间淋巴结(多为转移) (3) 胃体
(4) 空肠 (5) 左肾静脉 (6) 腹主动脉钙化

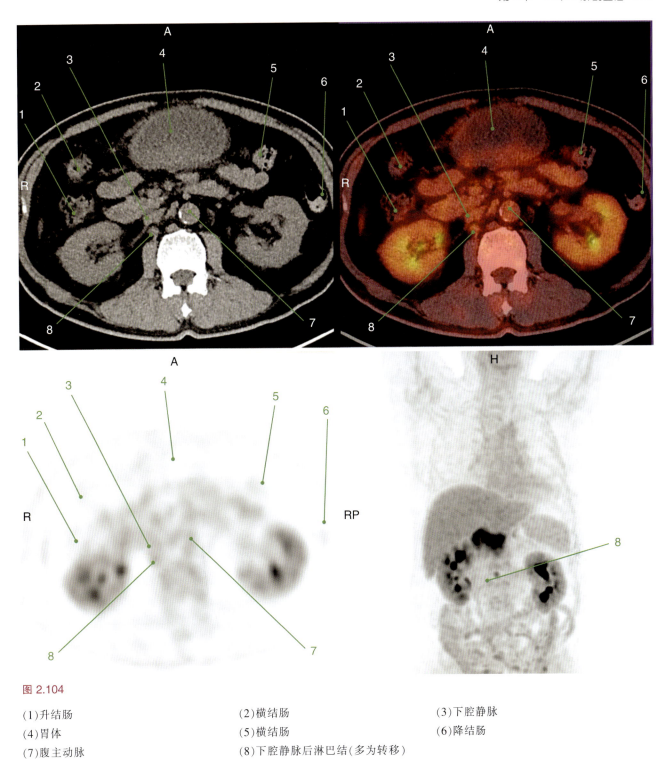

图 2.104

(1) 升结肠 (2) 横结肠 (3) 下腔静脉
(4) 胃体 (5) 横结肠 (6) 降结肠
(7) 腹主动脉 (8) 下腔静脉后淋巴结(多为转移)

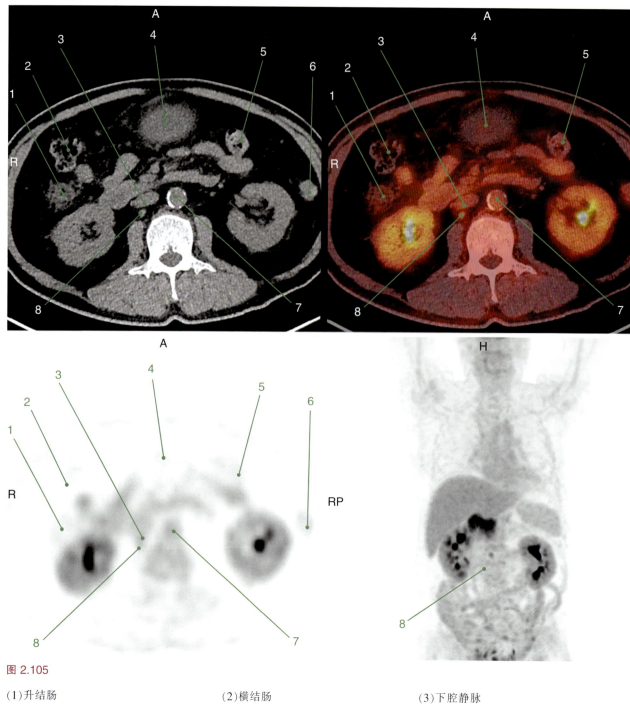

图 2.105

(1)升结肠　　　　　(2)横结肠　　　　　(3)下腔静脉
(4)胃体　　　　　　(5)横结肠　　　　　(6)降结肠
(7)腹主动脉　　　　(8)下腔静脉后淋巴结(多为转移)

2.1.3.4 病例 4

患者,男,80 岁,因 3 个月体重下降 14kg,黄疸 1 个月就诊。腹部 CT 显示胰头肿块,活检证实为胰腺癌。行 FDG PET/CT 检查用于肿瘤分期。

FDG PET/CT 图像显示,胰头部高代谢肿块,考虑为胰腺癌,十二指肠球部受累。扫描范围内其他部位未发现异常高代谢病灶[23-26](图 2.106 至图 2.114)。

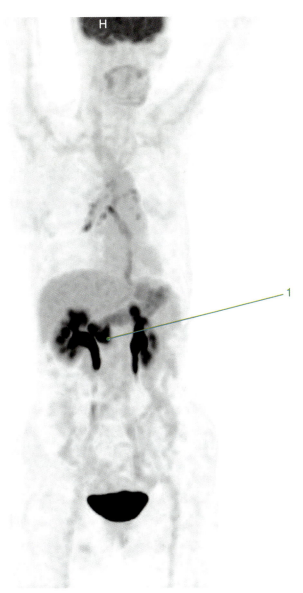

图 2.106

(1)胰头癌

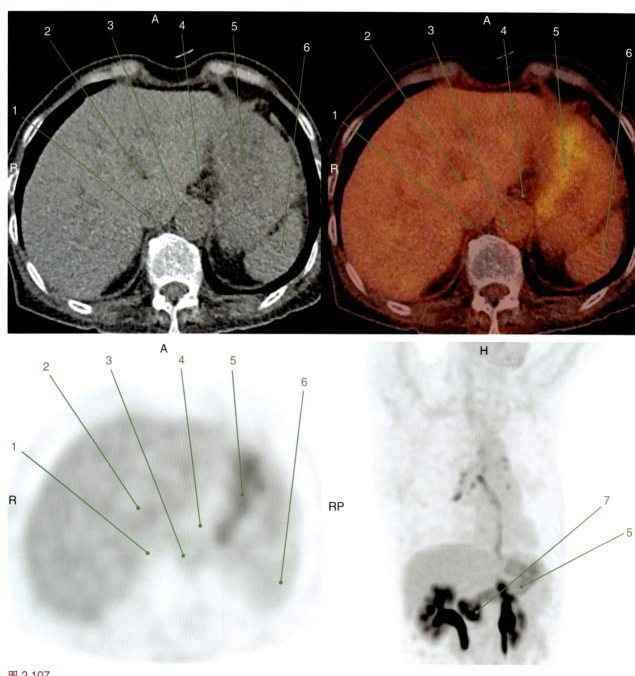

图 2.107

(1)下腔静脉　　(2)肝门静脉　　(3)腹主动脉　　(4)胃左动脉
(5)胃　　(6)脾　　(7)胰头癌

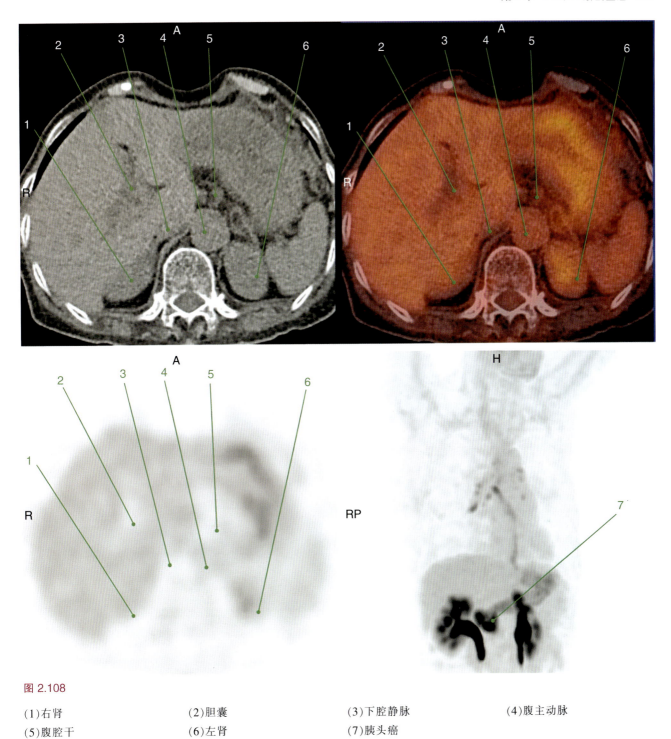

图 2.108

(1) 右肾 (2) 胆囊 (3) 下腔静脉 (4) 腹主动脉
(5) 腹腔干 (6) 左肾 (7) 胰头癌

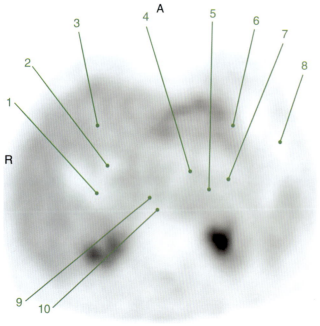
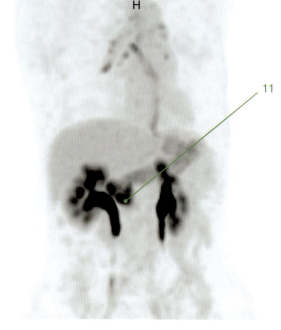

图 2.109

(1) 胆囊　　　　　(2) 肝管　　　　　(3) 肝圆韧带　　　　(4) 肠系膜上动脉
(5) 左肾上腺　　　(6) 胃　　　　　　(7) 脾静脉　　　　　(8) 降结肠
(9) 下腔静脉　　　(10) 膈脚　　　　 (11) 胰头癌

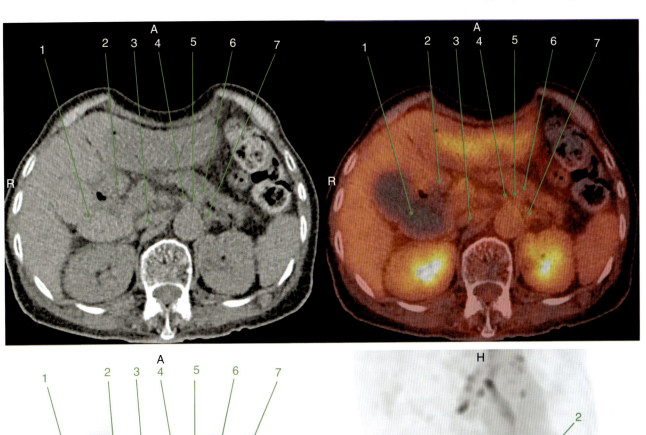
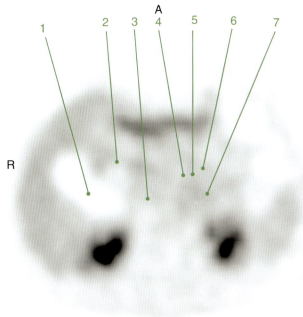
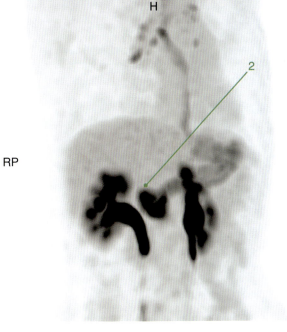

图 2.110

(1) 扩张的胆囊　　(2) 十二指肠　　(3) 下腔静脉　　(4) 肠系膜上动脉
(5) 脾静脉　　(6) 扩张的胰管　　(7) 左肾上腺

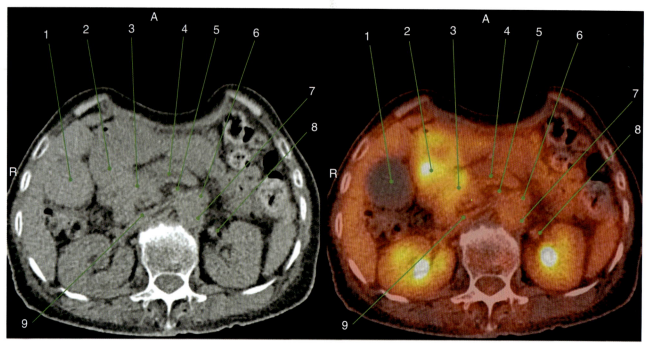

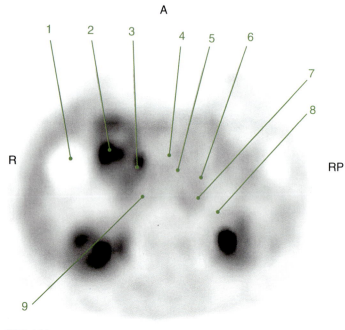
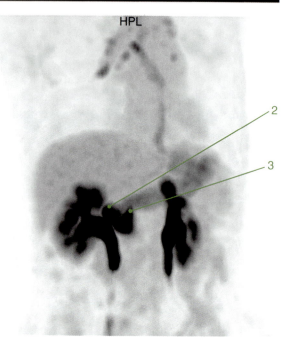

图 2.111

(1) 扩张的胆囊
(2) 肿瘤侵犯十二指肠球部后壁
(3) 胰头癌的上部
(4) 胰体
(5) 肠系膜上动脉
(6) 左肾静脉
(7) 腹主动脉
(8) 左肾动脉
(9) 下腔静脉

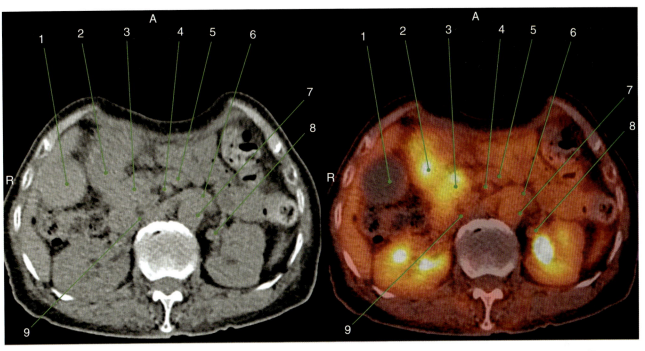

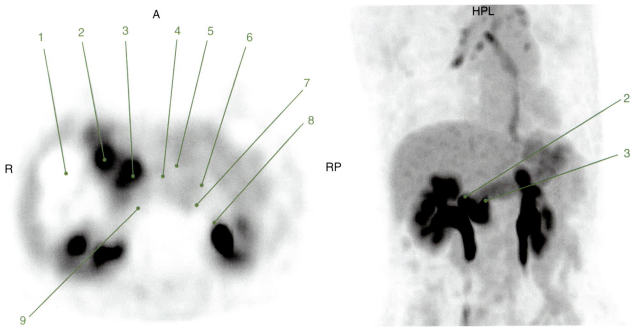

图 2.112

(1)扩张的胆囊 (2)肿瘤侵犯十二指肠球部后壁 (3)胰头癌的上部
(4)肠系膜上动脉 (5)脾静脉 (6)左肾静脉
(7)腹主动脉 (8)左肾动脉 (9)下腔静脉

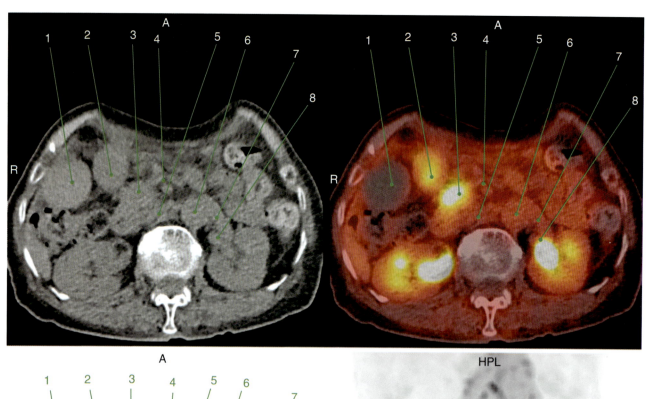

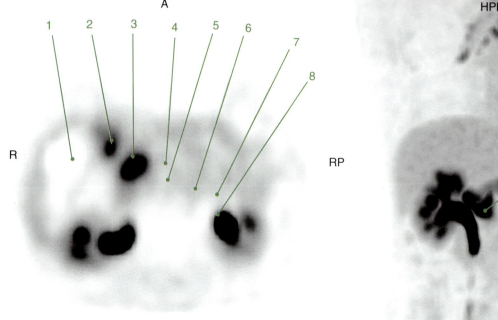

图 2.113

(1) 扩张的胆囊
(2) 肿瘤侵犯十二指肠球部后壁
(3) 胰头癌
(4) 肠系膜上动脉
(5) 下腔静脉
(6) 腹主动脉
(7) 左肾静脉
(8) 左肾动脉

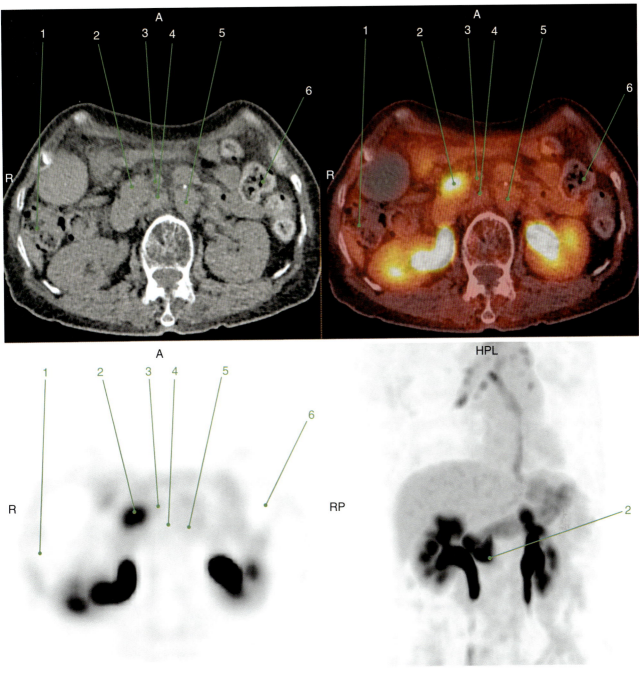

图 2.114

(1)升结肠 (2)胰头癌的下部 (3)肠系膜上动脉
(4)下腔静脉 (5)腹主动脉 (6)降结肠

2.1.3.5 病例 5

患者，女，76 岁，诊断为肝细胞癌。行 FDG PET/CT 检查用于肿瘤初始分期。

FDG PET/CT 图像显示肝脏Ⅳ段和Ⅵ段结节样高代谢病变，提示为肝细胞癌。扫描范围内其余部位未发现异常高代谢病灶[27-31]（图 2.115 至图 2.121）。

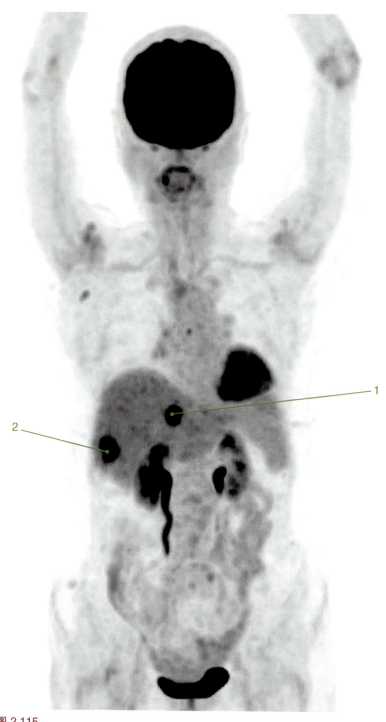

图 2.115

(1)肝脏Ⅳ段高代谢结节样病变　　(2)肝脏Ⅵ段高代谢结节样病变

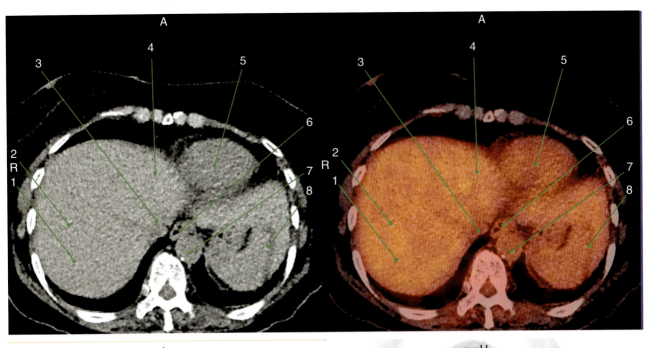

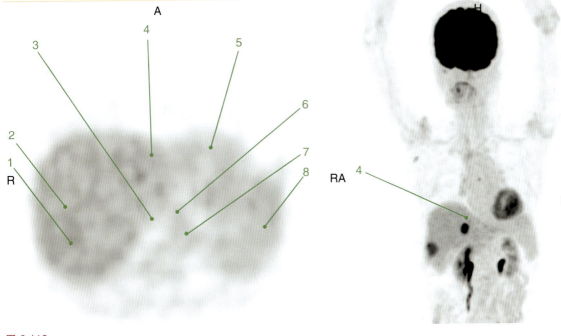

图 2.116

(1) 肝脏Ⅶ段　　　　(2) 肝脏Ⅷ段　　　　(3) 下腔静脉
(4) 肝脏Ⅳ段　　　　(5) 右心室　　　　　(6) 食管
(7) 降主动脉　　　　(8) 脾

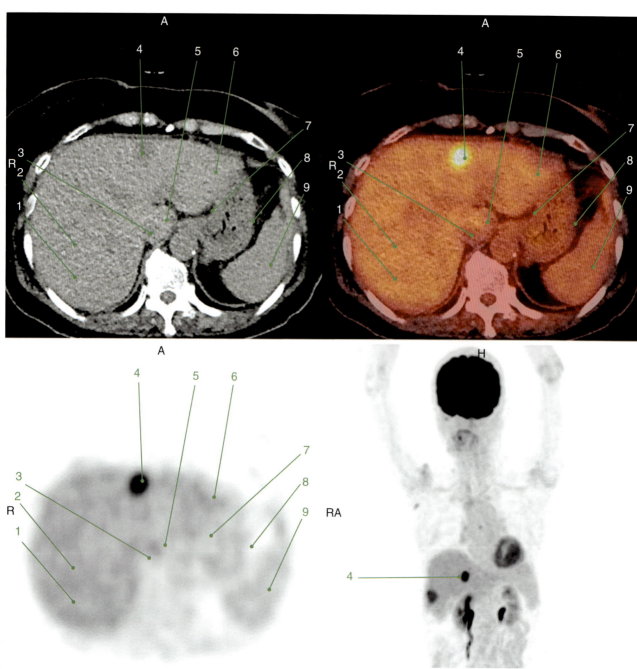

图 2.117

(1) 肝脏Ⅶ段　　　　　　(2) 肝脏Ⅷ段　　　　　　(3) 下腔静脉
(4) 肝脏Ⅳ段病变　　　　(5) 肝脏Ⅰ段　　　　　　(6) 肝脏Ⅱ段
(7) 胃小弯　　　　　　　(8) 胃大弯　　　　　　　(9) 脾

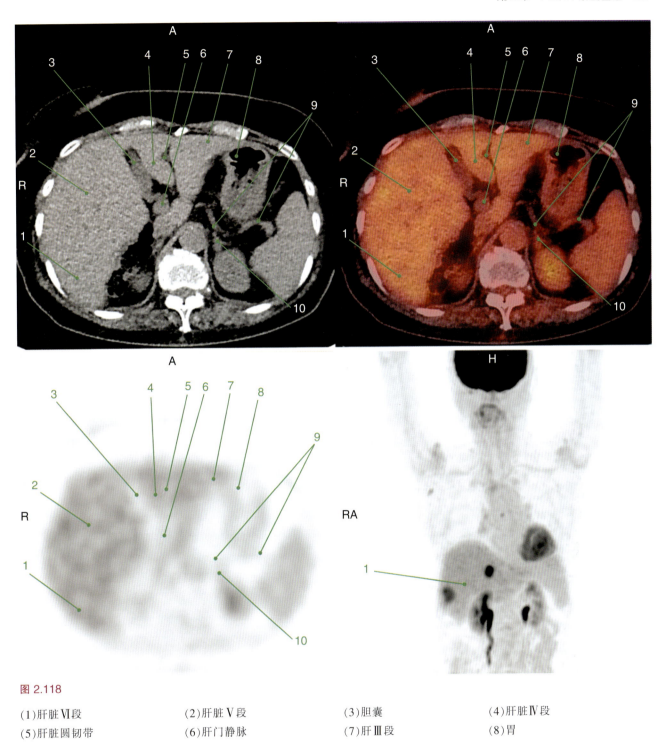

图 2.118

(1) 肝脏Ⅵ段　　　　(2) 肝脏Ⅴ段　　　　(3) 胆囊　　　　(4) 肝脏Ⅳ段
(5) 肝脏圆韧带　　　(6) 肝门静脉　　　　(7) 肝Ⅲ段　　　(8) 胃
(9) 脾静脉　　　　　(10) 左肾上腺

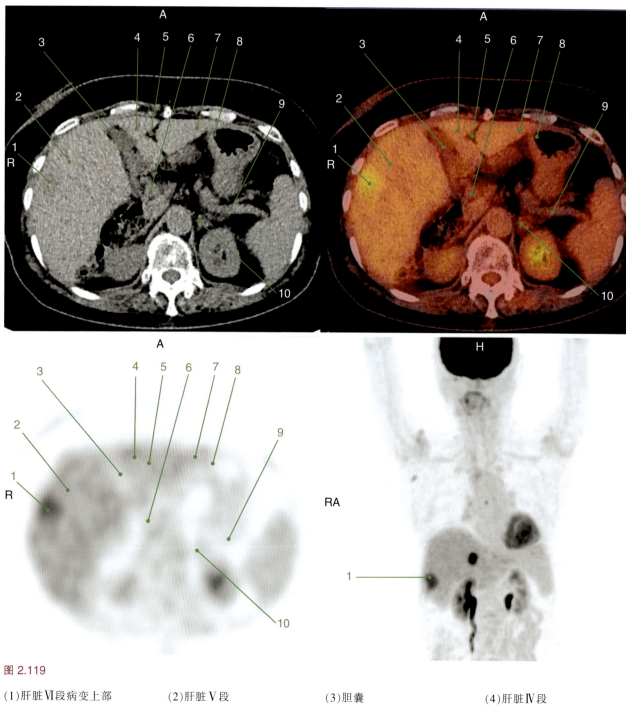

图 2.119

(1) 肝脏Ⅵ段病变上部　(2) 肝脏Ⅴ段　(3) 胆囊　(4) 肝脏Ⅳ段
(5) 肝圆韧带　(6) 肠系膜上静脉　(7) 肝脏Ⅲ段　(8) 胃
(9) 脾静脉　(10) 左肾上腺

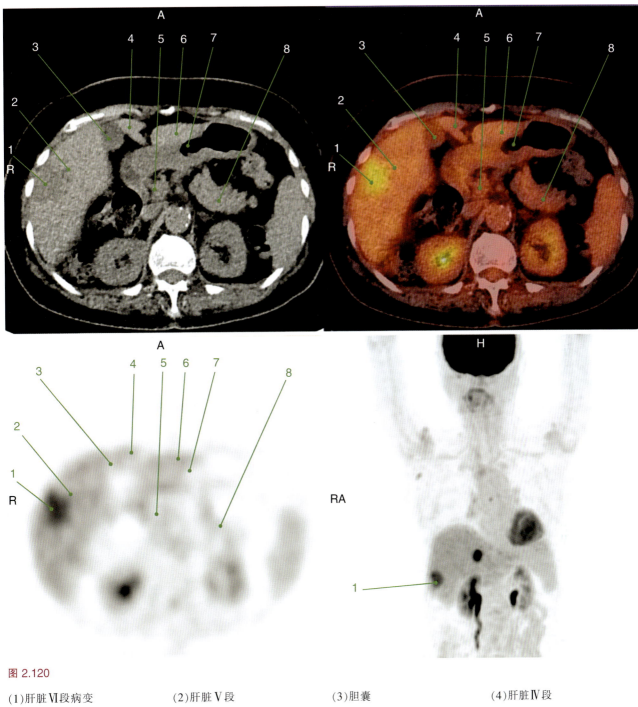

图 2.120

(1)肝脏Ⅵ段病变 (2)肝脏Ⅴ段 (3)胆囊 (4)肝脏Ⅳ段
(5)肠系膜上静脉 (6)肝脏Ⅲ段 (7)胃 (8)胰腺

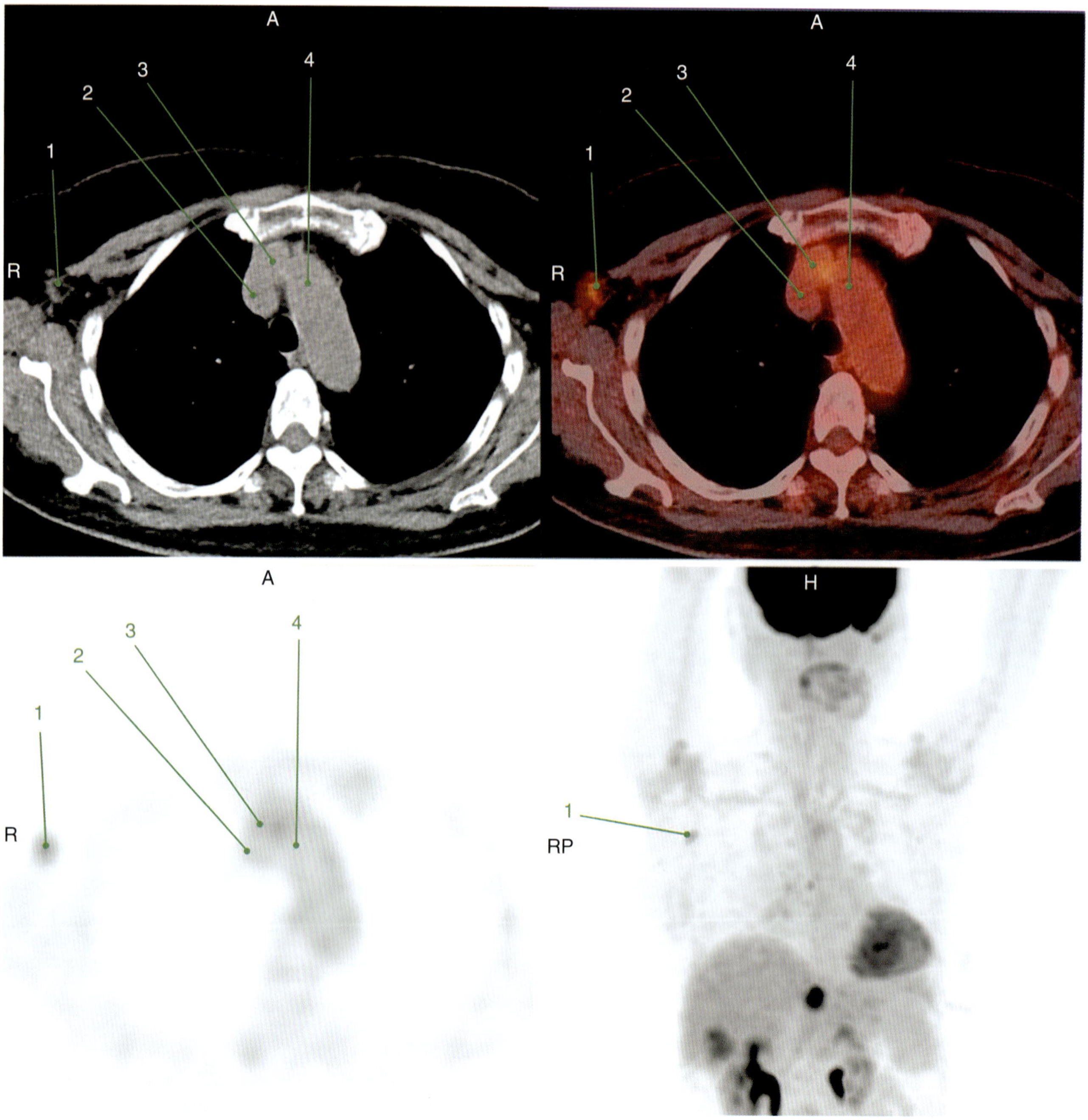

图 2.121

(1) 反应性/炎性腋窝淋巴结　　(2) 右头臂静脉　　(3) 左头臂静脉　　(4) 主动脉弓

2.1.3.6 病例 6

患者,女,76岁,因体检发现大便隐血试验阳性就诊。腹部 CT 显示肿块位于盲肠/近端升结肠区。行 FDG PET/CT 检查用于肿瘤分期。

FDG PET/CT 图像显示,在盲肠/升结肠区发现一个高代谢肿块,怀疑为恶性肿瘤。右锁骨上、右上纵隔、隆突下及双侧肺门区发现多个高代谢淋巴结,考虑为淋巴结反应性增生。右半结肠切除术证实升结肠高代谢肿块为黏液腺癌(T3 期),右锁骨上淋巴结活检后确定为淋巴结反应性增生[32-36](图 2.122 至图 2.131)。

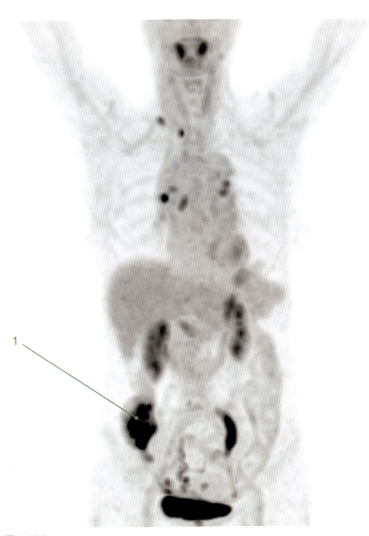

图 2.122

(1)升结肠高代谢病灶

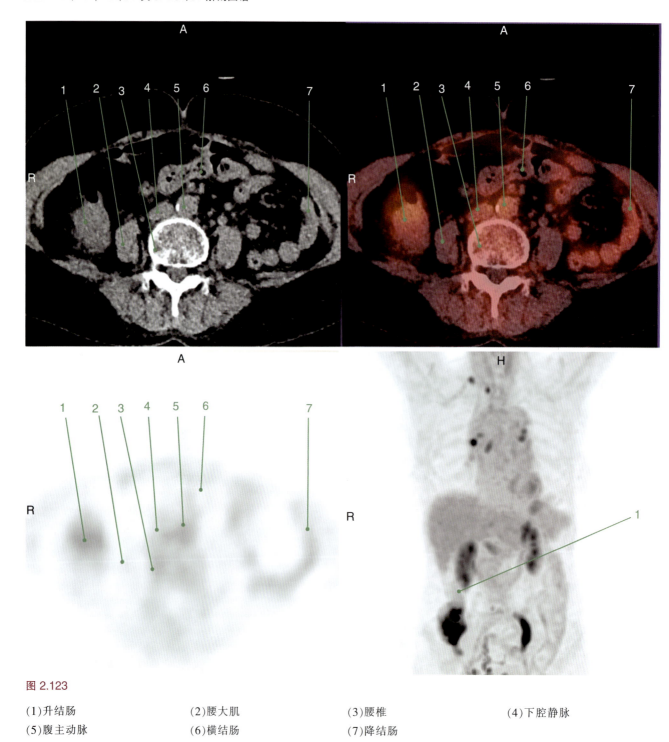

图 2.123

(1)升结肠　　　　　(2)腰大肌　　　　　(3)腰椎　　　　　(4)下腔静脉
(5)腹主动脉　　　　(6)横结肠　　　　　(7)降结肠

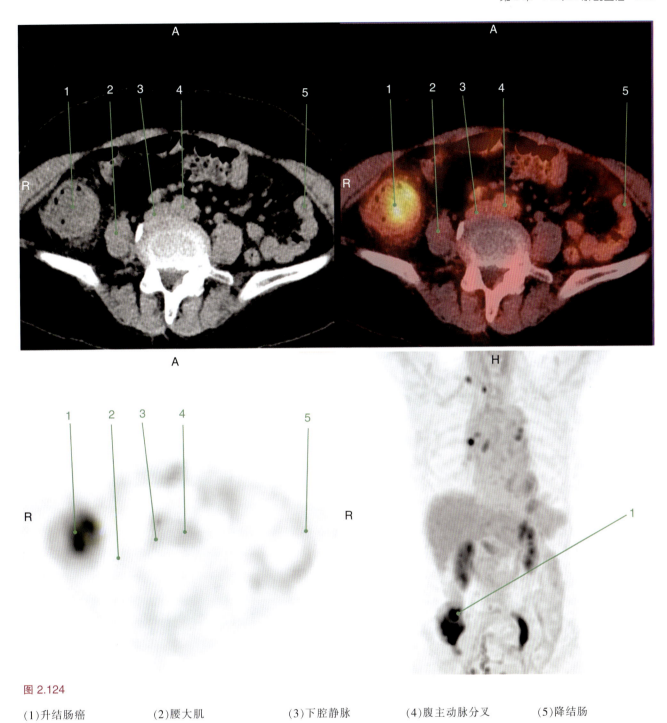

图 2.124

(1)升结肠癌　　(2)腰大肌　　(3)下腔静脉　　(4)腹主动脉分叉　　(5)降结肠

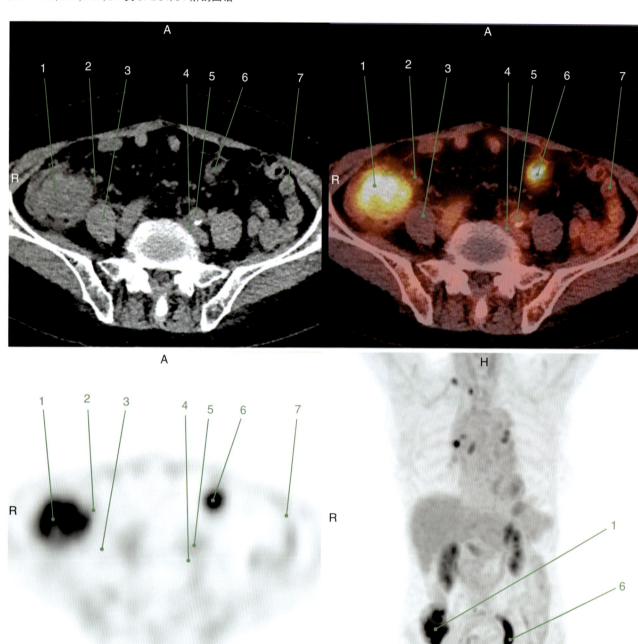

图 2.125

(1)升结肠癌 (2)区域淋巴结转移 (3)腰大肌 (4)左髂总静脉
(5)左髂总动脉 (6)回肠生理性摄取 (7)降结肠

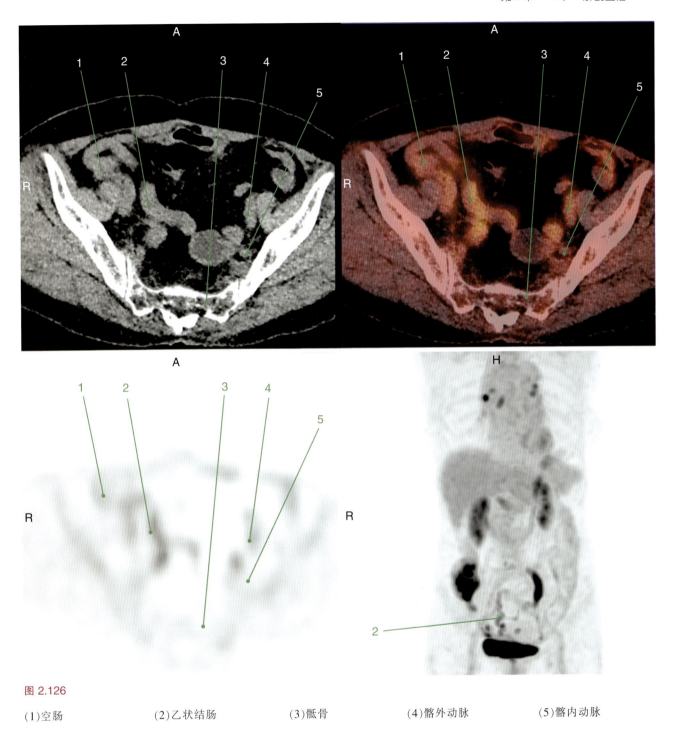

图 2.126

(1)空肠　　(2)乙状结肠　　(3)骶骨　　(4)髂外动脉　　(5)髂内动脉

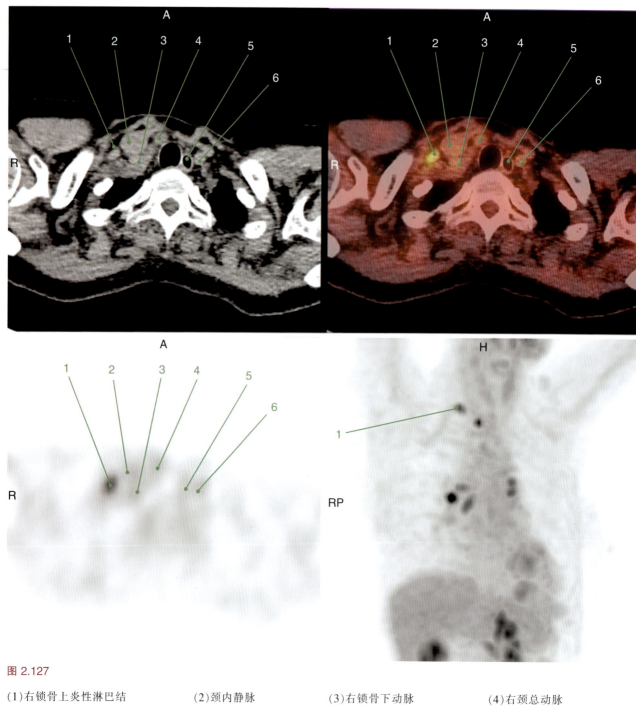

图 2.127

(1) 右锁骨上炎性淋巴结 (2) 颈内静脉 (3) 右锁骨下动脉 (4) 右颈总动脉
(5) 食管 (6) 左颈总动脉

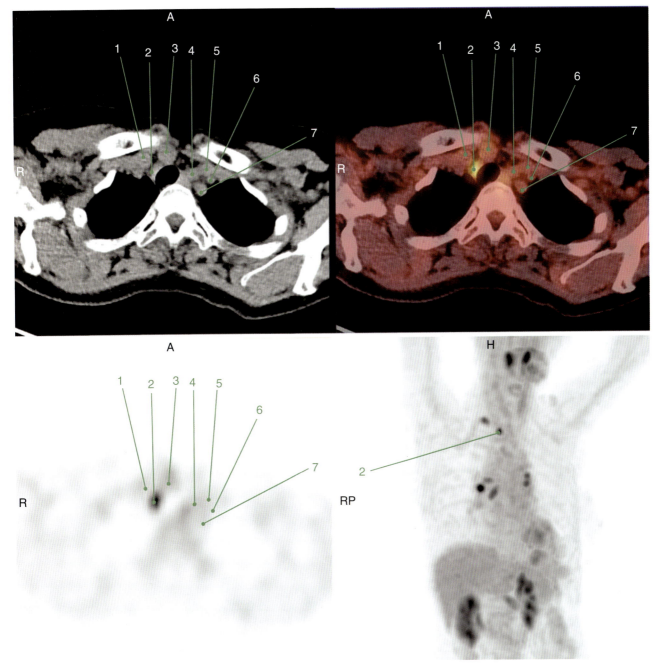

图 2.128

(1)右头臂静脉 (2)右上气管旁炎性淋巴结 (3)头臂干 (4)左颈总动脉
(5)左颈内静脉 (6)左锁骨下静脉 (7)左锁骨下动脉

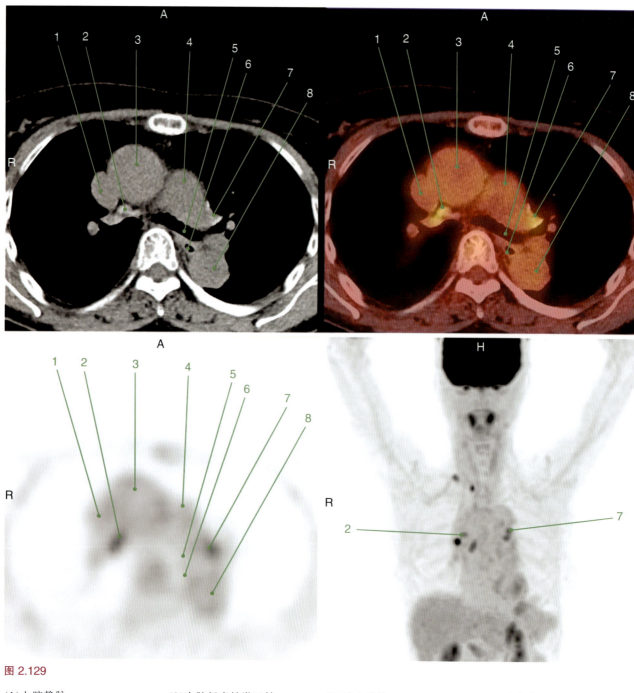

图 2.129

(1)上腔静脉 (2)右肺门炎性淋巴结 (3)升主动脉 (4)肺动脉干
(5)左肺上叶支气管 (6)食管 (7)左肺门炎性淋巴结 (8)胸降主动脉

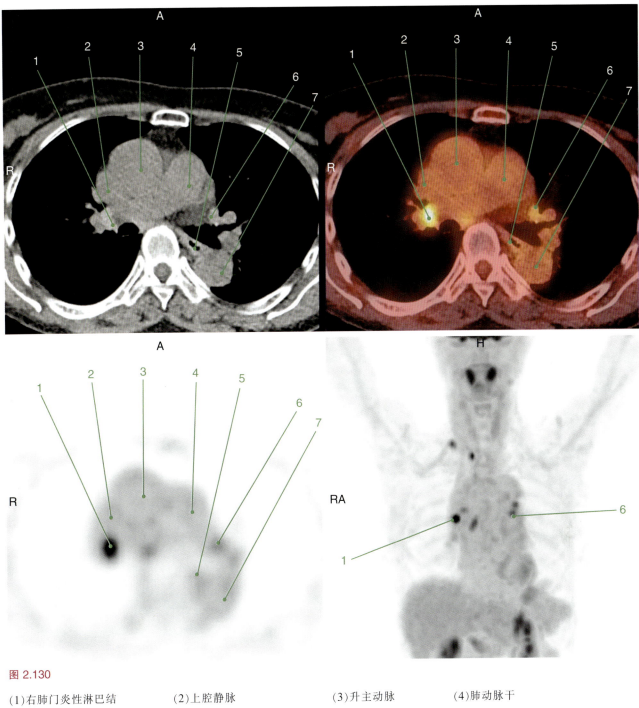

图 2.130

(1)右肺门炎性淋巴结 (2)上腔静脉 (3)升主动脉 (4)肺动脉干
(5)食管 (6)左肺门炎性淋巴结 (7)降主动脉

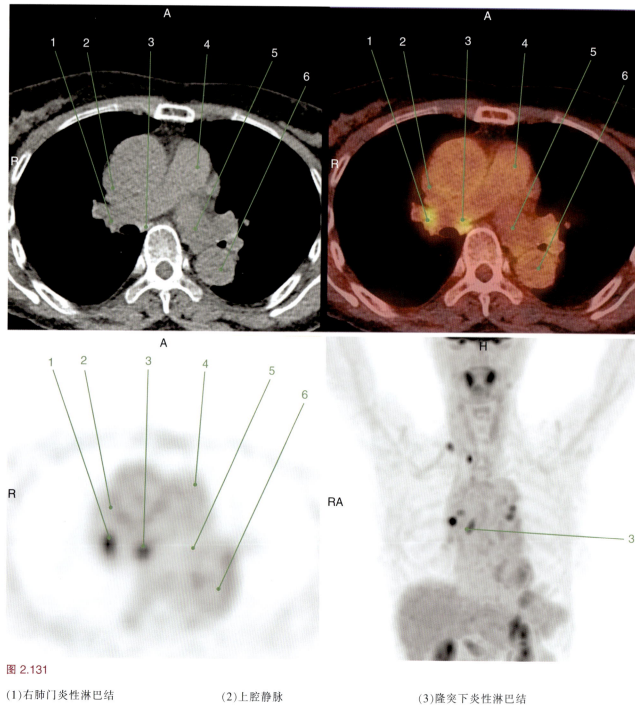

图 2.131

(1) 右肺门炎性淋巴结 (2) 上腔静脉 (3) 隆突下炎性淋巴结
(4) 肺动脉干 (5) 左肺动脉 (6) 降主动脉

2.1.4 其他

2.1.4.1 病例 1

患者,女,39 岁,因多年腹痛就诊。腹部 CT 发现腹膜后肿块,肠系膜淋巴结活检诊断为滤泡性淋巴瘤。行 FDG PET/CT 检查用于淋巴瘤的分期诊断。

FDG PET/CT 图像显示,在肠系膜、腹膜、左侧髂骨和腹股沟区发现多发性高代谢病变。病变所累及的淋巴结均位于膈肌下方(Ann Arbor 分期为 Ⅱ 期)[37-40](图 2.132 至图 2.142)。

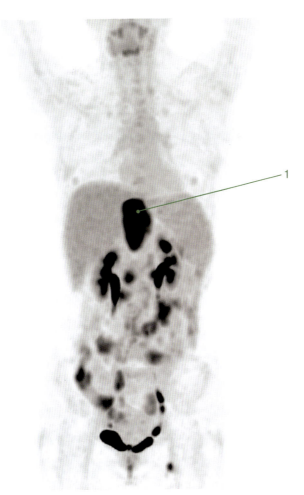

图 2.132

(1)第 10~12 胸椎椎体前,膈脚后区大的高代谢团块

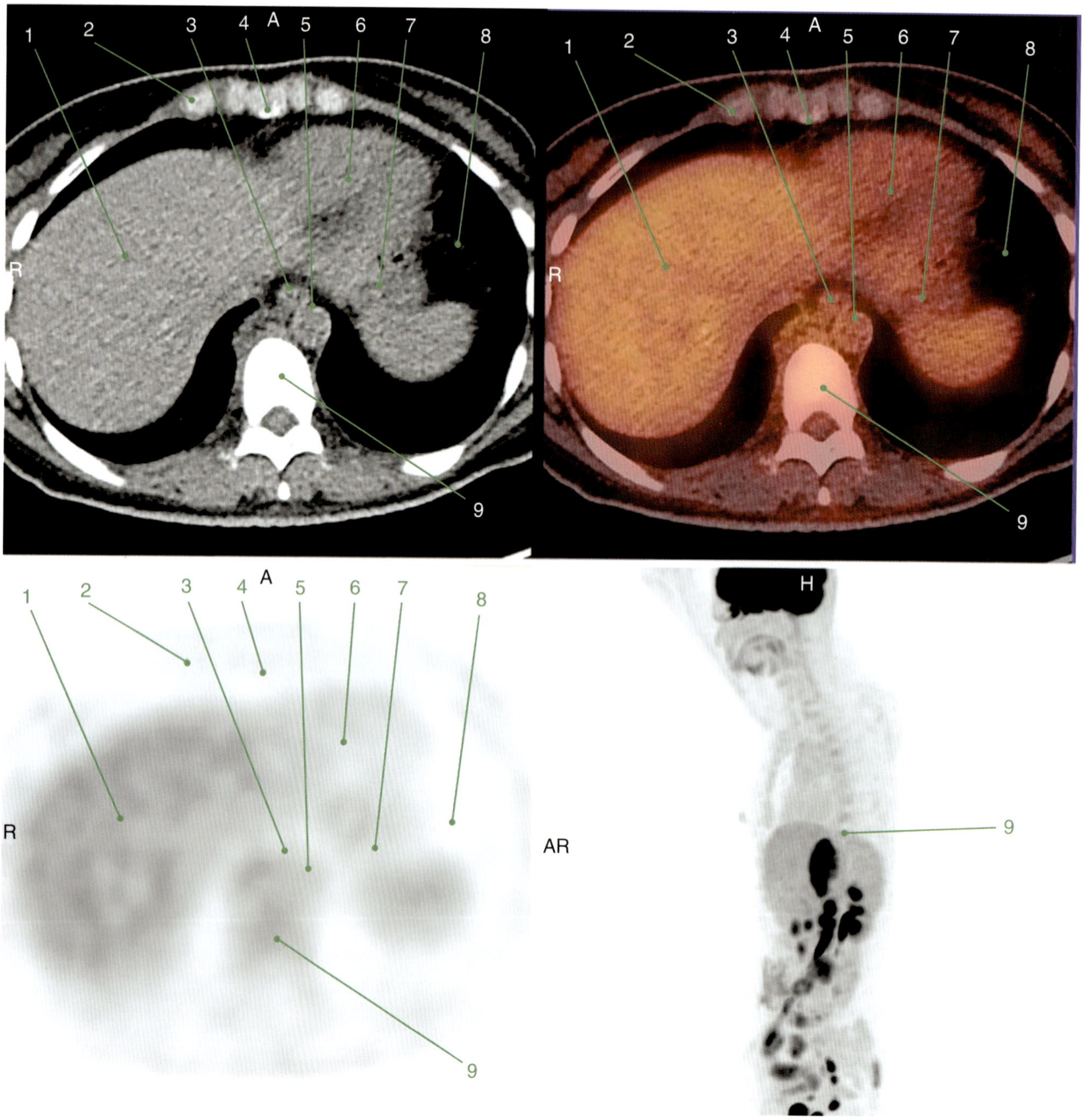

图 2.133

(1) 肝脏 (2) 肋软骨 (3) 食管
(4) 胸骨 (5) 降主动脉 (6) 心脏
(7) 胃底 (8) 膈膜 (9) 第 9 胸椎椎体

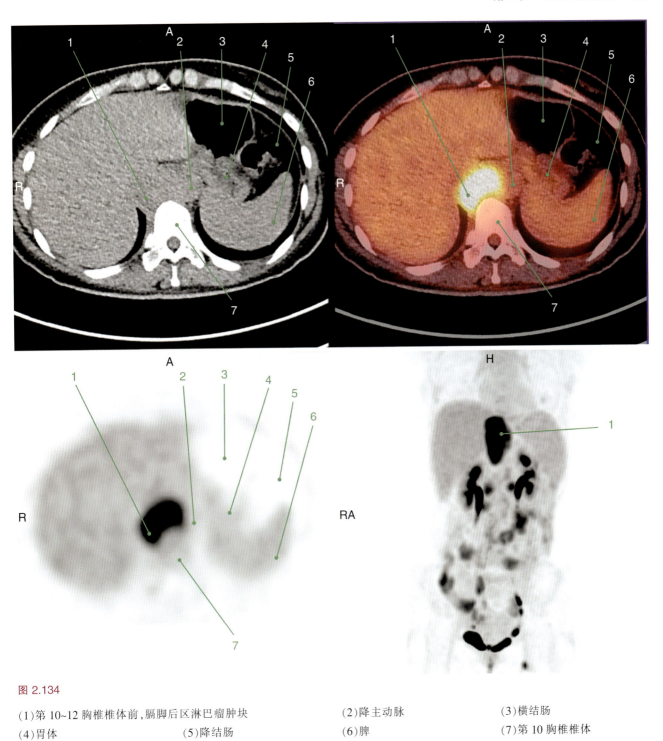

图 2.134

(1) 第 10~12 胸椎椎体前, 膈脚后区淋巴瘤肿块　　(2) 降主动脉　　(3) 横结肠
(4) 胃体　　(5) 降结肠　　(6) 脾　　(7) 第 10 胸椎椎体

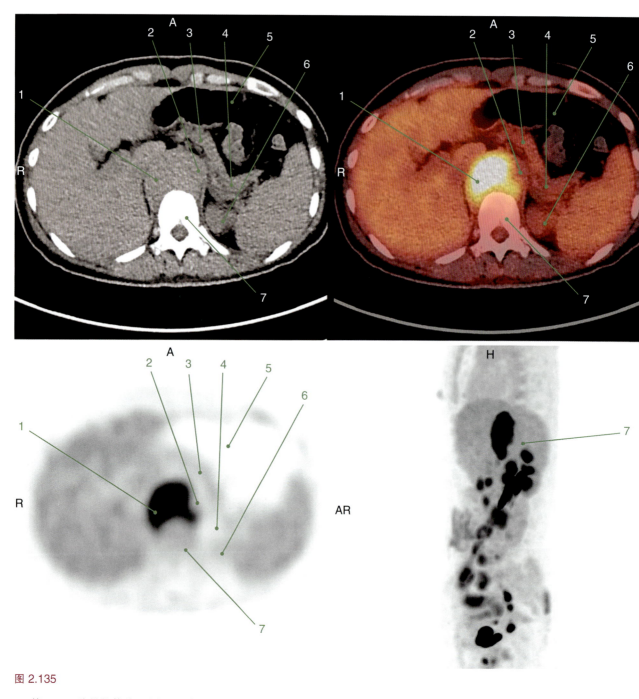

图 2.135

(1) 第 10~12 胸椎椎体前, 膈脚后区淋巴瘤肿块　　(2) 降主动脉　　(3) 胰腺
(4) 脾静脉　　(5) 胃　　(6) 左肾　　(7) 第 11 胸椎椎体

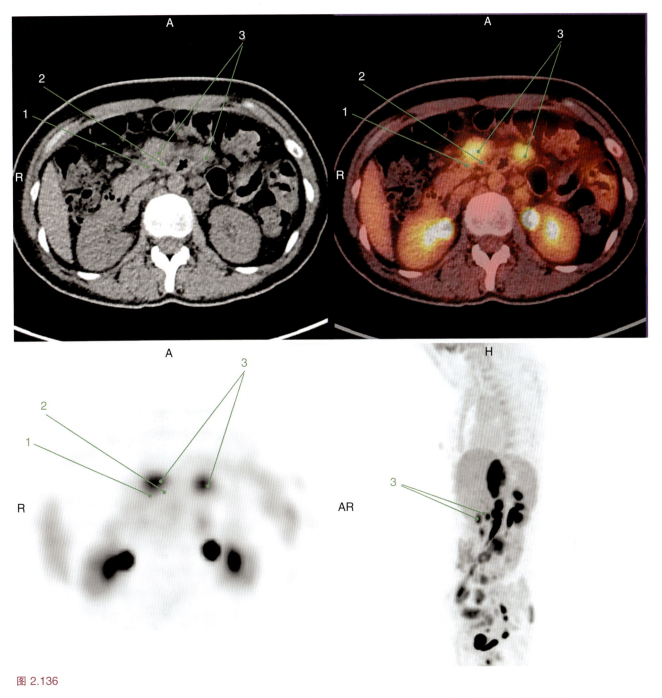

图 2.136

(1)肠系膜上静脉　　　　　　　　(2)肠系膜上动脉　　　　　　　　(3)淋巴瘤累及肠系膜淋巴结

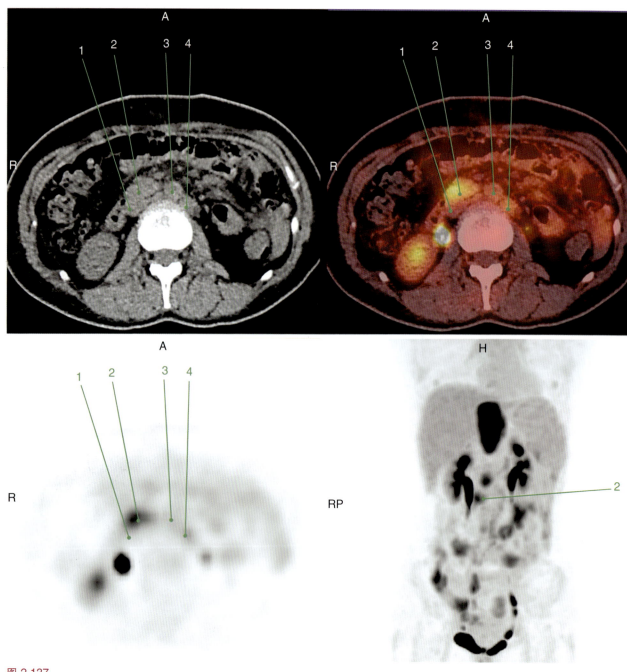

图 2.137

(1)下腔静脉 (2)淋巴瘤累及腹主动脉-下腔静脉淋巴结
(3)腹主动脉 (4)淋巴瘤累及腹主动脉旁淋巴结

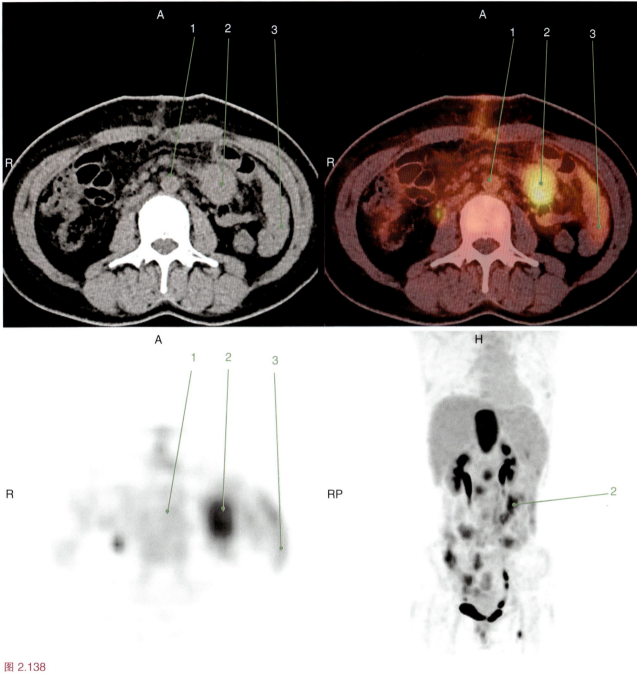

图 2.138

(1) 主动脉　　(2) 淋巴瘤累及肠系膜淋巴结　　(3) 降结肠

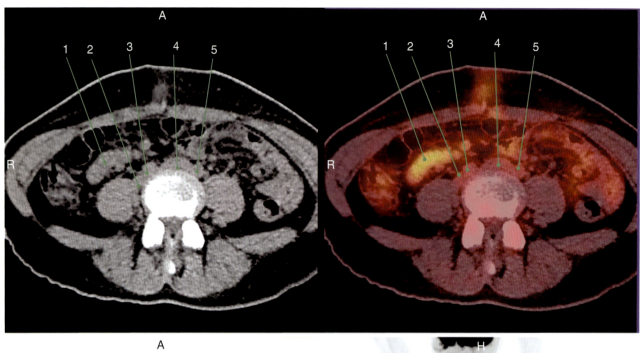

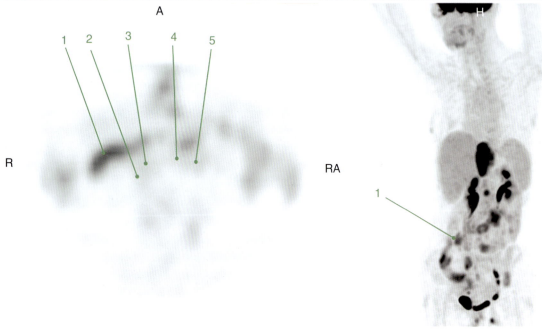

图 2.139

(1) 淋巴瘤累及右回结肠淋巴结　(2) 右髂总静脉　(3) 右髂总动脉
(4) 左髂总静脉　(5) 左髂总动脉

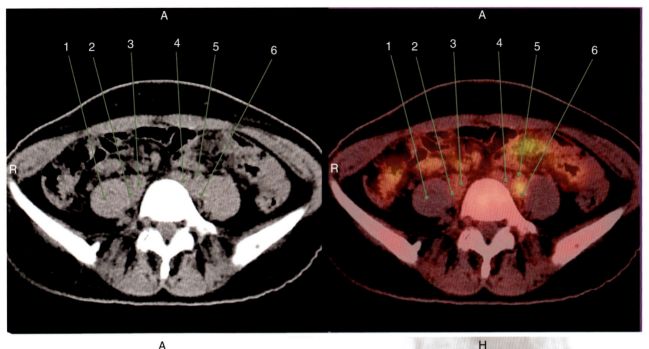

图 2.140

(1)腰大肌　　　　　　　(2)右髂总静脉　　　　　　(3)右髂总动脉
(4)左髂总静脉　　　　　(5)左髂总动脉　　　　　　(6)淋巴瘤累及髂总淋巴结

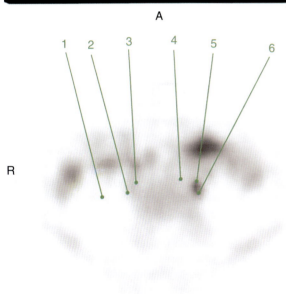
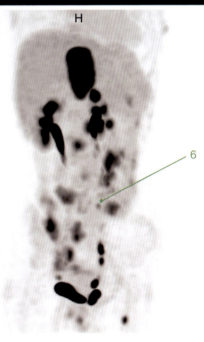

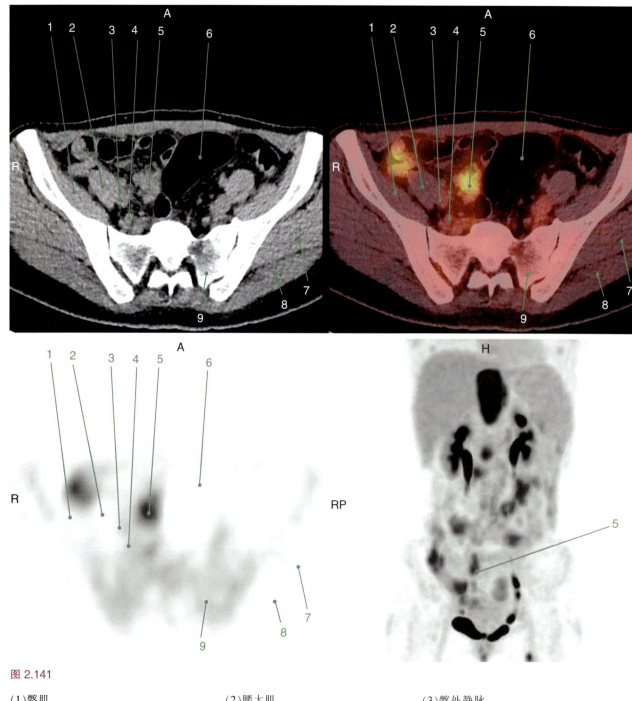

图 2.141

(1) 髂肌 (2) 腰大肌 (3) 髂外静脉
(4) 髂内静脉 (5) 淋巴瘤累及肠系膜淋巴结 (6) 回肠
(7) 臀中肌 (8) 臀大肌 (9) 骶骨

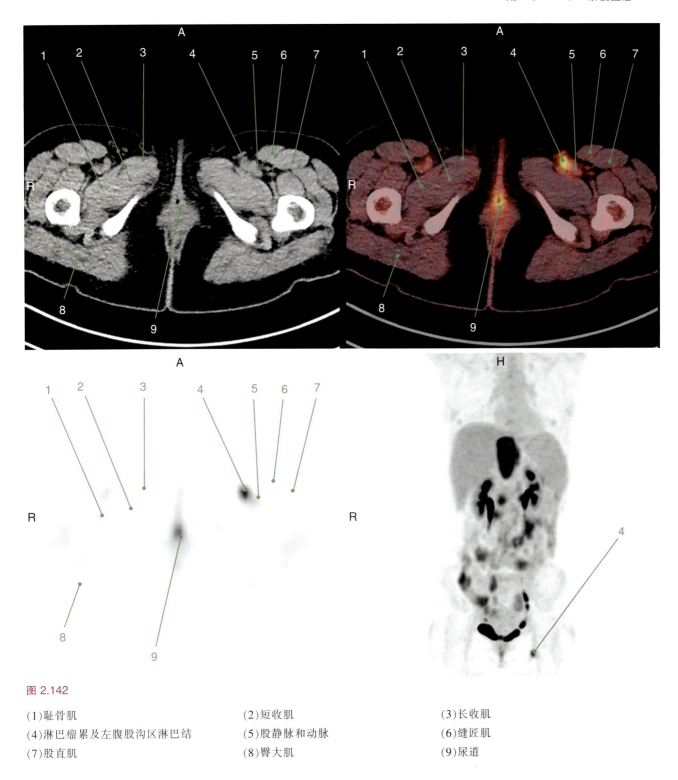

图 2.142

(1)耻骨肌　　　　　　　　(2)短收肌　　　　　　　　(3)长收肌
(4)淋巴瘤累及左腹股沟区淋巴结　(5)股静脉和动脉　　　　(6)缝匠肌
(7)股直肌　　　　　　　　(8)臀大肌　　　　　　　　(9)尿道

2.1.4.2　病例 2

患者,男,16 岁,因左侧大腿肿块疼痛 3 个月就诊。MRI 图像显示左侧大腿股骨远端肿块伴多发小卫星灶。活组织检查证实病变性质为成软骨细胞型骨肉瘤。行 FDG PET/CT 检查用于肿瘤初始分期。

FDG PET/CT 图像显示左侧股骨远端高代谢病灶,符合骨肉瘤影像学表现。另一个高代谢小团块病灶位于左侧股骨干骺端内侧,考虑为跳跃性转移。在右肩关节意外发现一个高代谢病灶,结合临床考虑为创伤性损伤[41-44](图 2.143 至图 2.152)。

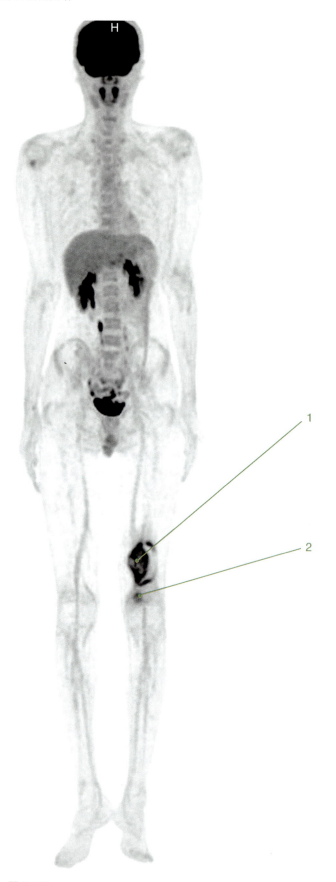

图 2.143

(1)左侧股骨远端骨肉瘤

(2)左侧股骨远端小的跳跃性转移性病变

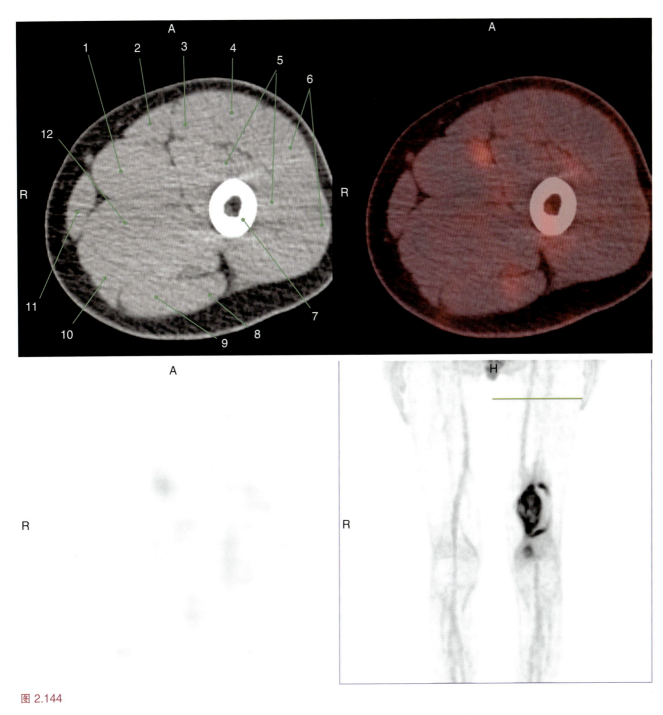

图 2.144

(1)长收肌 (2)缝匠肌 (3)股内侧肌
(4)股直肌 (5)股中间肌 (6)股外侧肌
(7)左侧股骨 (8)股二头肌长头 (9)半腱肌
(10)半膜肌 (11)股薄肌 (12)大收肌

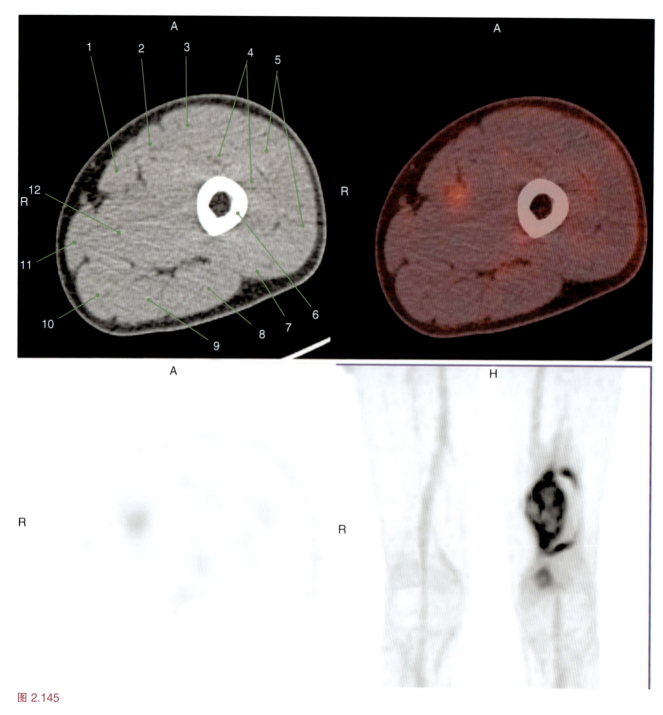

图 2.145

(1) 缝匠肌   (2) 股内侧肌   (3) 股直肌
(4) 股中间肌   (5) 股外侧肌   (6) 左侧股骨
(7) 股二头肌短头   (8) 股二头肌长头   (9) 半腱肌
(10) 半膜肌   (11) 股薄肌   (12) 大收肌

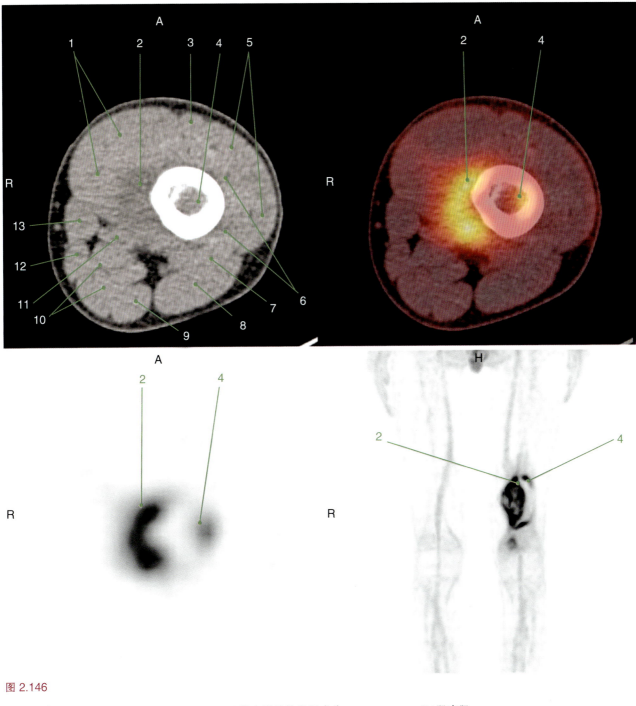

图 2.146

(1) 股内侧肌 　　　　　(2) 骨肉瘤的软组织成分 　　　　(3) 股直肌
(4) 骨肉瘤的股骨部分 　(5) 股外侧肌 　　　　　　　　　(6) 股中间肌
(7) 股二头肌短头 　　　(8) 股二头肌长头 　　　　　　　(9) 半腱肌
(10) 半膜肌 　　　　　 (11) 大收肌 　　　　　　　　　 (12) 股薄肌
(13) 缝匠肌

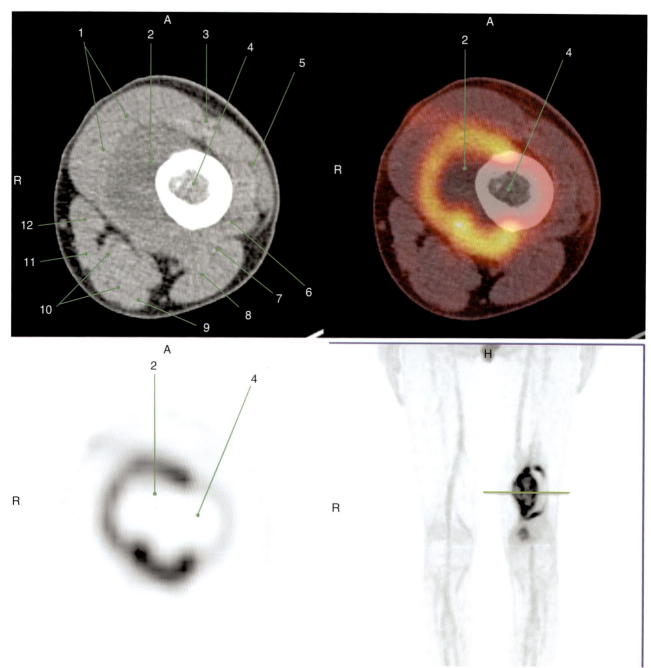

图 2.147

(1)股内侧肌 (2)骨肉瘤软组织成分(伴中央坏死) (3)股直肌
(4)骨肉瘤的股骨部分 (5)股外侧肌 (6)股中间肌
(7)股二头肌短头 (8)股二头肌长头 (9)半腱肌
(10)半膜肌 (11)股薄肌 (12)缝匠肌

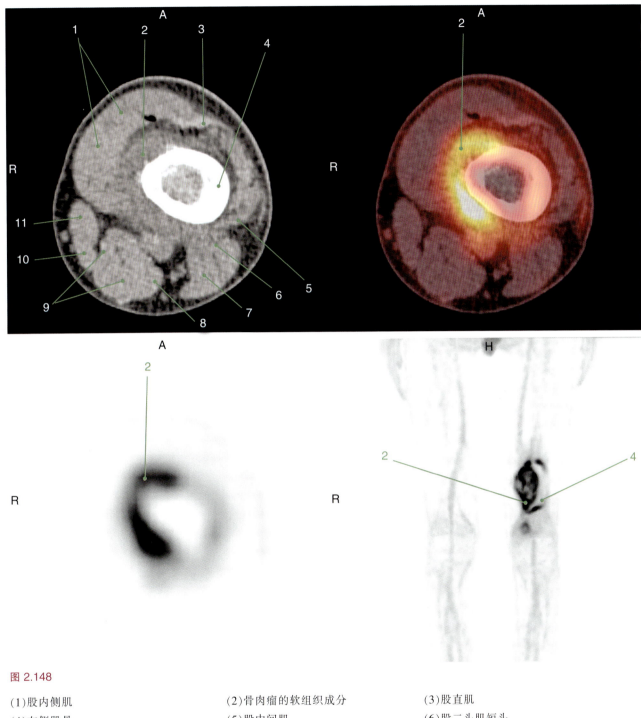

图 2.148

(1) 股内侧肌　　　　　(2) 骨肉瘤的软组织成分　　　(3) 股直肌
(4) 左侧股骨　　　　　(5) 股中间肌　　　　　　　　(6) 股二头肌短头
(7) 股二头肌长头　　　(8) 半腱肌　　　　　　　　　(9) 半膜肌
(10) 股薄肌　　　　　　(11) 缝匠肌

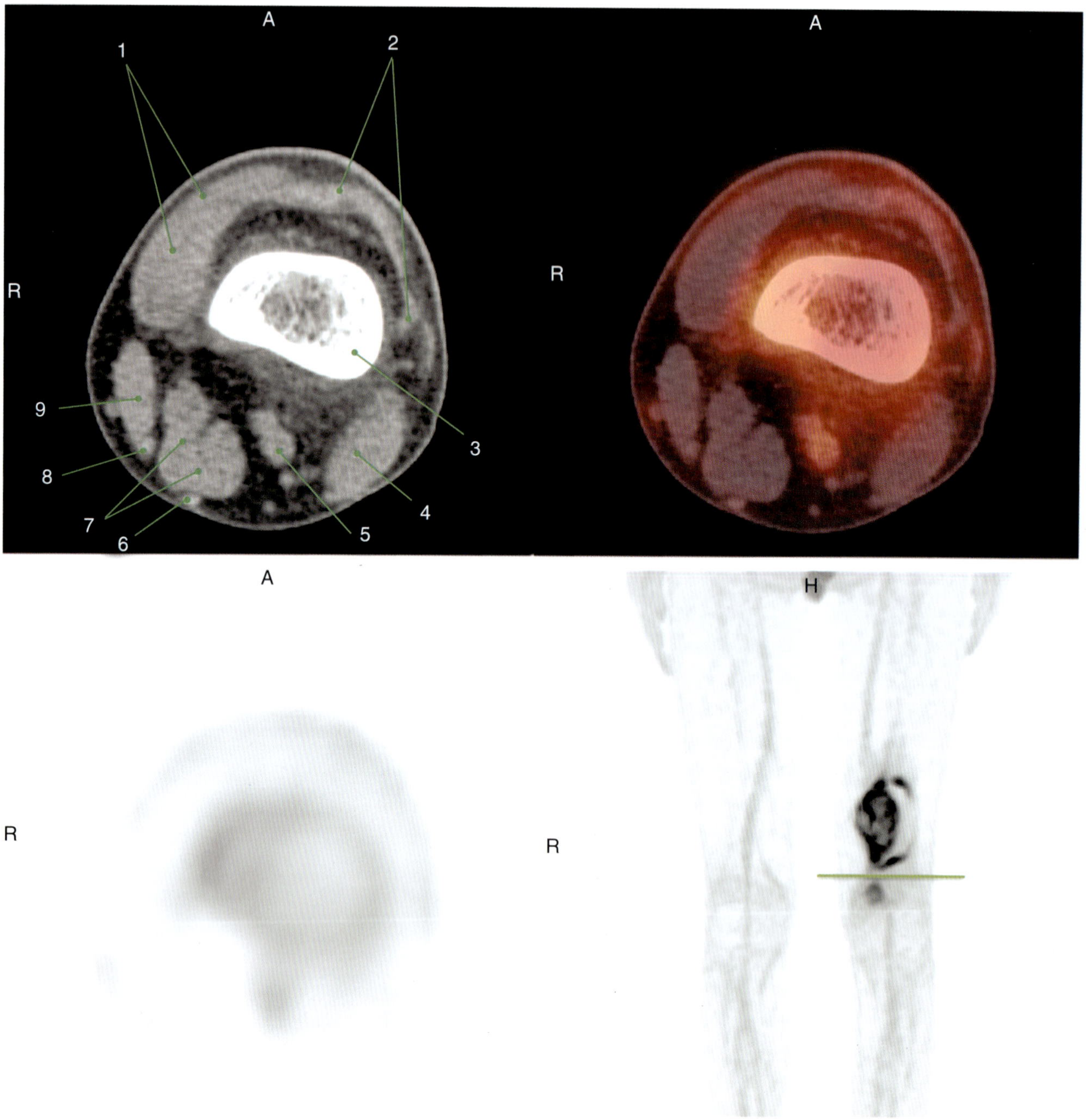

图 2.149

(1) 股内侧肌 (2) 股中间肌 (3) 左股骨远端
(4) 股二头肌长头 (5) 大收肌 (6) 半腱肌
(7) 半膜肌 (8) 股薄肌 (9) 缝匠肌

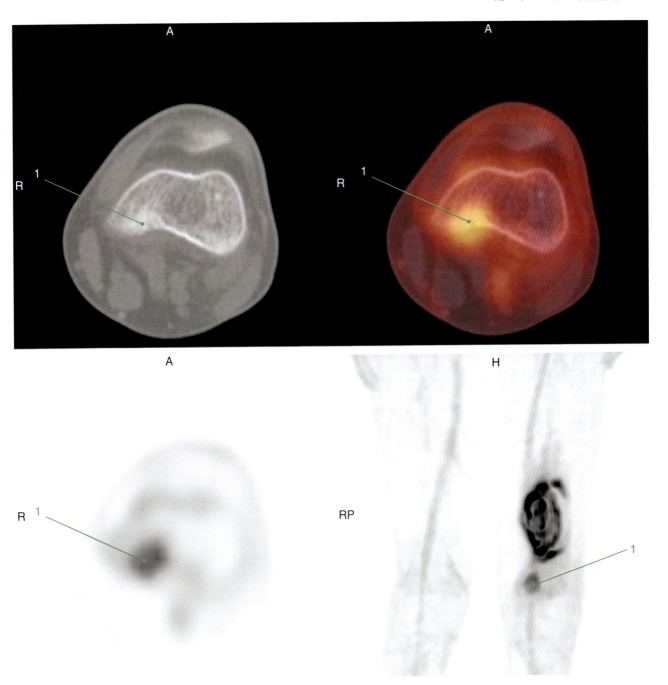

图 2.150

(1)左侧股骨远端内侧小的高代谢性病变(跳跃性转移)

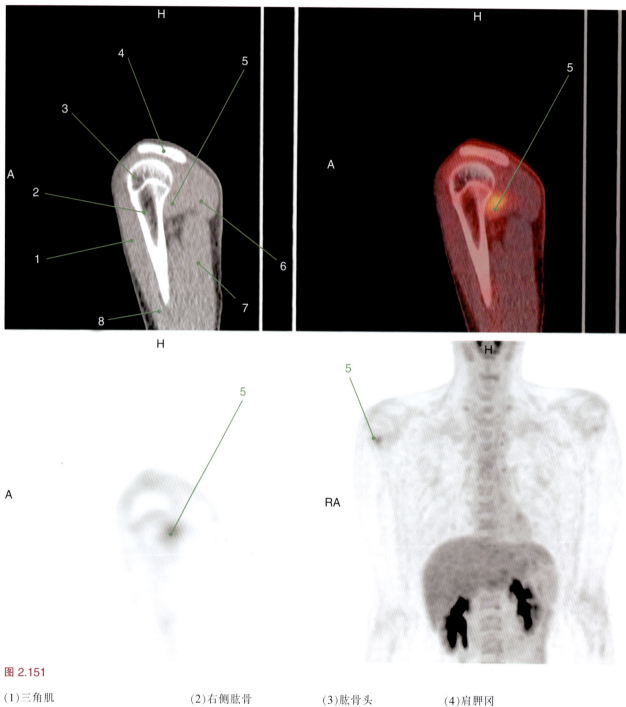

图 2.151

(1)三角肌　　　　　　　　(2)右侧肱骨　　　　　(3)肱骨头　　　　(4)肩胛冈
(5)右肩关节囊高代谢区　　 (6)肩胛下肌　　　　　(7)股三头肌　　　(8)肱二头肌

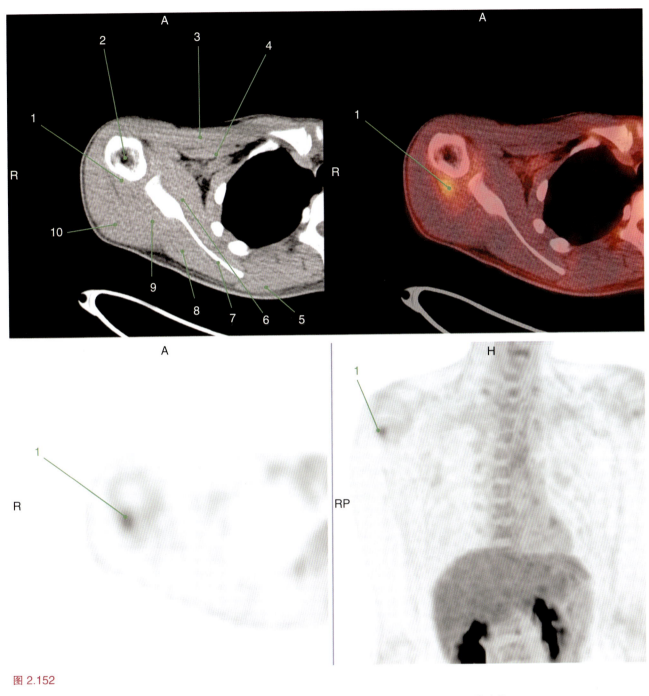

图 2.152

(1) 肩关节高代谢病灶　　(2) 右侧肱骨头　　(3) 胸大肌　　(4) 胸小肌
(5) 斜方肌　　(6) 肩胛下肌　　(7) 肩胛冈　　(8) 冈上肌
(9) 冈下肌　　(10) 三角肌

2.1.4.3 病例3

患者,女,42岁,因右脚疼痛1个月就诊。MRI于右侧第4跖趾关节区发现软组织包块。行FDG PET/CT检查用于肿瘤初始分期。

FDG PET/CT图像显示,在右侧第4跖趾关节区发现高代谢病变,诊断为软组织肉瘤。于右腘窝和腹股沟区域发现高代谢淋巴结,怀疑为转移性淋巴结,但最终证实为炎性淋巴结[45,46](图2.153至图2.160)。

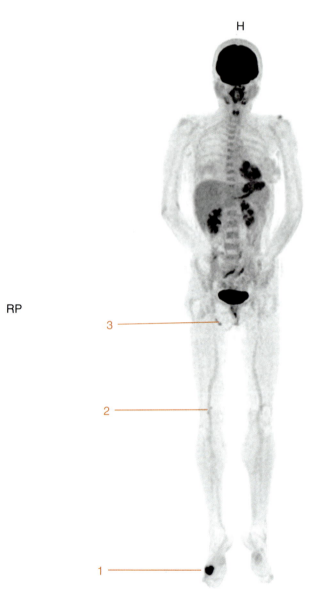

图 2.153

(1)右侧第4跖骨关节原发性恶性肿瘤 (2)腘窝淋巴结(炎性)
(3)腹股沟淋巴结(炎性)

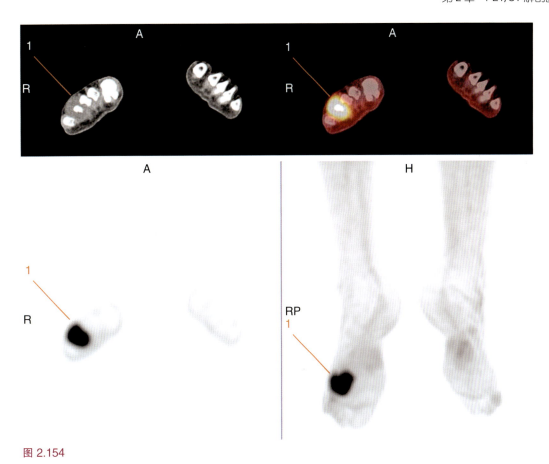

图 2.154

(1) 右侧第 4 跖骨关节原发性恶性肿瘤

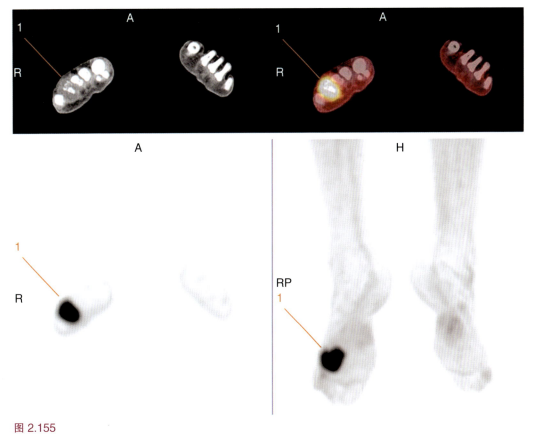

图 2.155

(1) 右侧第 4 跖骨关节原发性恶性肿瘤

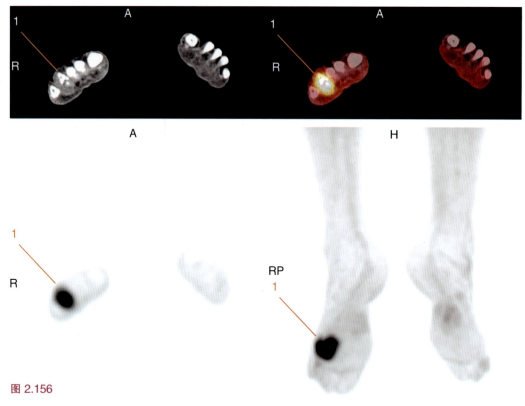

图 2.156

(1) 右侧第 4 跖骨关节原发性恶性肿瘤

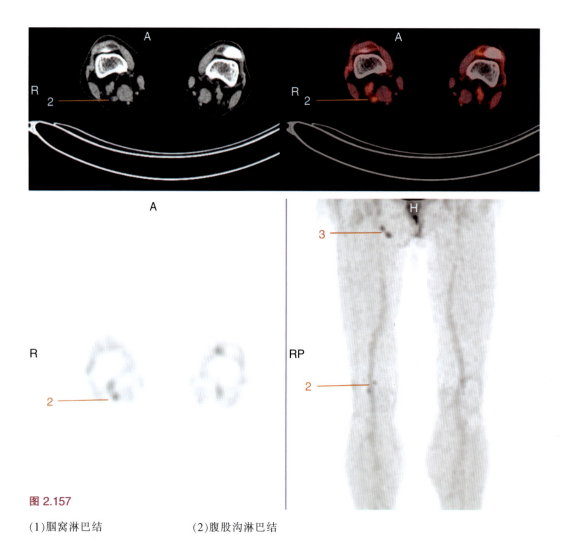

图 2.157

(1) 腘窝淋巴结　　(2) 腹股沟淋巴结

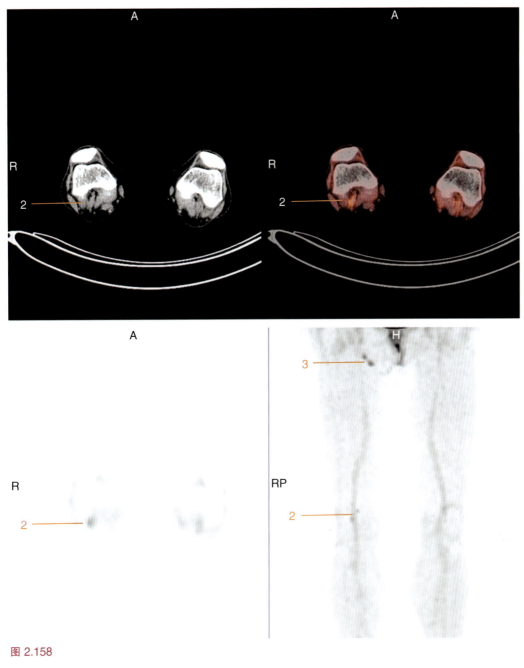

图 2.158

(1)腘窝淋巴结　　(2)腹股沟淋巴结

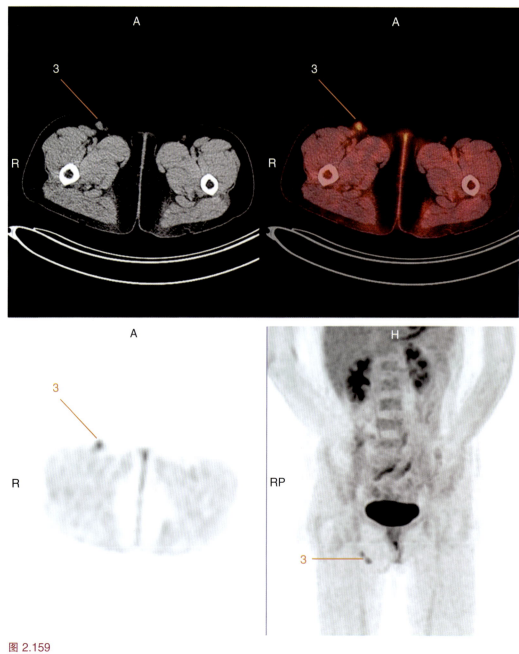

图 2.159

(1) 腹股沟淋巴结

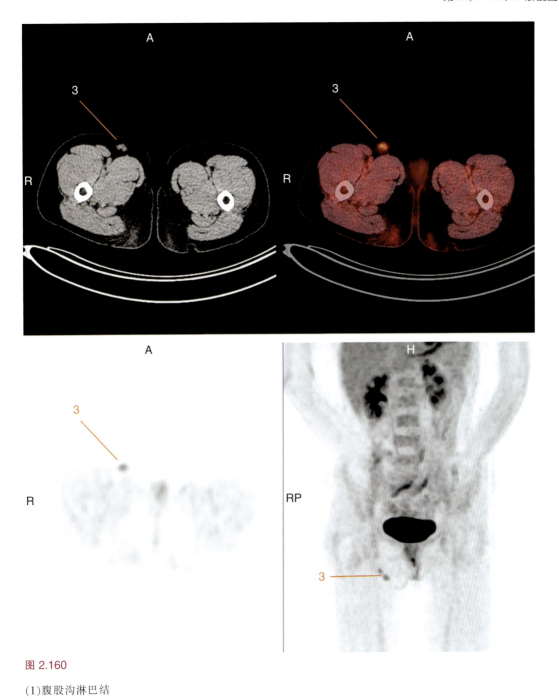

图 2.160

(1)腹股沟淋巴结

(黄云超 谢燃 译)

2.2 非-FDG

2.2.1 ^{11}C-乙酸盐

2.2.1.1 病例1

患者,男,56岁,因腹痛就诊。CT显示左肾肿块,活检证实为肾细胞癌。行 ^{11}C-乙酸盐 PET/CT 检查用于肿瘤初始分期。^{11}C-乙酸盐 PET/CT 显示左肾下极摄取增高。双侧膈脚后区及腹膜后多发淋巴结肿大,部分融合伴摄取增高,考虑为转移性淋巴结[47,48](图 2.161 至图 2.166)。

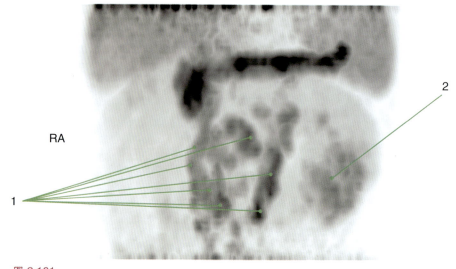

图 2.161

(1) 腹膜后多发淋巴结转移　　(2) 左肾细胞癌

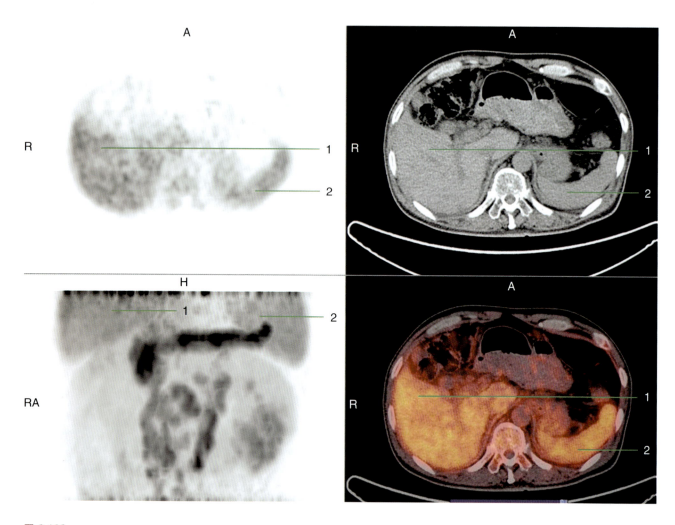

图 2.162

(1) 肝脏　　(2) 脾

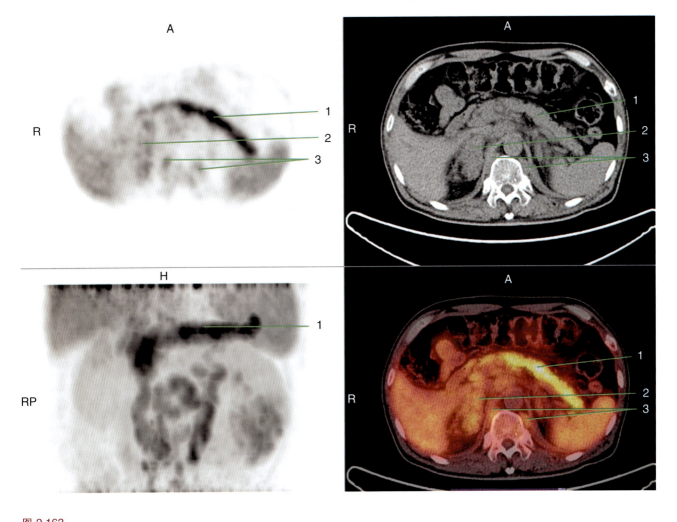

图 2.163

(1) 胰腺　　　　　(2) 肾上腺转移(右侧)　　　　　(3) 双侧膈脚后区淋巴结转移

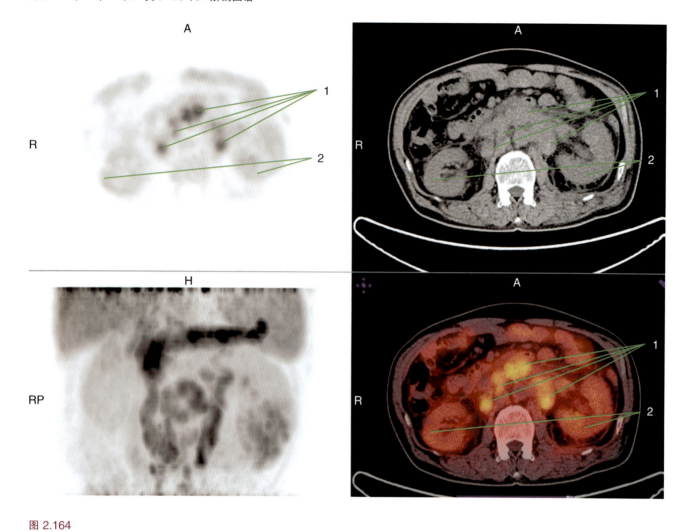

图 2.164

(1) 腹膜后淋巴结多发转移(部分融合)　　(2) 双肾

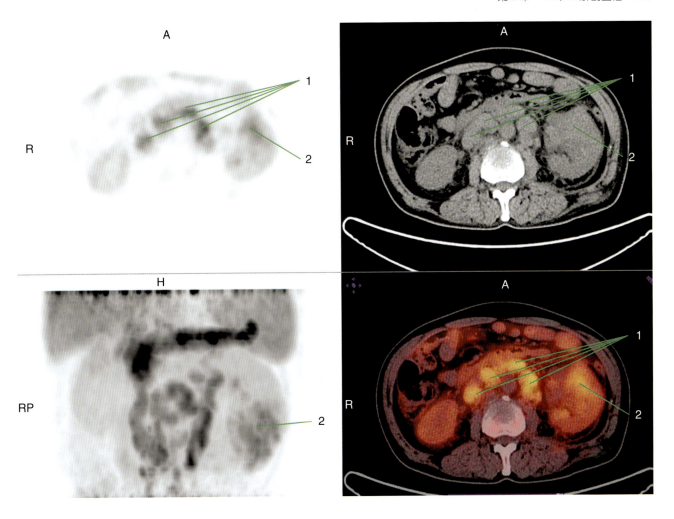

图 2.165

(1)腹膜后淋巴结转移(部分融合)　　(2)左肾细胞癌

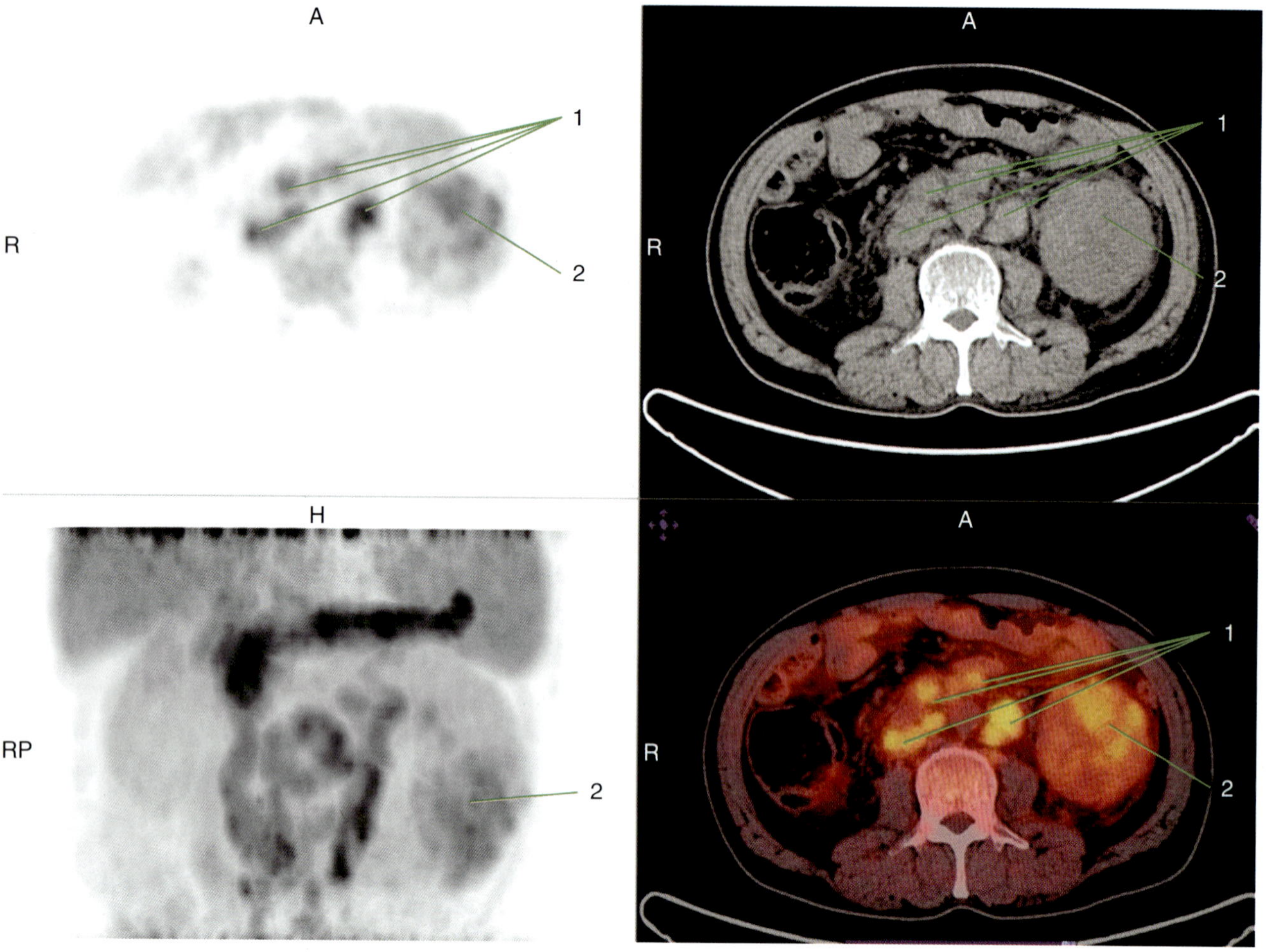

图 2.166

(1) 腹膜后淋巴结多发转移(部分融合)　　(2) 左肾细胞癌

2.2.1.2 病例 2

患者,女,69 岁,常规体检胸部 X 线检查发现孤立肺结节。行 ^{11}C-乙酸盐 PET/CT 检查用于肺结节的鉴别诊断。

^{11}C-乙酸盐 PET/CT 显示右肺下叶肺结节,其实性部分摄取增高。扫描范围内未发现异常摄取增高病灶。右肺下叶切除术后病理诊断上述病变为肺腺癌(图 2.167 至图 2.173)[49]。

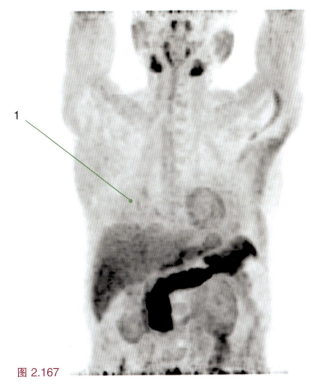

图 2.167

(1) 肺癌(未见明显摄取增高)

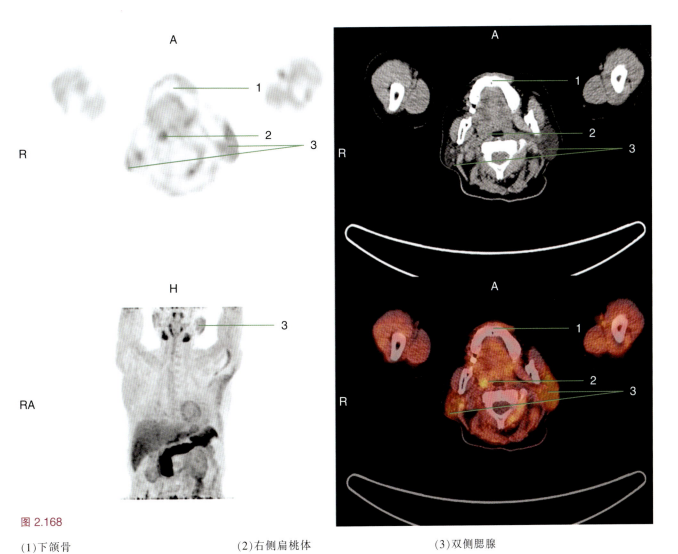

图 2.168

(1) 下颌骨　　　　　　　(2) 右侧扁桃体　　　　　　　(3) 双侧腮腺

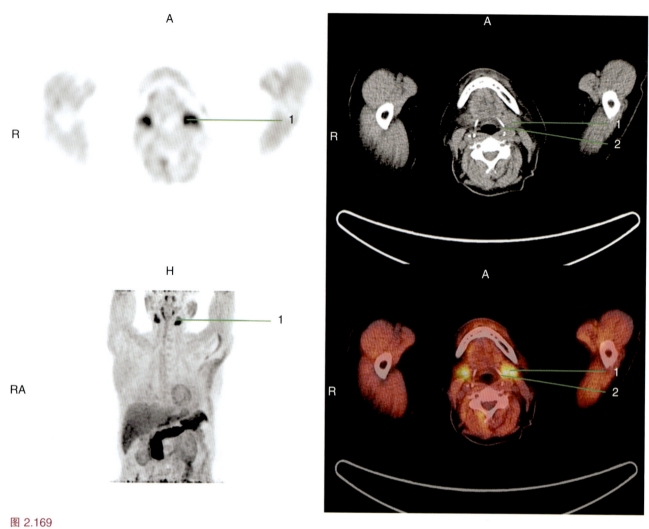

图 2.169

(1)右下颌下腺　　　(2)舌骨

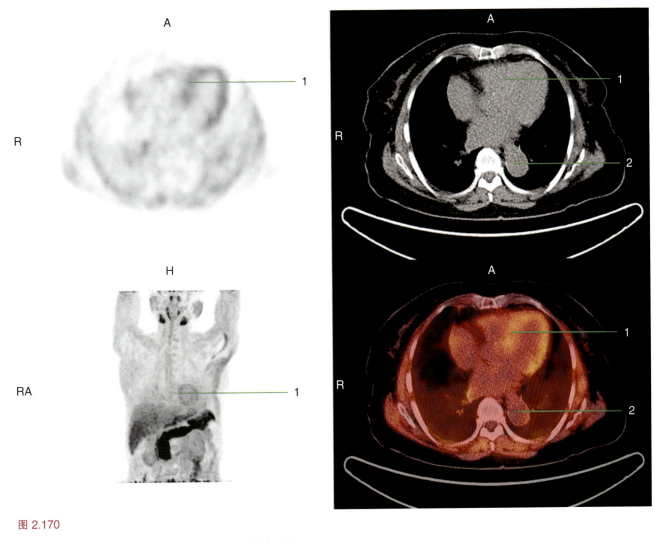

图 2.170

(1) 室间隔　　　　　(2) 降主动脉

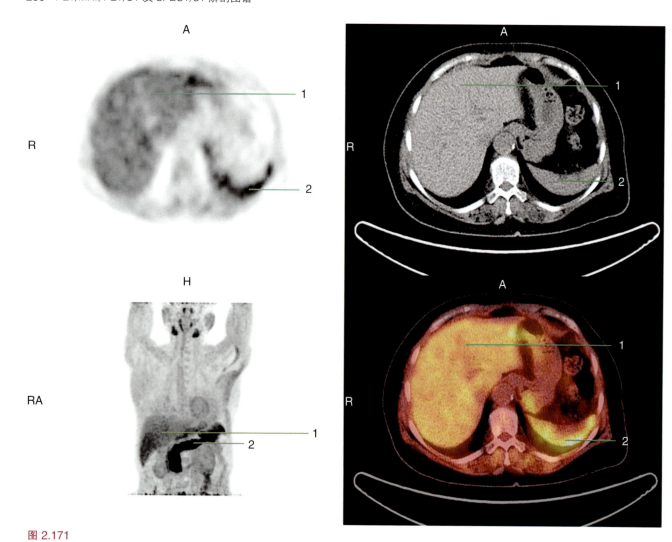

图 2.171

(1) 肝脏　　　　(2) 脾

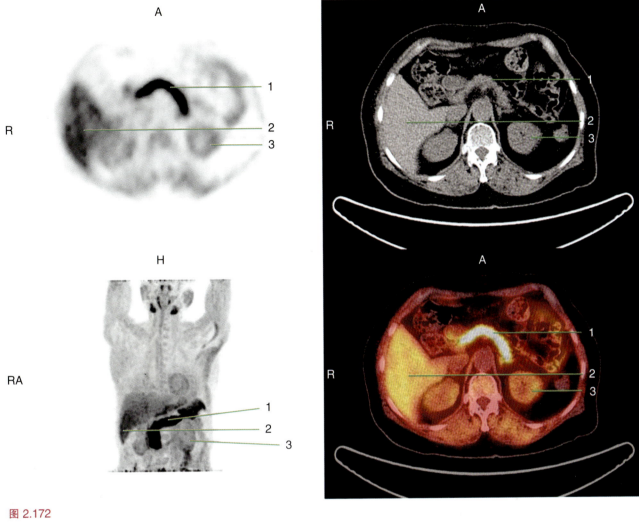

图 2.172

(1)胰腺　　　　　　　　　　(2)肝脏　　　　　　　　　　(3)左肾

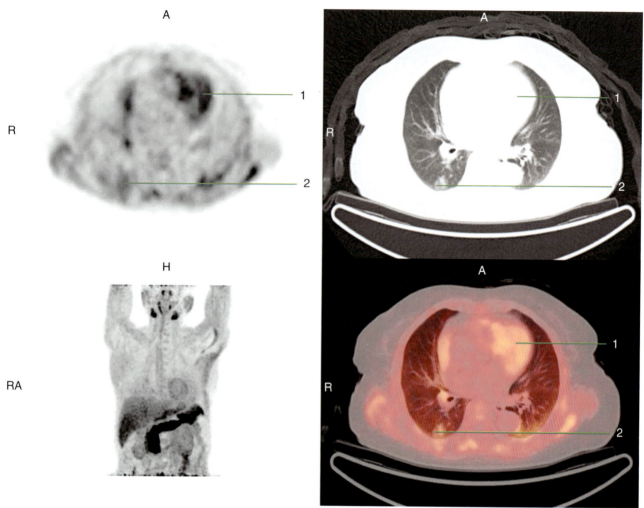

图 2.173

(1)左心室 (2)右肺下叶肺结节,实性部分轻度摄取(腺癌)

2.2.2 ¹¹C-甲硫氨酸

2.2.2.1 病例 1

患儿,男,5 岁,因眩晕和呕吐就诊。脑部 CT 和 MRI 怀疑脑内肿瘤病变。行 ¹¹C-甲硫氨酸(¹¹C-MET) PET/CT 检查进行脑肿瘤的鉴别诊断。

¹¹C-MET PET/CT 图像显示右侧小脑肿瘤摄取增加。其余脑组织未发现异常摄取增高病灶。术后病理证实肿块为毛细胞性星形细胞瘤(WHO Ⅰ 级)[50-52](图 2.174 至图 2.181)。

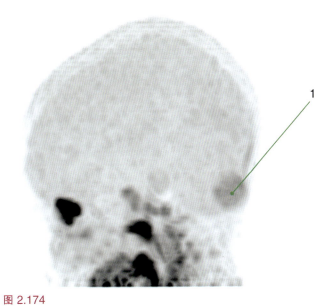

图 2.174

(1)右侧小脑肿瘤(病理:毛细胞性星形细胞瘤)

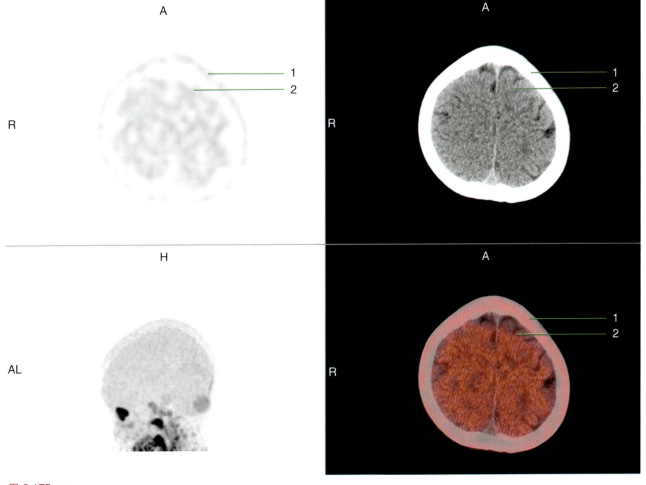

图 2.175

(1)颅骨　　　　　　　　(2)左侧额叶皮质

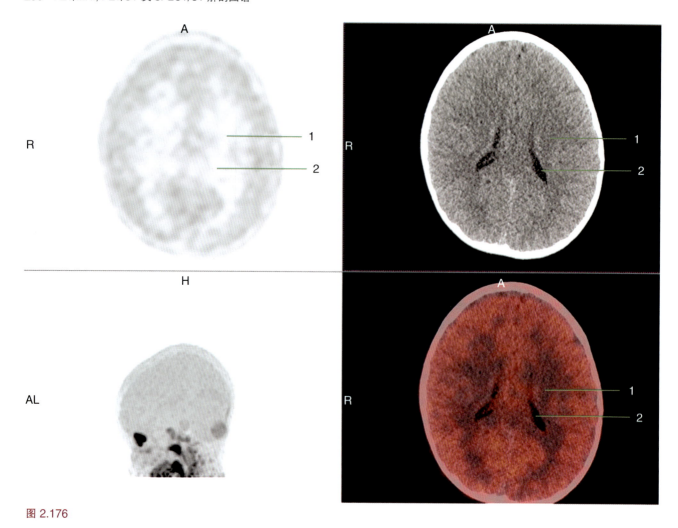

图 2.176

(1) 脑室周围白质　　　(2) 侧脑室

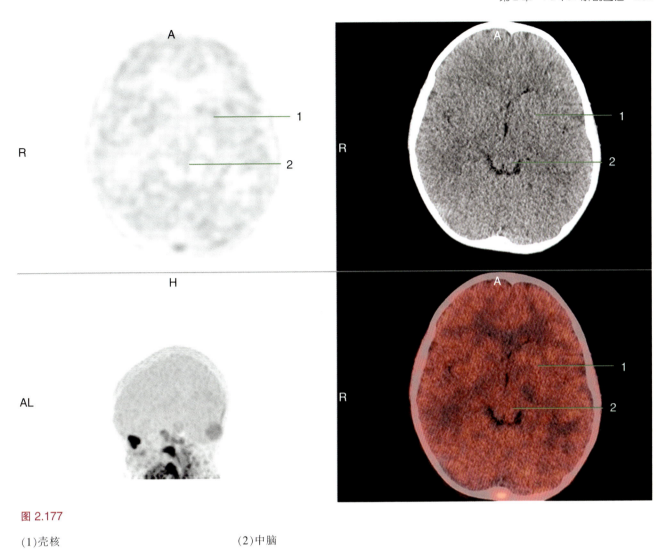

图 2.177

(1)壳核 (2)中脑

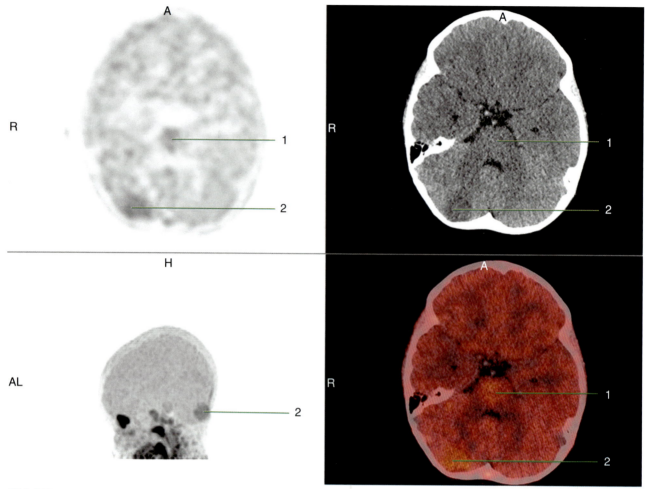

图 2.178

(1) 中脑　　(2) 右侧小脑肿瘤(病理:毛细胞性星形细胞瘤)

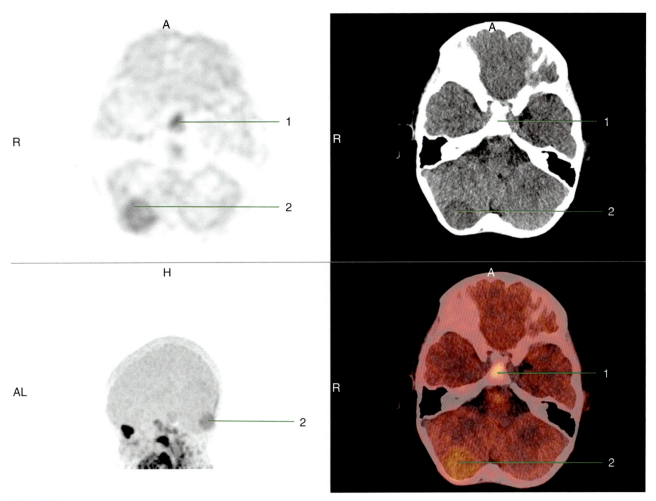

图 2.179

(1) 脑垂体轻度摄取(生理性摄取)　　(2) 右侧小脑肿瘤(病理:毛细胞性星形细胞瘤)

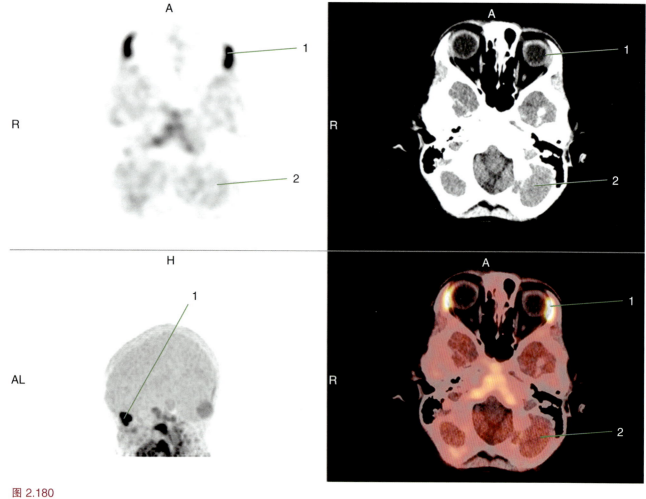

图 2.180

(1)泪腺明显摄取(生理性摄取)　　　(2)小脑

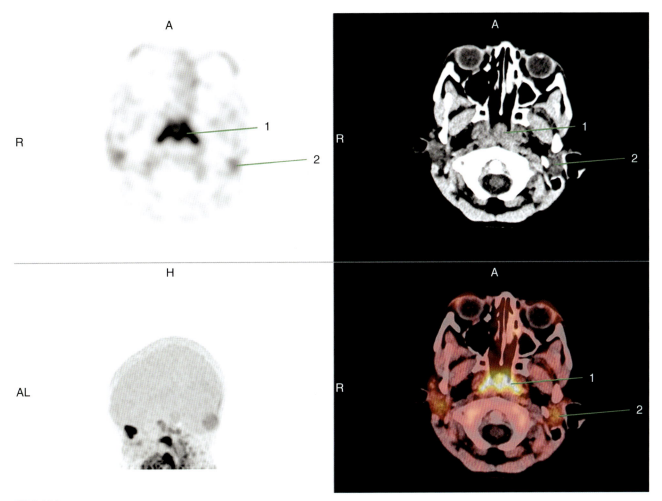

图 2.181

(1) 鼻咽后壁高摄取 (炎性可能)　　　(2) 腮腺中度摄取 (生理性摄取)

2.2.2.2　病例 2

患者,男,14 岁,因呕吐、震颤和近期记忆力丧失就诊。MRI 怀疑脑内肿瘤,行 ^{11}C-MET PET/CT 检查进行鉴别诊断。

^{11}C-MET PET/CT 图像显示,松果体钙化,松果体区、蝶鞍及透明隔摄取增高,提示为脑肿瘤。活检证实为生殖细胞瘤(图 2.182 至图 2.189)。

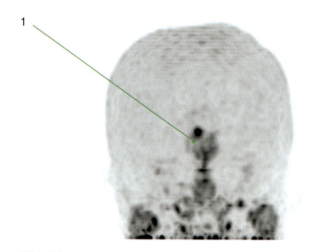

图 2.182

(1)生殖细胞瘤

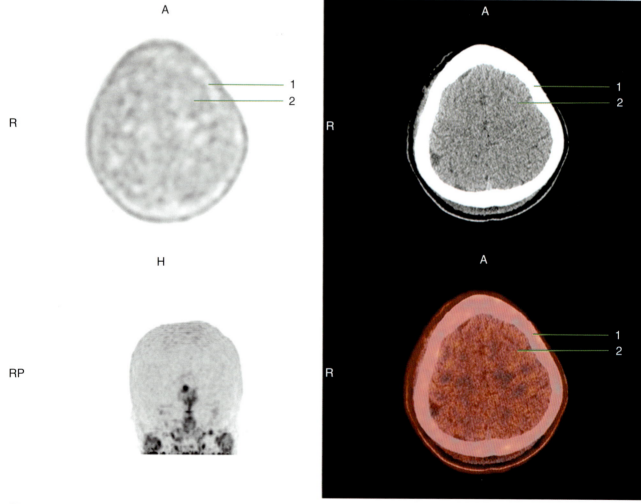

图 2.183

(1)颅骨　　　　　　　　　　　(2)左侧额叶皮质

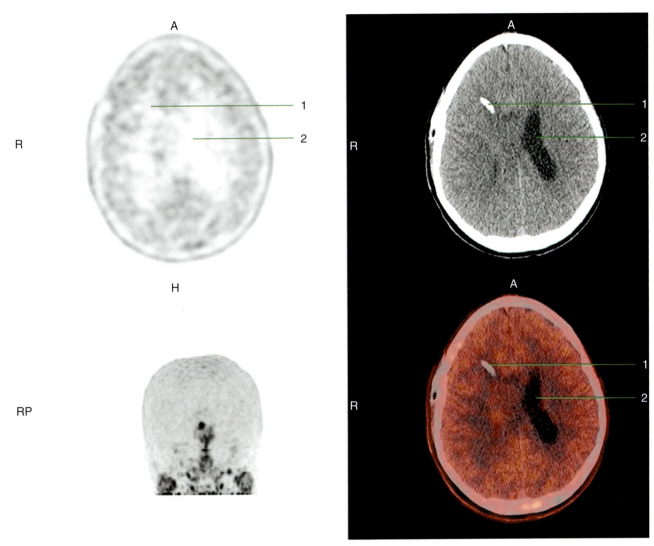

图 2.184

(1) 脑室引流 (2) 左侧脑室引流管影

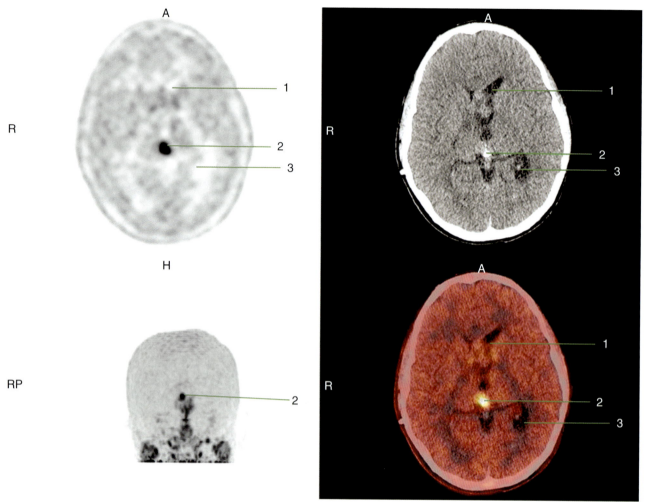

图 2.185

(1)侧脑室(前角)　　(2)脑肿瘤(生殖细胞瘤),松果体钙化　　(3)侧脑室(后角)

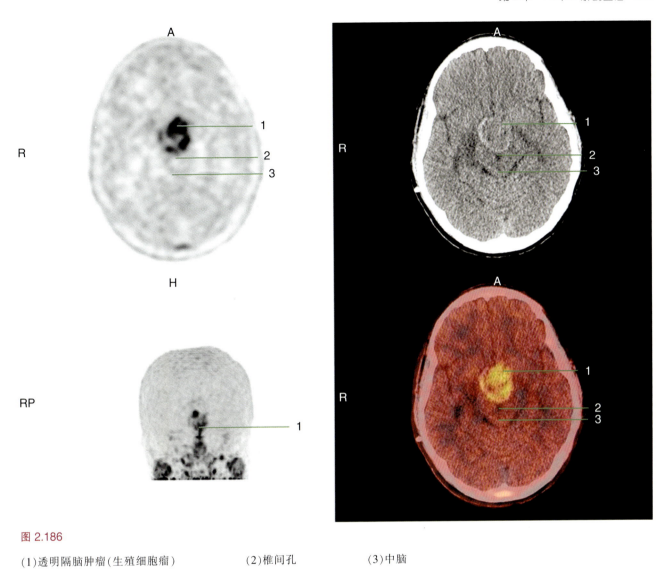

图 2.186

(1) 透明隔脑肿瘤 (生殖细胞瘤)　　(2) 椎间孔　　(3) 中脑

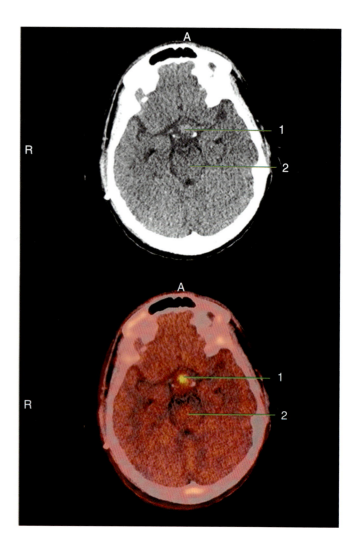

图 2.187

(1)鞍上区脑肿瘤(生殖细胞瘤)   (2)中脑

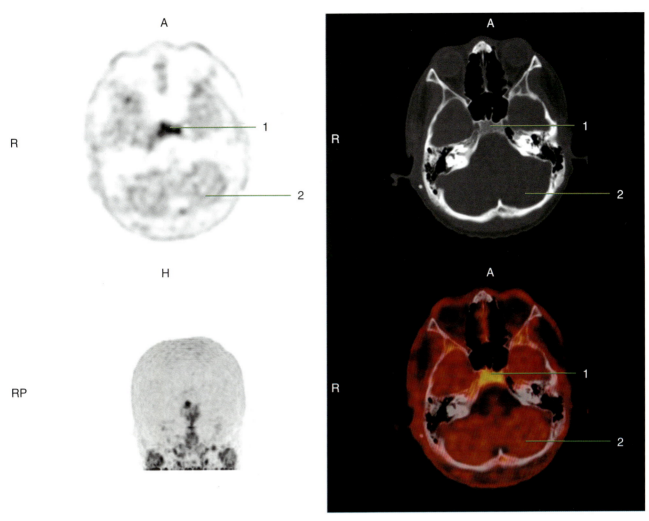

图 2.188

(1)鞍上区脑肿瘤(生殖细胞瘤)　　(2)小脑

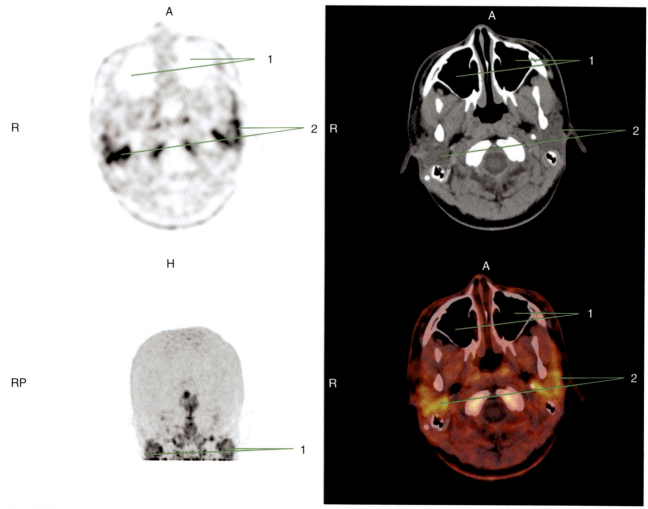

图 2.189

(1) 上颌窦 (2) 双侧腮腺摄取增高

2.2.3 ¹¹C-PIB

2.2.3.1 病例 1

患者,女,66岁,因疑似老年性痴呆就诊。行 ¹¹C-PIB PET/CT 检查进行诊断。

¹¹C-PIB PET/CT 图像显示白质区弥漫性摄取增高,灰质区未见明显摄取(正常脑显像)[53,54](图 2.190 至图 2.195)。

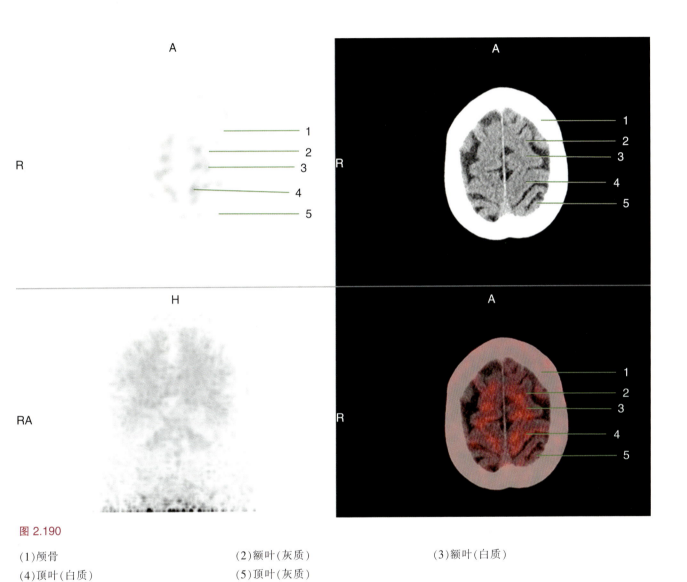

图 2.190

(1)颅骨 (2)额叶(灰质) (3)额叶(白质)
(4)顶叶(白质) (5)顶叶(灰质)

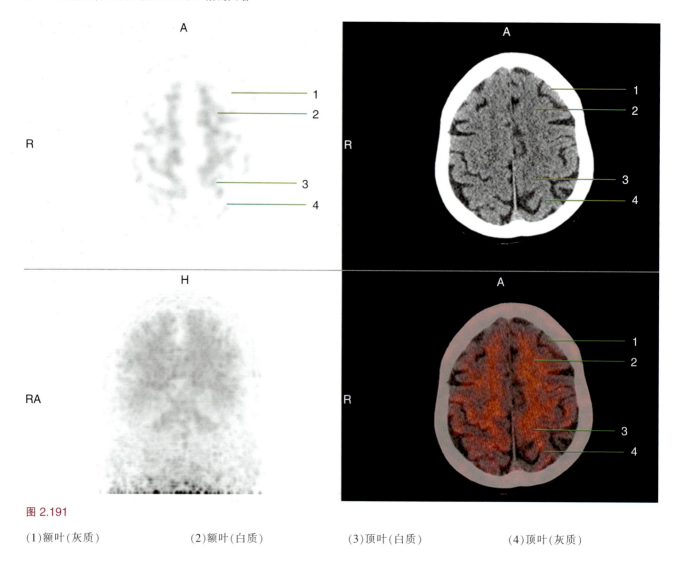

图 2.191

(1)额叶(灰质)　　　(2)额叶(白质)　　　(3)顶叶(白质)　　　(4)顶叶(灰质)

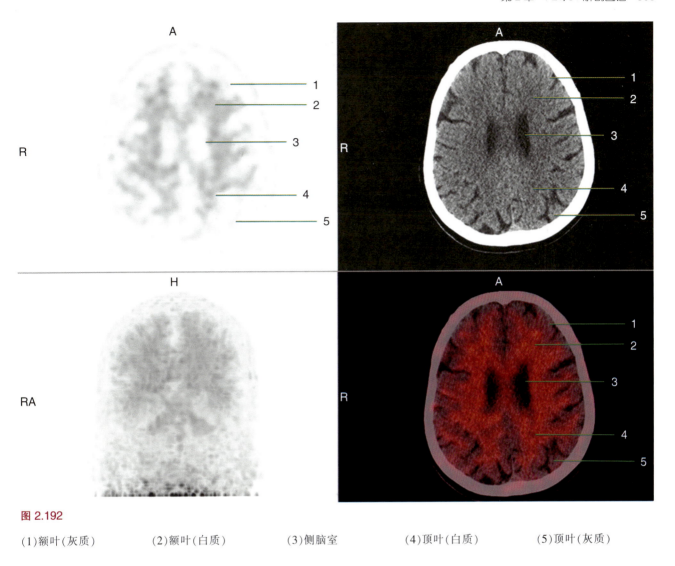

图 2.192

(1)额叶(灰质)   (2)额叶(白质)   (3)侧脑室   (4)顶叶(白质)   (5)顶叶(灰质)

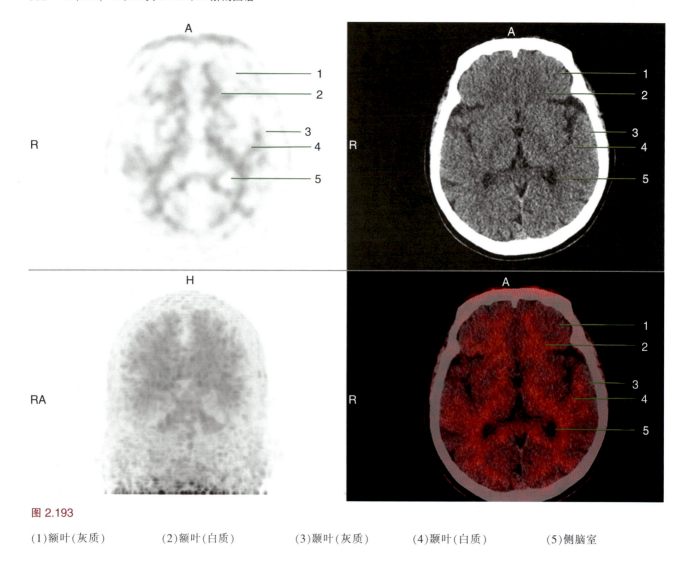

图 2.193

(1)额叶(灰质)　　(2)额叶(白质)　　(3)颞叶(灰质)　　(4)颞叶(白质)　　(5)侧脑室

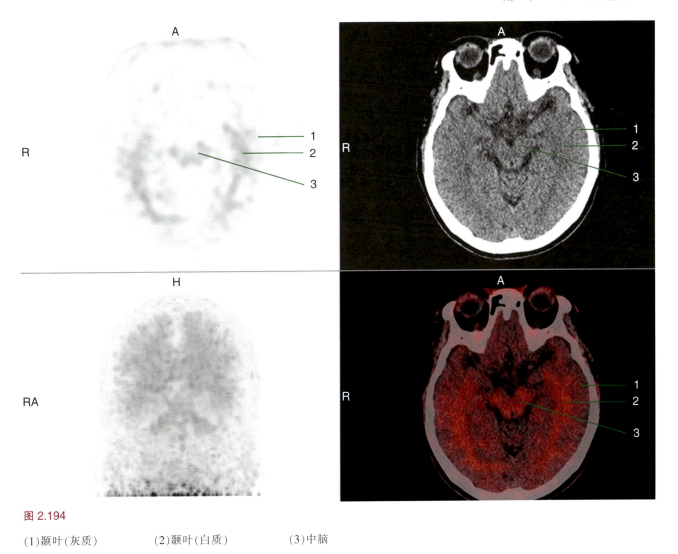

图 2.194

(1) 颞叶(灰质)   (2) 颞叶(白质)   (3) 中脑

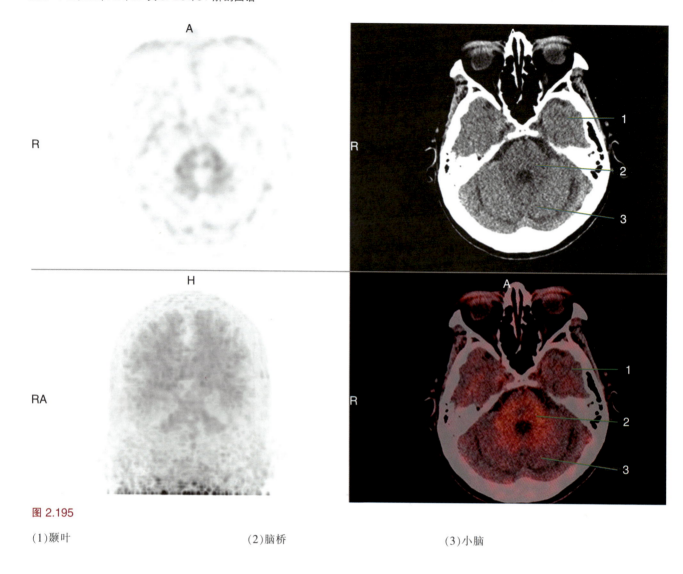

图 2.195

(1)颞叶　　(2)脑桥　　(3)小脑

2.2.3.2 病例2

患者,女,71岁,因进行性记忆力下降就诊。行 ¹¹C-PIB PET/CT 检查用于诊断痴呆。

¹¹C-PIB PET/CT 图像显示灰质和基底神经节弥漫性摄取增高,符合阿尔茨海默病的表现[55](图 2.196 至图 2.204)。

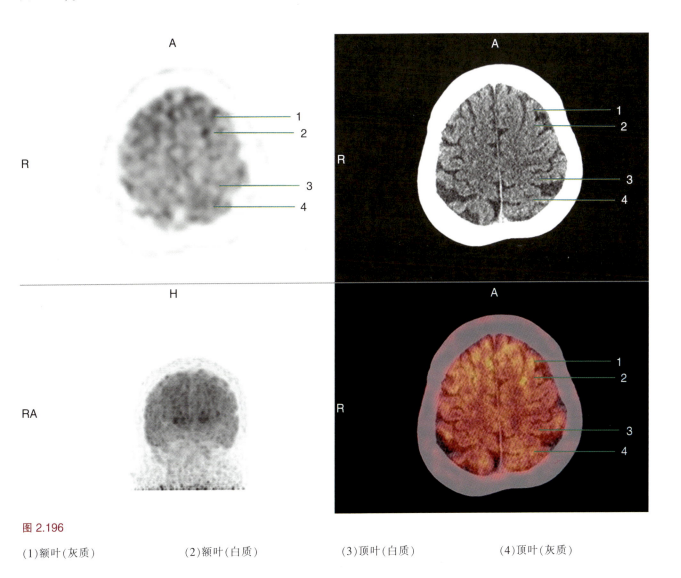

图 2.196

(1)额叶(灰质)　　　(2)额叶(白质)　　　(3)顶叶(白质)　　　(4)顶叶(灰质)

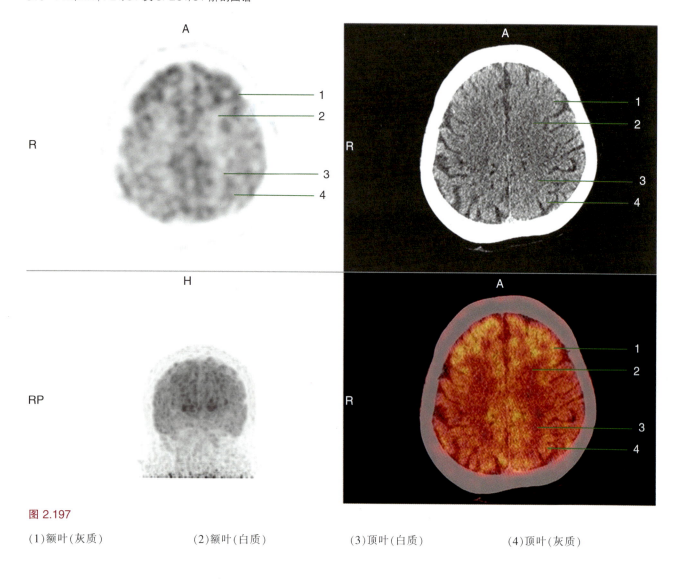

图 2.197

(1)额叶(灰质)　　(2)额叶(白质)　　(3)顶叶(白质)　　(4)顶叶(灰质)

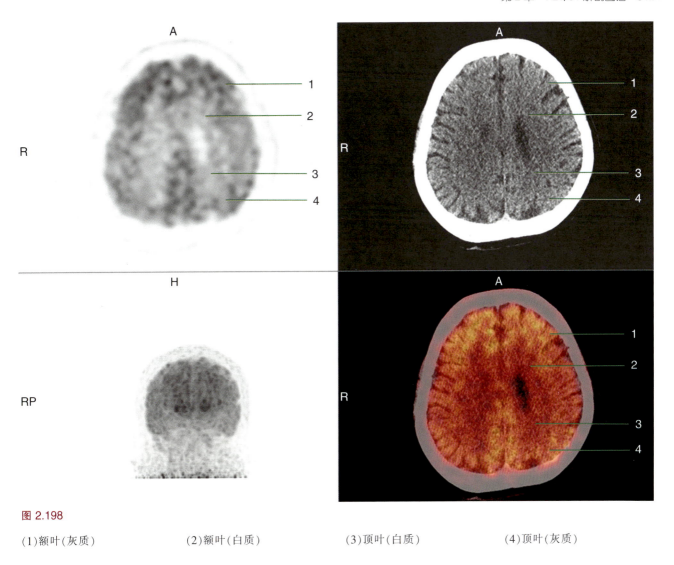

图 2.198

(1)额叶(灰质)　　　　　(2)额叶(白质)　　　　　(3)顶叶(白质)　　　　　(4)顶叶(灰质)

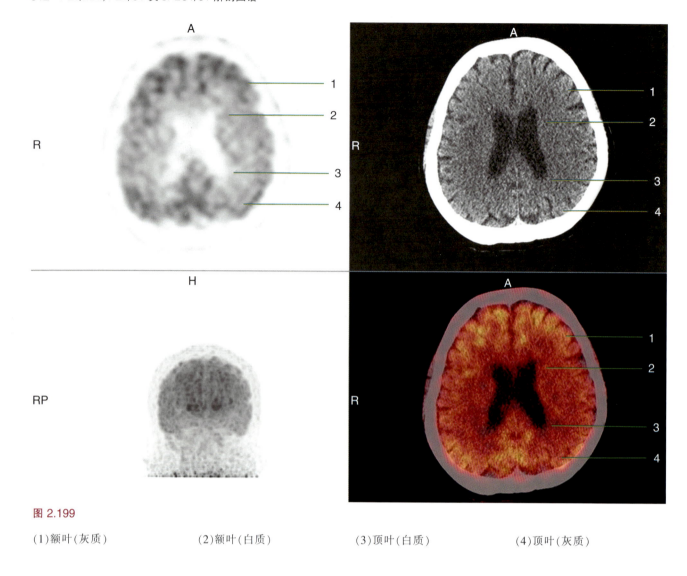

图 2.199

(1)额叶(灰质)　　　(2)额叶(白质)　　　(3)顶叶(白质)　　　(4)顶叶(灰质)

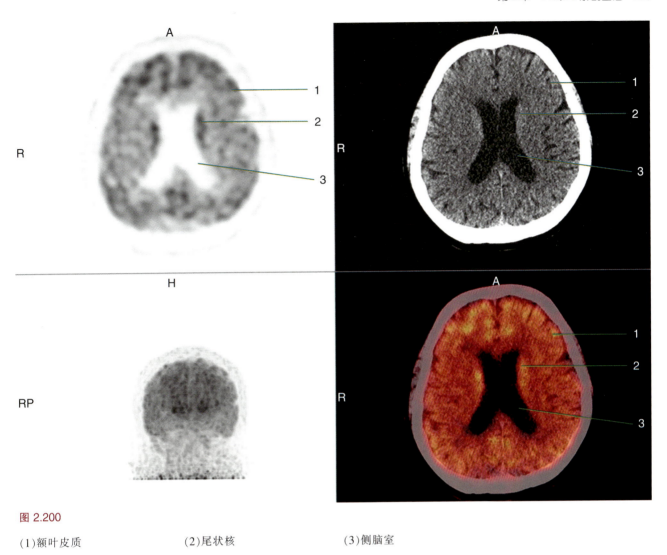

图 2.200

(1)额叶皮质　　(2)尾状核　　(3)侧脑室

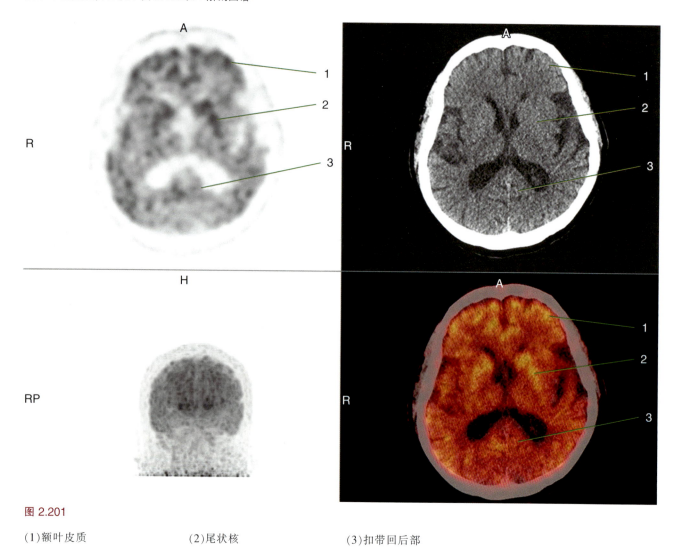

图 2.201

(1)额叶皮质 (2)尾状核 (3)扣带回后部

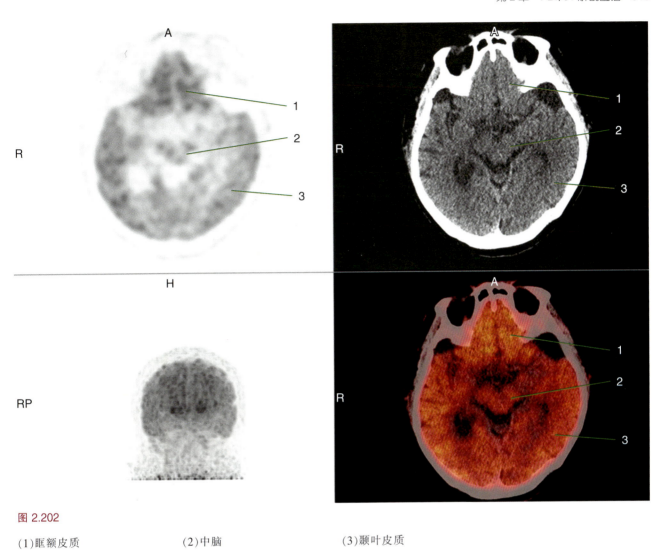

图 2.202

(1)眶额皮质 (2)中脑 (3)颞叶皮质

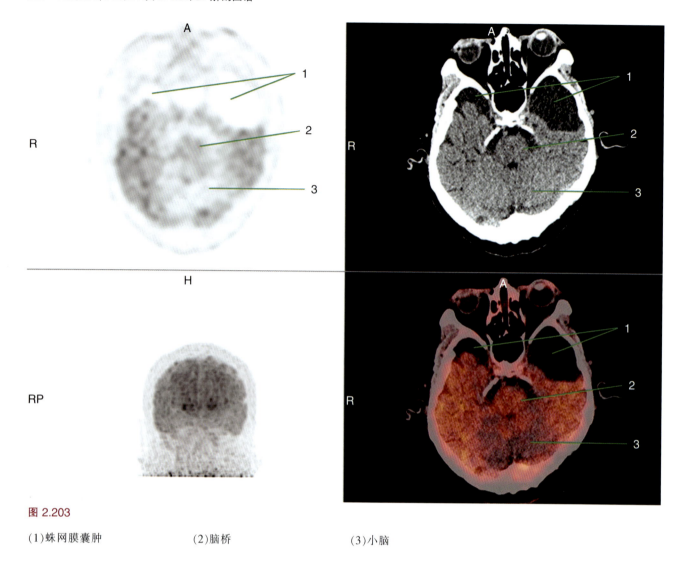

图 2.203

(1) 蛛网膜囊肿　　(2) 脑桥　　(3) 小脑

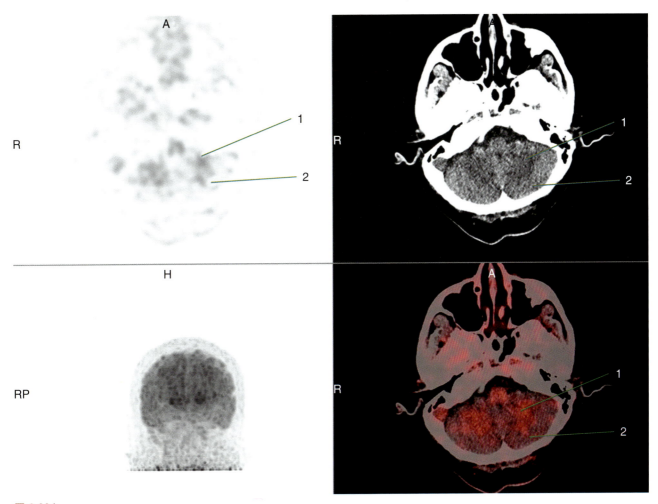

图 2.204

(1)小脑白质　　　　　　　(2)小脑皮质

2.2.4　^{18}F-FP-CIT

2.2.4.1　病例 1

患者,男,66 岁,因震颤 2 个月就诊。行 ^{18}F-FP-CIT PET/CT 检查用于疾病的鉴别诊断。

^{18}F-FP-CIT PET/CT 图像显示,尾状核、壳核、中脑明显摄取增高。患者曾被诊断患有原发性震颤(图 2.205 至图 2.212)[56,57]。

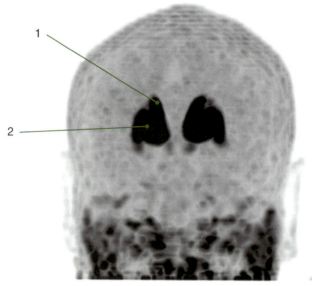

图 2.205

(1) 尾状核　　(2) 壳核

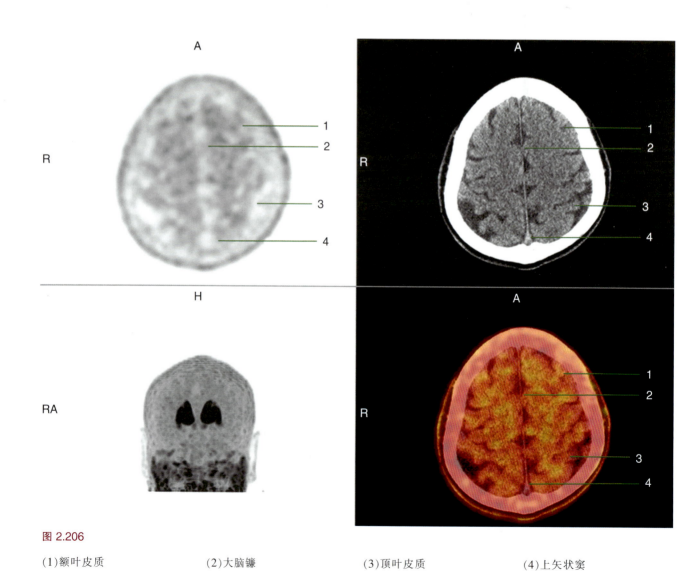

图 2.206

(1) 额叶皮质　　(2) 大脑镰　　(3) 顶叶皮质　　(4) 上矢状窦

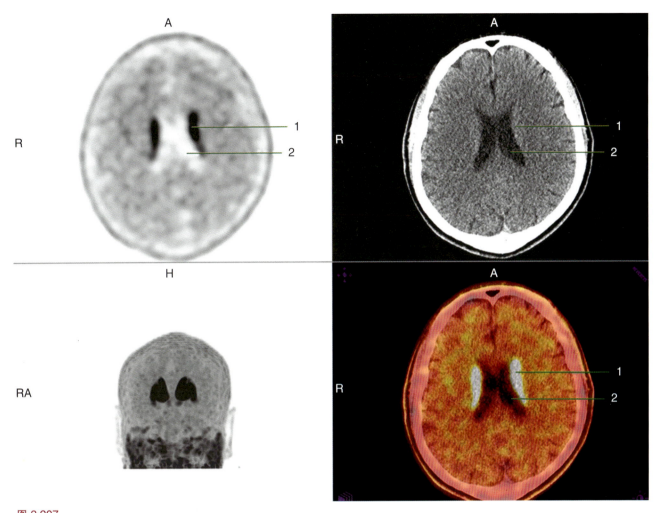

图 2.207

(1) 尾状核体　　　　(2) 侧脑室

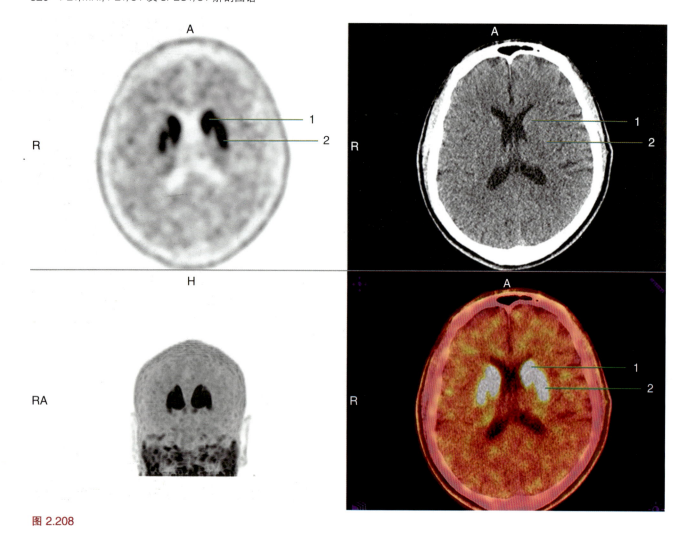

图 2.208

(1)尾状核头　　　(2)壳核

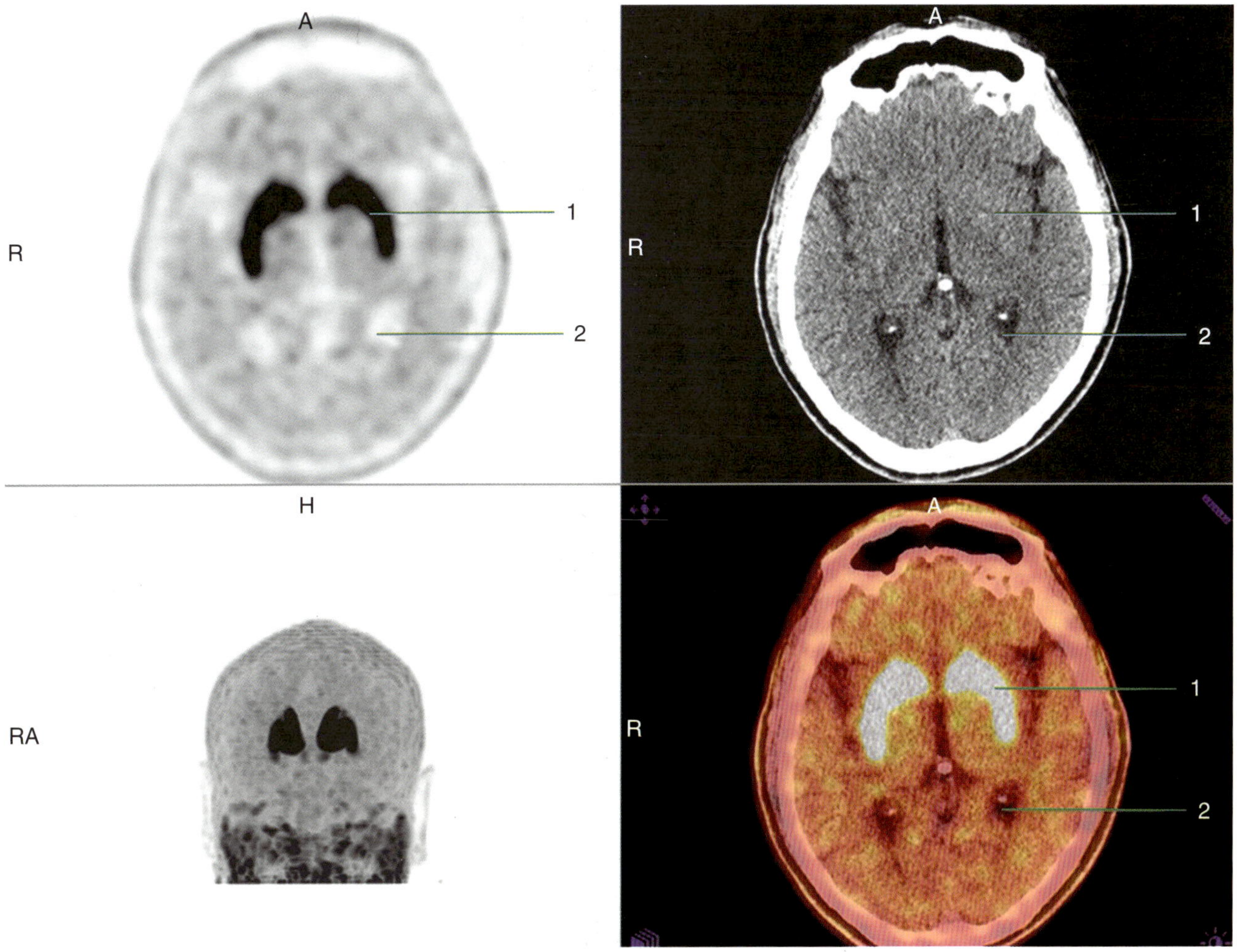

图 2.209

(1) 壳核 (2) 侧脑室

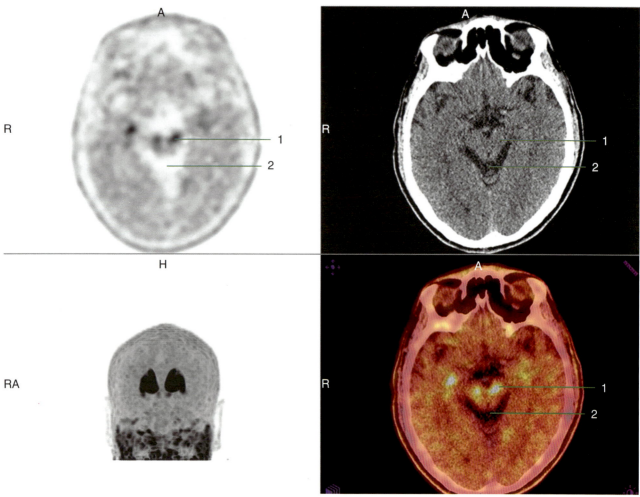

图 2.210

(1) 中脑(黑质)　　　　(2) 四叠体池

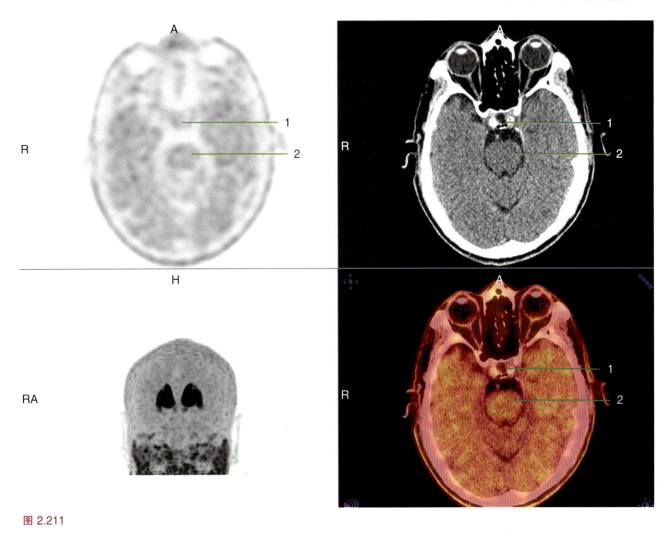

图 2.211

(1) 鞍背　　　　　　　　(2) 脑桥

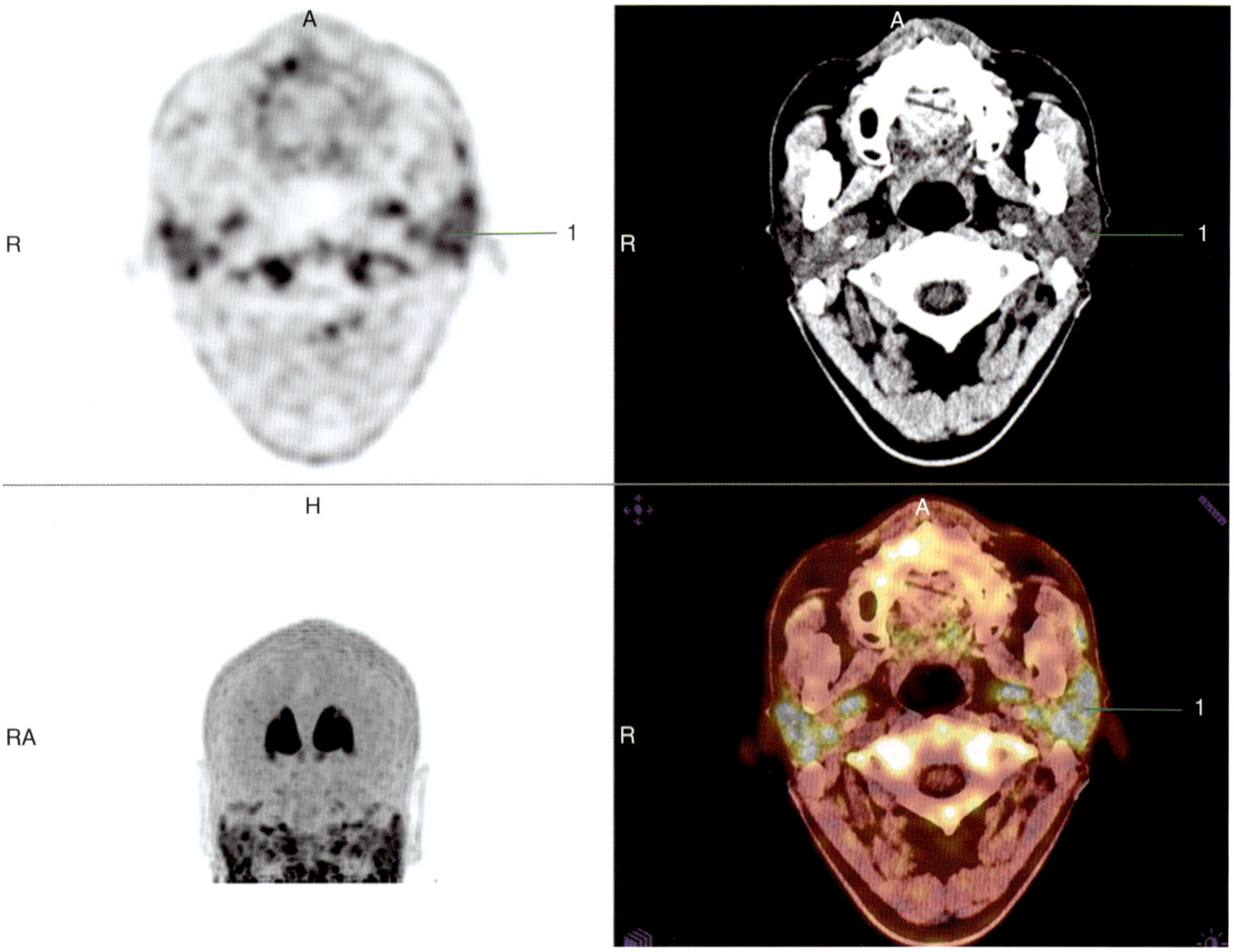

图 2.212

(1)腮腺中度摄取(生理性摄取)

2.2.4.2 病例 2

患者,男,54 岁,曾被诊断为帕金森病,行 ^{18}F-FP-CIT PET/CT 检查。^{18}F-FP-CIT PET/CT 图像显示双侧壳核摄取减少,以背侧后部明显,上述征象符合帕金森病的特征性表现[58](图 2.213 至图 2.222)。

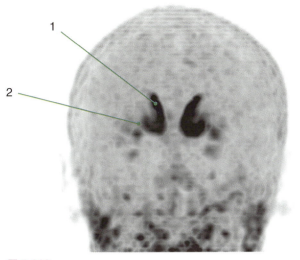

图 2.213

(1)尾状核　　　　　　　　(2)壳核(摄取减少)

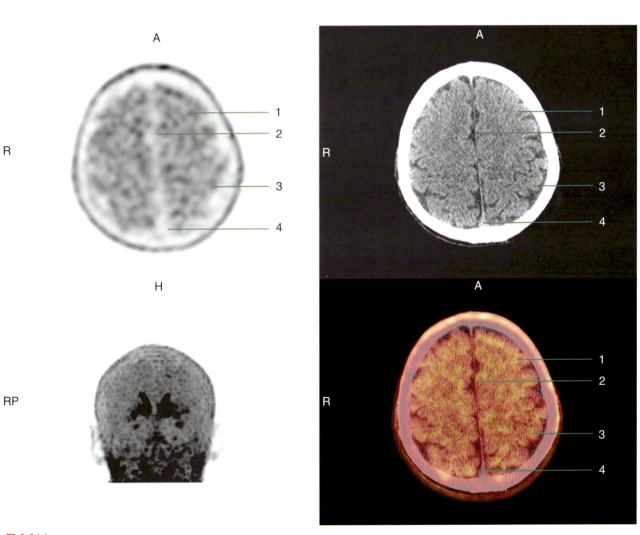

图 2.214

(1)额叶皮质　　　(2)大脑镰　　　(3)顶叶皮质　　　(4)上矢状窦

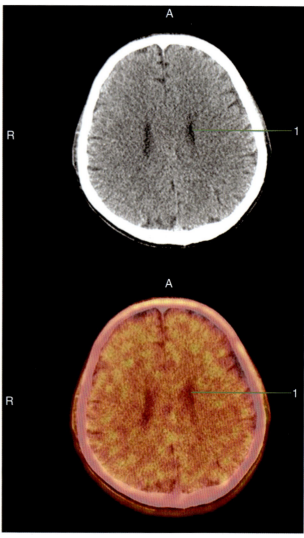

图 2.215

(1) 侧脑室(中央部分)

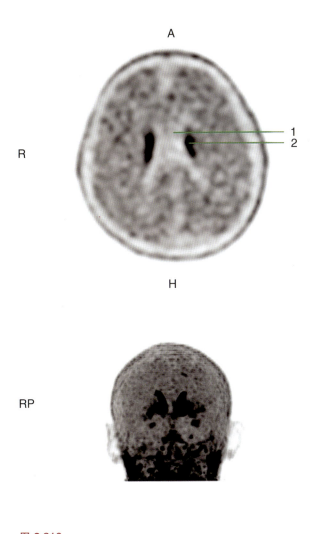
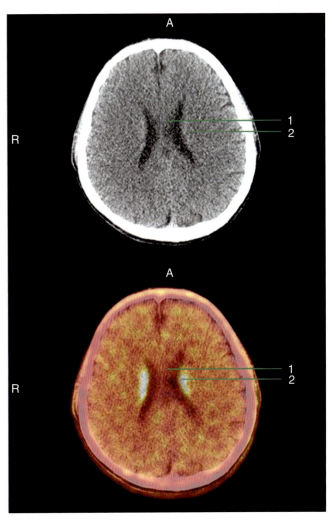

图 2.216

(1) 扣带回　　　　(2) 尾状核体

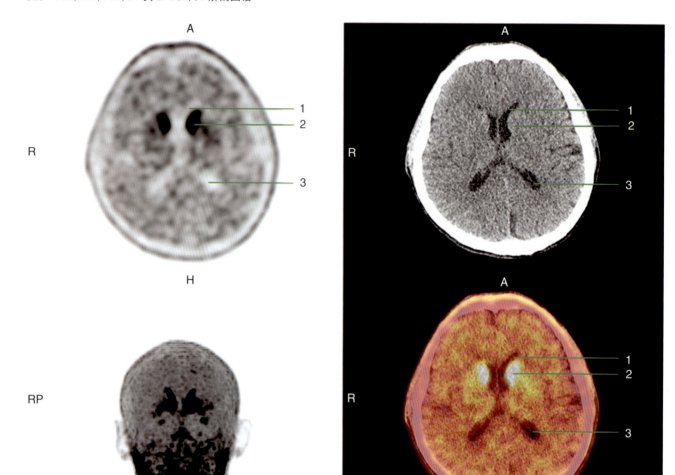

图 2.217

(1)侧脑室(前角)　　(2)尾状核头　　(3)侧脑室(后角)

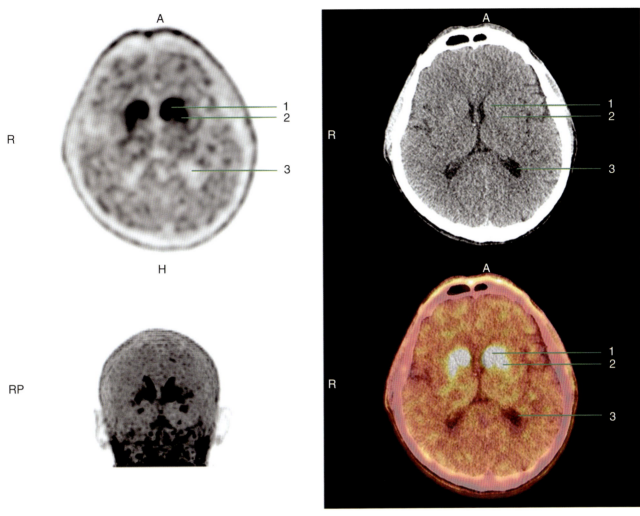

图 2.218

(1) 尾状核头　　(2) 壳核（后部摄取减少）　　(3) 侧脑室（后角）

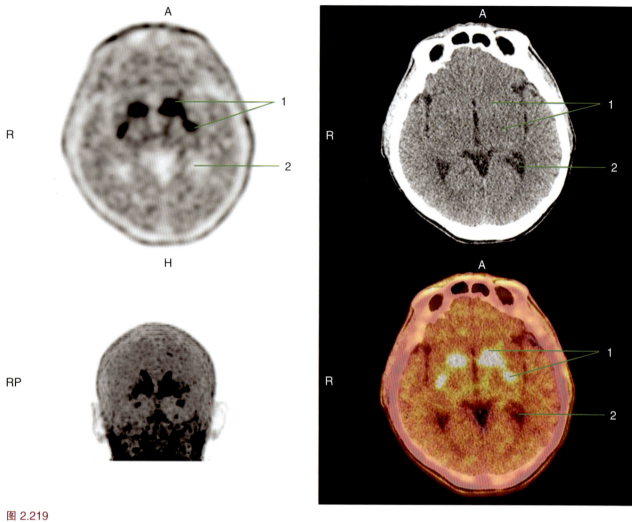

图 2.219

(1) 壳核(后部摄取减少) (2) 侧脑室(后角)

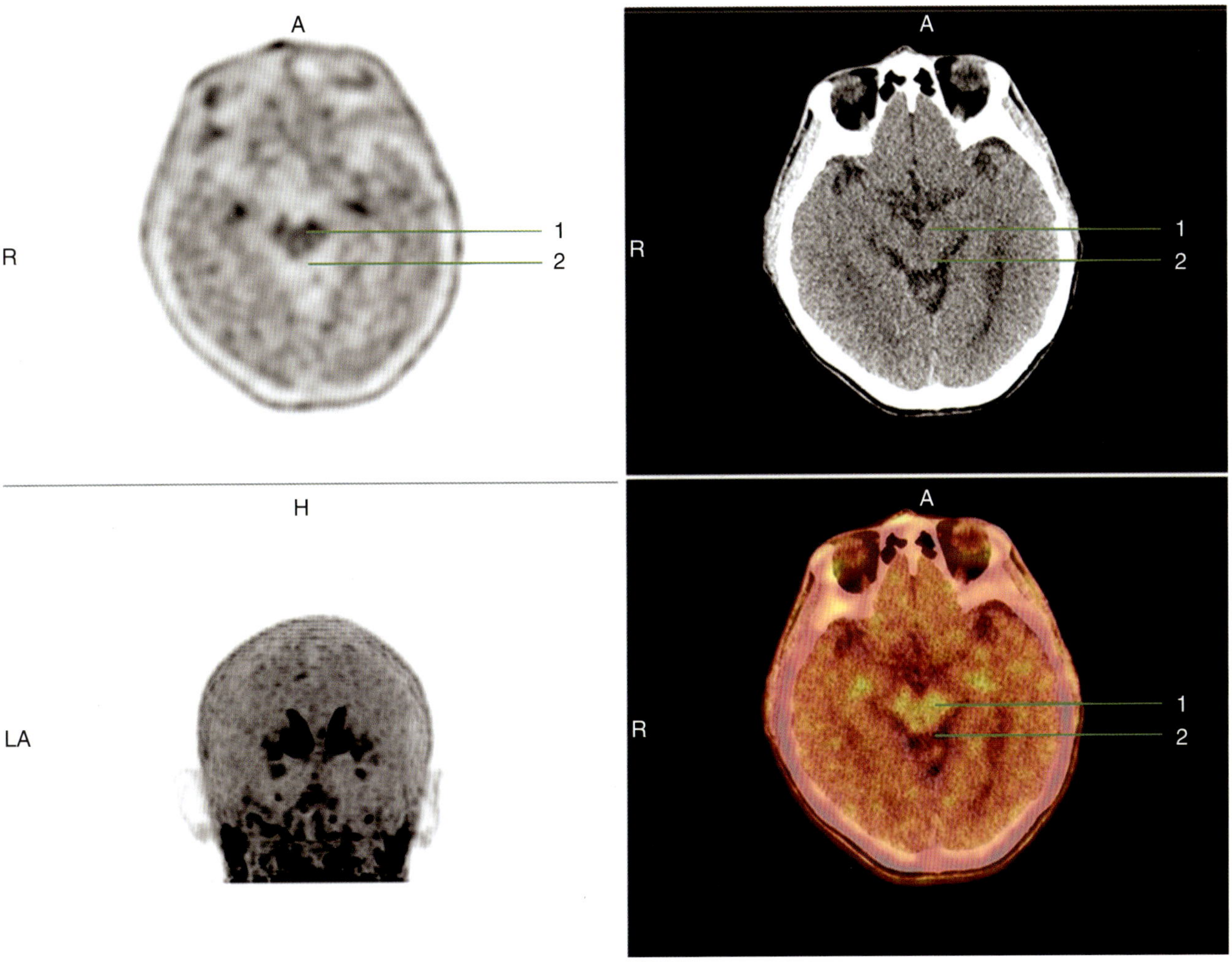

图 2.220

(1) 中脑(黑质)　　　　　　　　　(2) 四叠体池

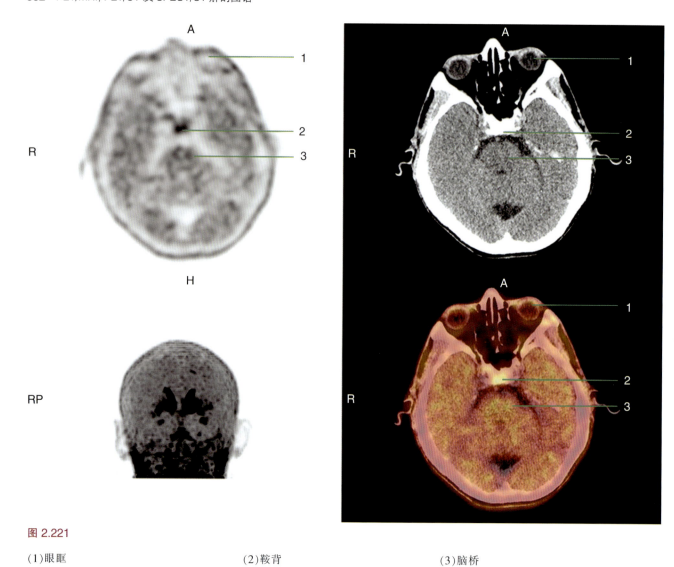

图 2.221

(1)眼眶　　　(2)鞍背　　　(3)脑桥

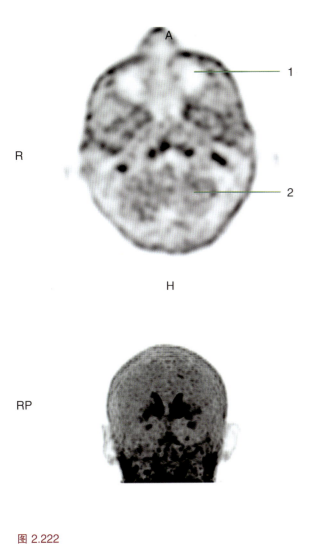
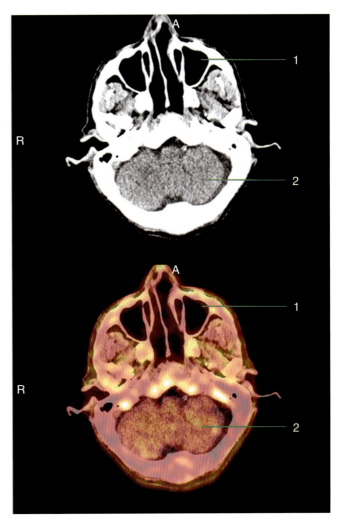

图 2.222

(1) 上颌窦　　　　　　　　(2) 小脑

2.2.5　^{18}F-氟马西尼

2.2.5.1　病例 1

患者,男,39 岁,自 3 岁起就患有癫痫,服用药物治疗。行 ^{18}F-氟马西尼(FMZ) PET/CT 检查用于评价癫痫病灶。

^{18}F-FMZ PET/CT 检查未发现病变。大脑皮质广泛摄取增高,基底神经节轻度摄取增高,上述征象为 ^{18}F-FMZ 在脑中的正常分布(图 2.223 至图 2.228)。

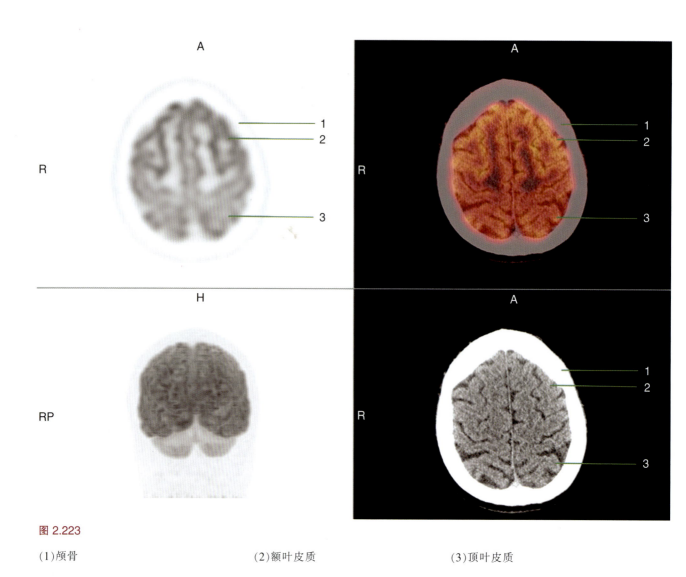

图 2.223

(1)颅骨　　　　　　　　　(2)额叶皮质　　　　　　　　　(3)顶叶皮质

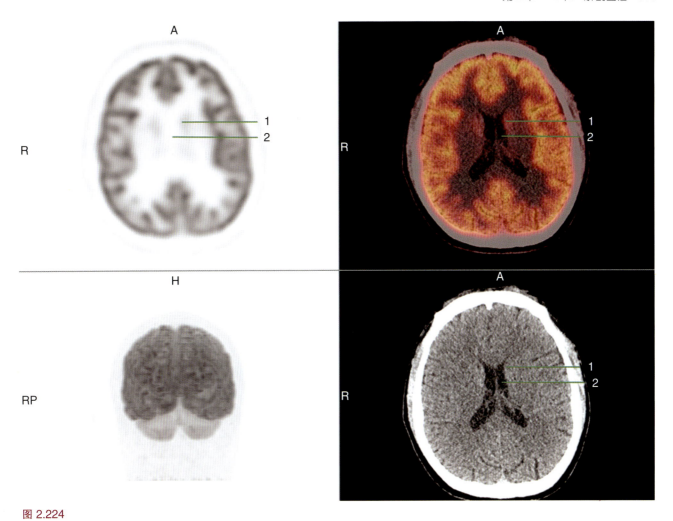

图 2.224

(1)尾状核　　　　　　　　(2)侧脑室

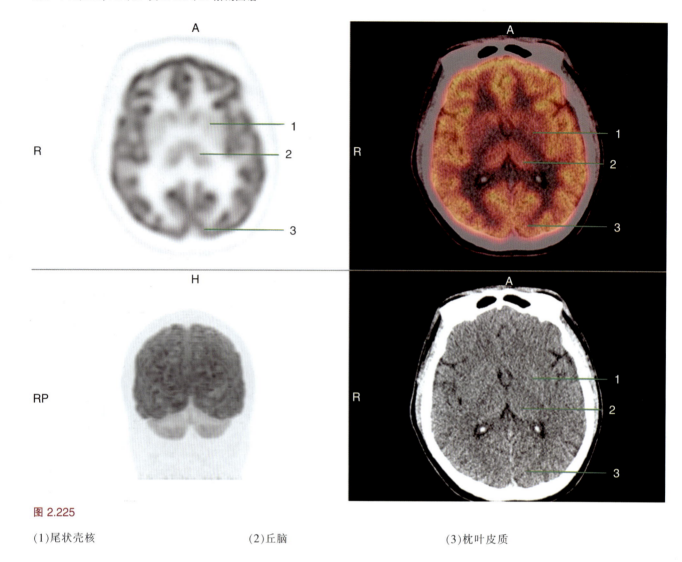

图 2.225

(1) 尾状壳核　　　　　　　　(2) 丘脑　　　　　　　　(3) 枕叶皮质

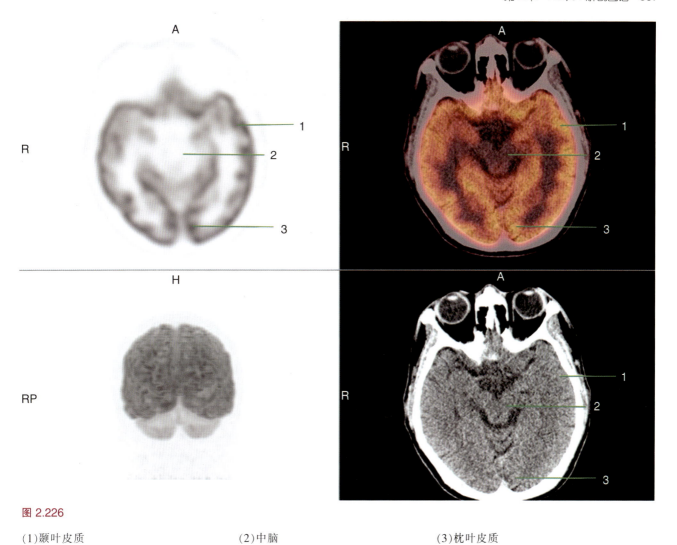

图 2.226

(1)颞叶皮质　　　　　　　　(2)中脑　　　　　　　　(3)枕叶皮质

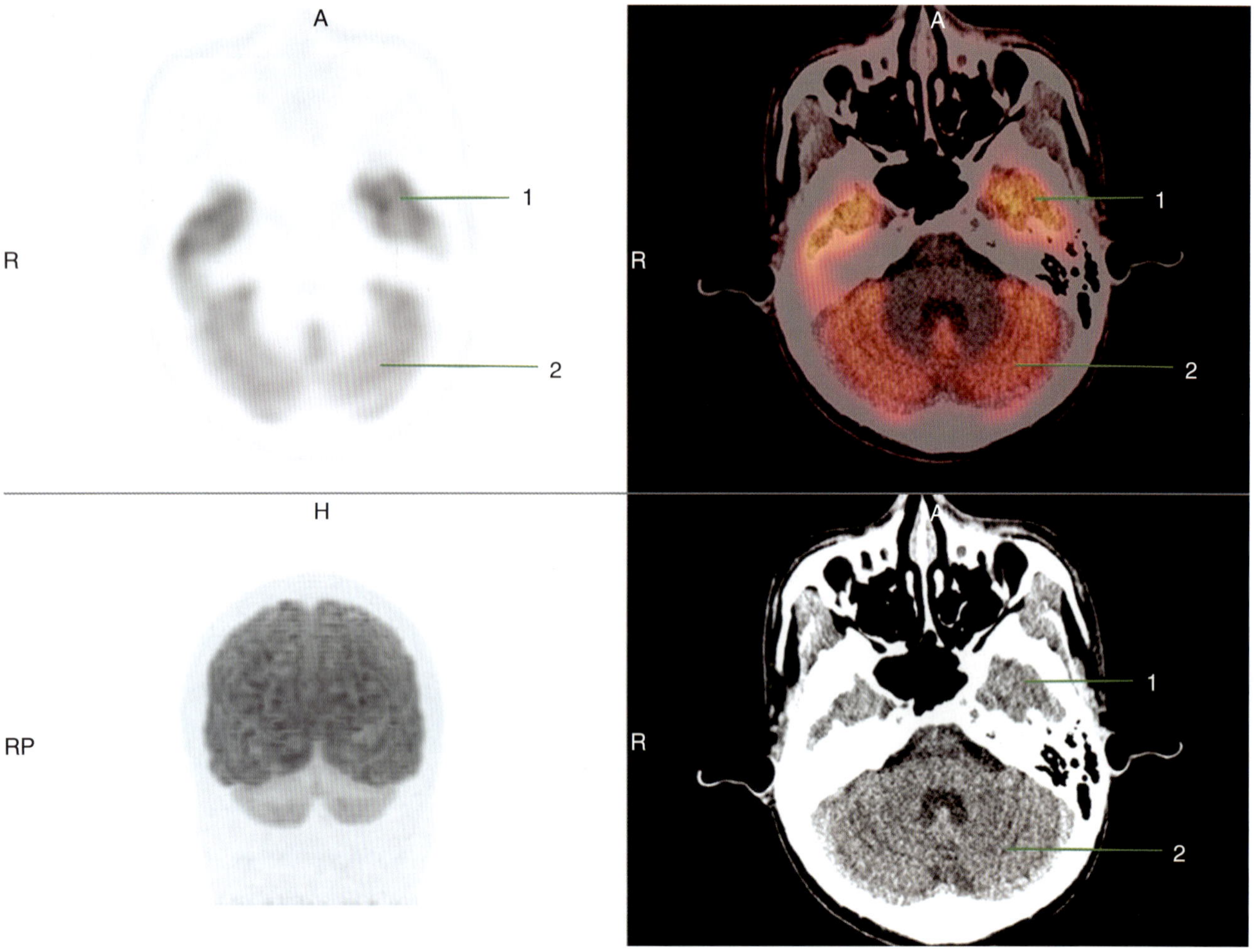

图 2.227

(1)颞叶皮质　　　　　　　　(2)小脑

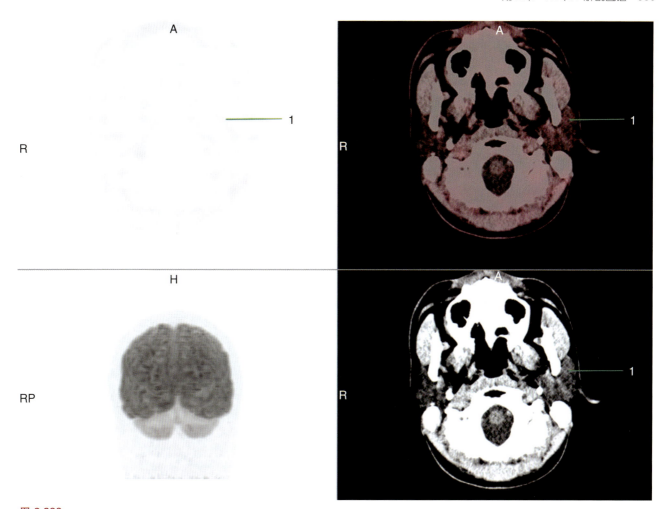

图 2.228

(1)腮腺

2.2.6 ^{68}Ga-精氨酸-甘氨酸-天冬氨酸(RGD)

2.2.6.1 病例 1

患者,女,50岁,因乳房扪及一肿块就诊。活检证实为乳腺癌。行 ^{68}Ga-RGD PET/CT 检查用于乳腺癌的分期诊断。

^{68}Ga-RGD PET/CT 图像显示左侧乳腺病灶摄取增高。另一个摄取增高的部位为左侧腋窝Ⅰ区肿大的淋巴结,提示乳腺癌转移。病理结果证实为浸润性导管癌和转移性淋巴结。同时发现右侧甲状腺轻度摄取,最终证实为一个良性结节(图 2.229 至图 2.238)[59,60]。

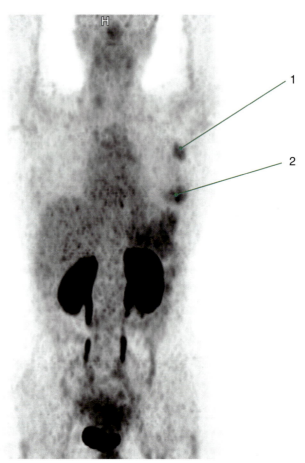

图 2.229

(1)左侧腋窝淋巴结转移　　　　(2)左侧乳腺癌

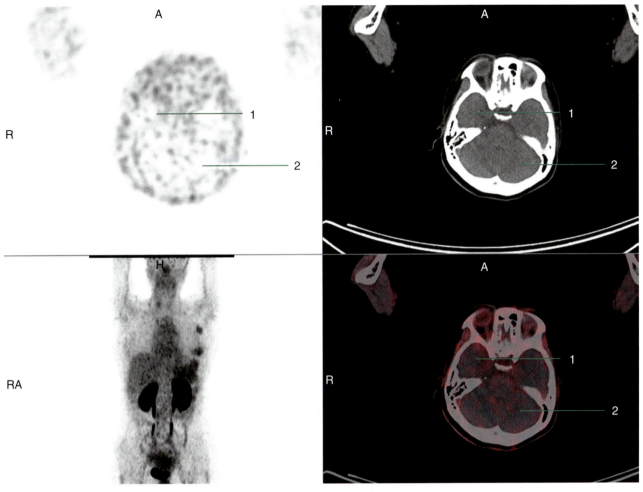

图 2.230

(1)右侧颞叶　　　　　　　　(2)左侧小脑

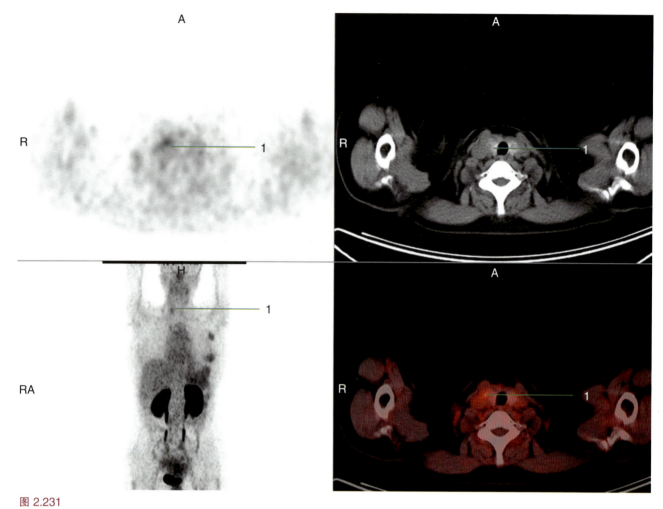

图 2.231

(1) 右侧甲状腺结节

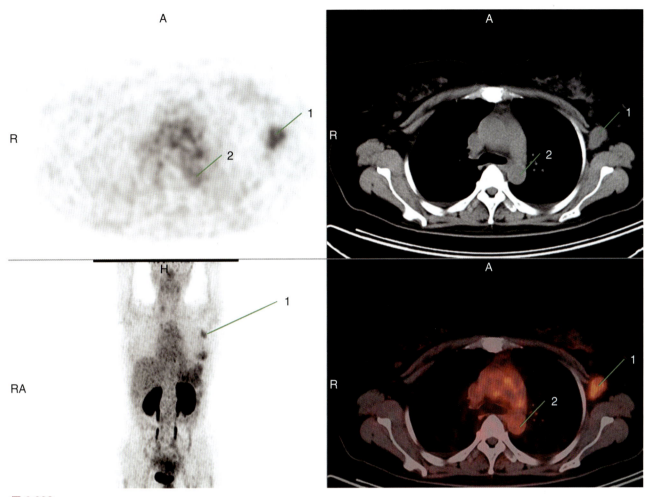

图 2.232

(1)左侧腋窝淋巴结转移　　　　　(2)降主动脉

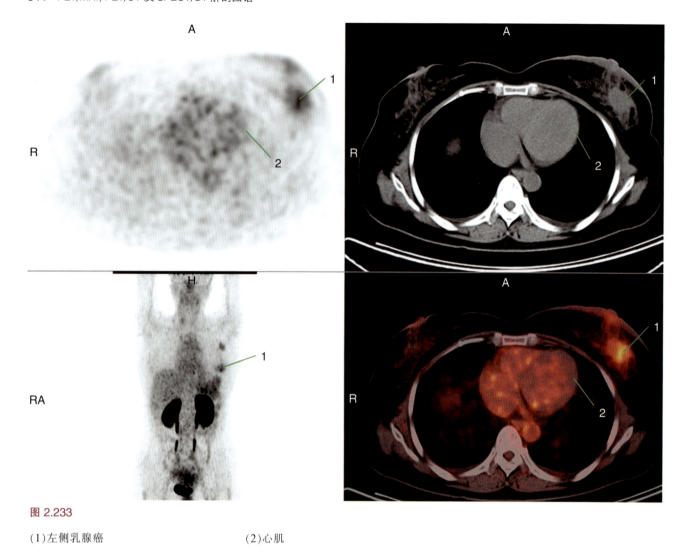

图 2.233

(1) 左侧乳腺癌 (2) 心肌

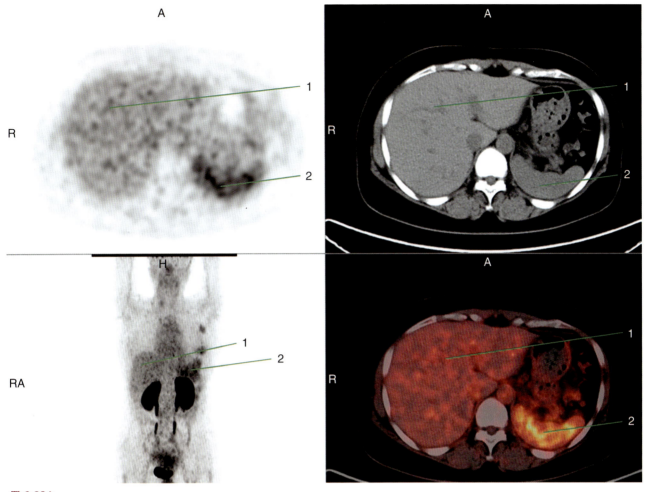

图 2.234

(1) 肝脏　　　　　　　　　　(2) 脾（生理性摄取）

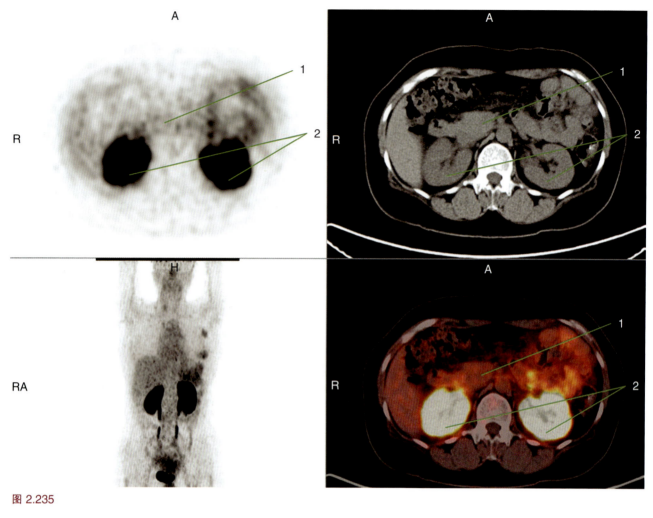

图 2.235

(1) 胰头　　(2) 肾脏（生理性摄取）

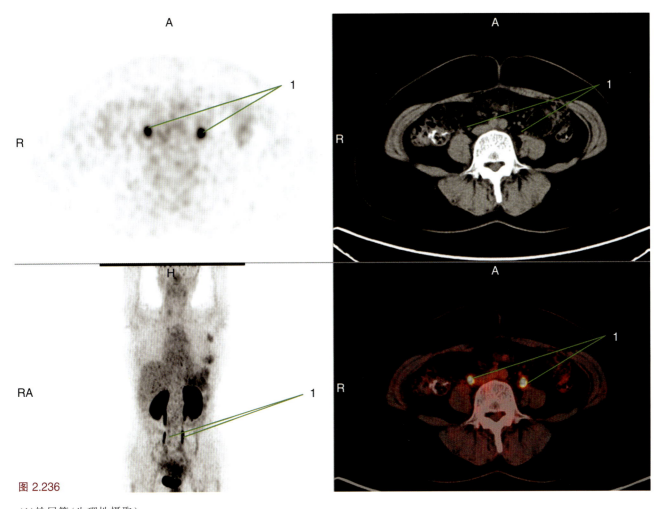

图 2.236

(1)输尿管(生理性摄取)

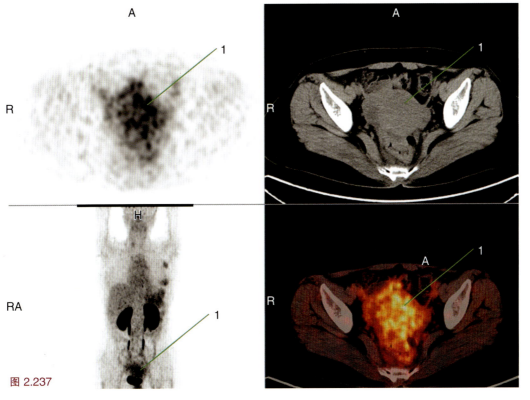

图 2.237

(1)子宫(生理性摄取)

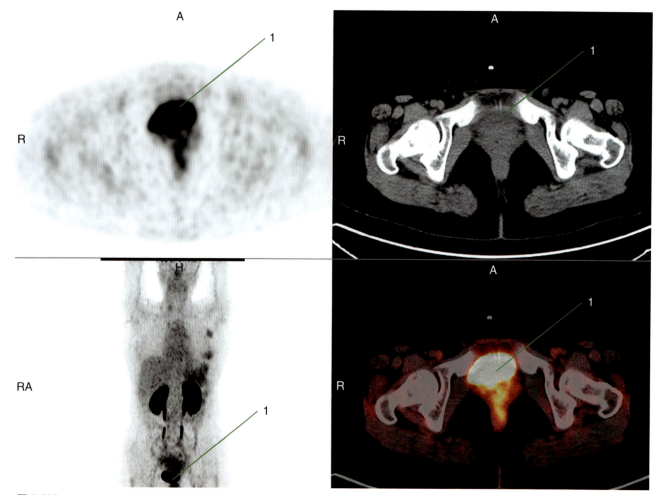

图 2.238

(1)膀胱

2.2.7 ^{68}Ga-DOTA-TOC

2.2.7.1 病例 1

患者,女,54 岁,因头痛乏力就诊。MRI 发现小脑内 2 个肿块,考虑为成血管细胞瘤。腹部 CT 显示双侧肾脏和胰头部多个肿块。行 ^{68}Ga-DOTA-TOC PET/CT 检查以评价肿块性质。

^{68}Ga-DOTA-TOC PET/CT 图像显示,小脑肿块和胰头部肿块摄取增高,提示为成血管细胞瘤和神经内分泌瘤。而在双侧肾脏多个肿块中未发现明显摄取。胰腺病变证实为神经内分泌肿瘤,肾脏病变证实为肾细胞癌。患者最终诊断为 von Hippel-Lindau 综合征[61,62](图 2.239 至图 2.245)。

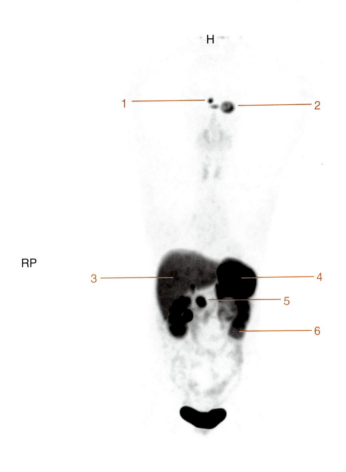

图 2.239

(1)右侧小脑成血管细胞瘤　　　　　　　　(2)左侧小脑成血管细胞瘤
(3)肝脏(生理性摄取)　　　　　　　　　　(4)脾(生理性摄取)
(5)胰头神经内分泌肿瘤　　　　　　　　　(6)左肾下极肾细胞癌

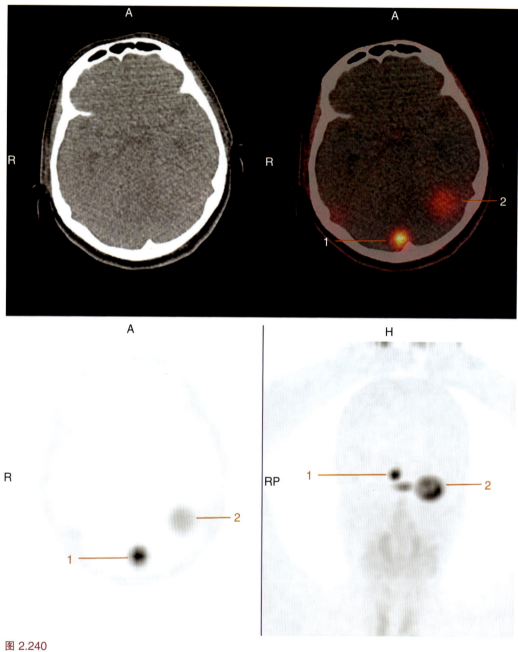

图 2.240

(1)右侧小脑成血管细胞瘤　　(2)左侧小脑成血管细胞瘤

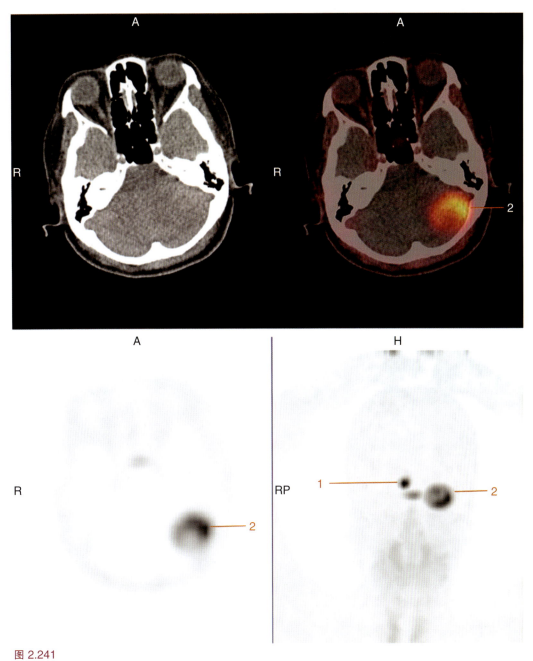

图 2.241

(1) 右侧小脑成血管细胞瘤　　(2) 左侧小脑成血管细胞瘤

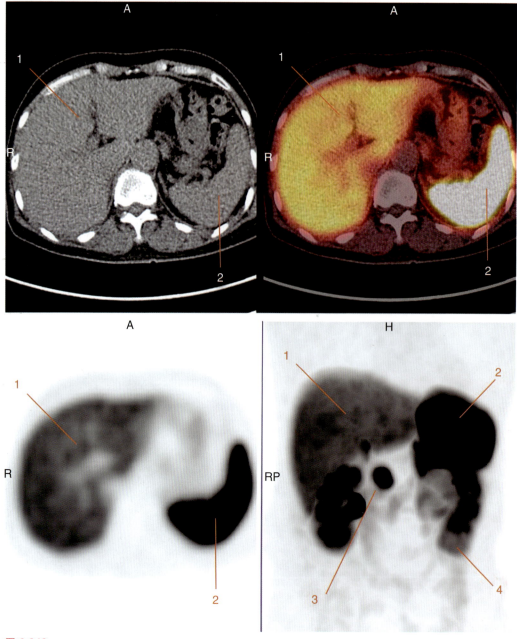

图 2.242

(1) 肝脏（生理性摄取） (2) 脾（生理性摄取）
(3) 胰头神经内分泌肿瘤 (4) 左肾下极肾细胞癌

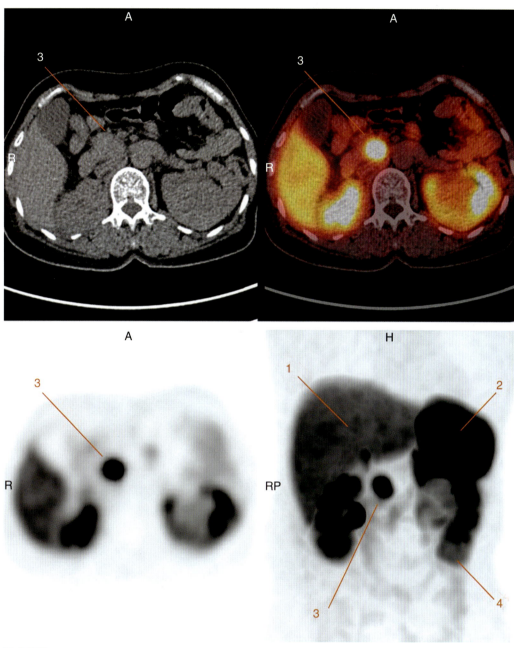

图 2.243

(1)肝脏(生理性摄取)　　　　　(2)脾(生理性摄取)
(3)胰头神经内分泌肿瘤　　　　(4)左肾下极肾细胞癌

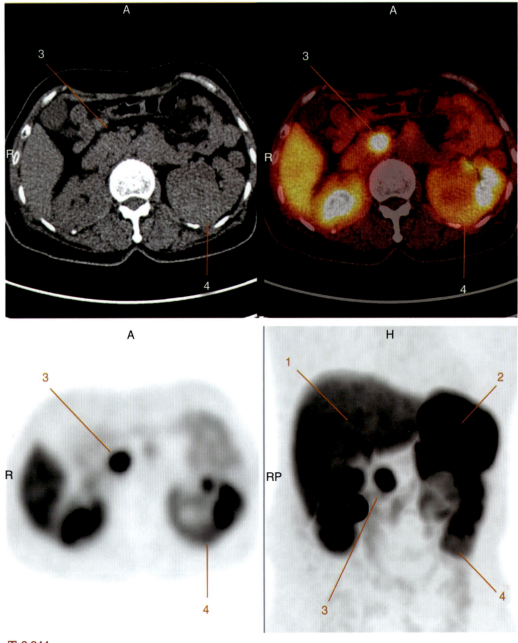

图 2.244

(1)肝脏(生理性摄取) (2)脾(生理性摄取)
(3)胰头神经内分泌肿瘤 (4)左肾下极肾细胞癌

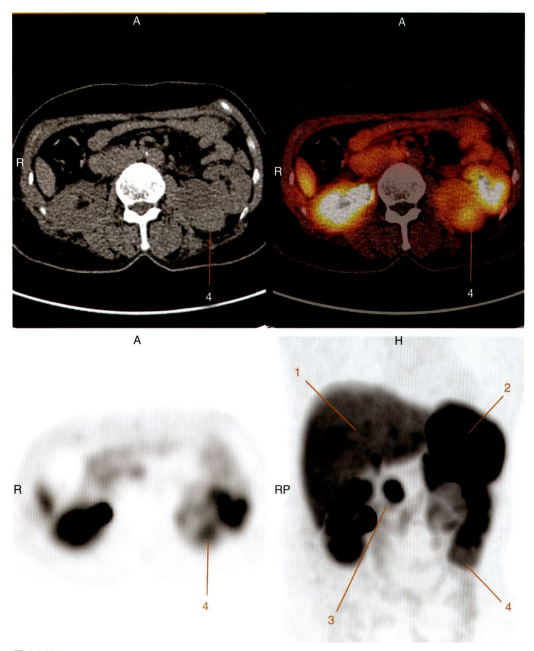

图 2.245

(1)肝脏(生理性摄取)
(2)脾(生理性摄取)
(3)胰头神经内分泌肿瘤
(4)左肾下极肾细胞癌

(孙华 唐晓霞 译)

参考文献

1. Chung J-K, Kim Y, Kim S-K, Lee Y, Paek S, Yeo J et al (2002) Usefulness of 11C-methionine PET in the evaluation of brain lesions that are hypo- or isometabolic on 18F-FDG PET. Eur J Nucl Med Mol Imaging 29:176–82
2. Paidpally V, Tahari AK, Lam S, Alluri K, Marur S, Koch W et al (2013) Addition of 18F-FDG PET/CT to clinical assessment predicts overall survival in HNSCC: a retrospective analysis with follow-up for 12 years. J Nucl Med 54:2039–45
3. Acar T, Savas R, Kocacelebi K, Guneyli S (2014) Supraclavicular lymphadenopathy: should it be perceived as the Virchow's node of head and neck tumors? Oncol Res Treat 37:726–30
4. Joo YH, Yoo IR, Cho KJ, Park JO, Nam IC, Kim CS et al (2014) The value of preoperative 18F-FDG PET/CT for assessing the contralateral neck in head and neck cancer patients with unilateral node metastasis (N1-3). Clin Otolaryngol 39:338–44
5. Arya S, Rane P, Deshmukh A (2014) Oral cavity squamous cell carcinoma: role of pretreatment imaging and its influence on management. Clin Radiol 69:916–30
6. Rosen EL, Eubank WB, Mankoff DA (2007) FDG PET, PET/CT, and breast cancer imaging 1. Radiographics 27:S215–9
7. Gaeta C, Vercher-Conejero J, Sher A, Kohan A, Rubbert C, Avril N (2013) Recurrent and metastatic breast cancer PET, PET/CT, PET/MRI: FDG and new biomarkers. Q J Nucl Med Mol Imaging 57:352–66
8. Lu Y-Y, Chen J-H, Liang J-A, Chu S, Lin W-Y, Kao C-H (2014) 18F-FDG PET or PET/CT for detecting extensive disease in small-cell lung cancer: a systematic review and meta-analysis. Nucl Med Commun 35:697–703
9. Antoniou AJ, Marcus C, Tahari AK, Wahl RL, Subramaniam RM (2014) Follow-up or surveillance 18F-FDG PET/CT and survival outcome in lung cancer patients. J Nucl Med 55:1062–8
10. Heusch P, Buchbender C, Köhler J, Nensa F, Gauler T, Gomez B et al (2014) Thoracic staging in lung cancer: prospective comparison of 18F-FDG PET/MR imaging and 18F-FDG PET/CT. J Nucl Med 55:373–8
11. De Wever W, Verschakelen J, Coolen J (2014) Role of imaging in diagnosis, staging and follow-up of lung cancer. Curr Opin Pulm Med 20:385–92
12. Hayes SA, Plodkowski AJ, Ginsberg MS (2014) Imaging of thoracic cavity tumors. Surg Oncl Clin N Am 23:709–33
13. Prabhakar HB, Rabinowitz CB, Gibbons FK, O'Donnell WJ, Shepard J-AO, Aquino SL (2008) Imaging features of sarcoidosis on MDCT, FDG PET, and PET/CT. Am J Roentgenol 190(3 Suppl):S1–6
14. Soussan M, Augier A, Brillet P-Y, Weinmann P, Valeyre D (2014) Functional imaging in extrapulmonary sarcoidosis: FDG-PET/CT and MR features. Clin Nucl Med 39:e146–59
15. Al-Thani H, El-Menyar A, Rasul KI, Al-Sulaiti M, El-Mabrok J, Hajaji K et al (2014) Clinical presentation, management and outcomes of gastrointestinal stromal tumors. Int J Surg 12:1127–33
16. Kim HO, Kim JE, Bae KS, Choi BH, Jeong CY, Lee JS (2014) Imaging findings of primary malignant gastrointestinal stromal tumor of the liver. Jpn J Radiol 32:365–70
17. Shulkin BL, Chang E, Strouse PJ, Bloom DA, Hutchinson RJ (1997) PET FDG studies of Wilms tumors. J Pediatr Hematol Oncol 19:334–8
18. Hossain AM, Shulkin BL, Gelfand MJ, Bashir H, Daw NC, Sharp SE et al (2010) FDG positron emission tomography/computed tomography studies of Wilms' tumor. Eur J Nucl Med Mol Imaging 37:1300–8
19. Park K, Jang G, Baek S, Song H (2013) Usefulness of combined PET/CT to assess regional lymph node involvement in gastric cancer. Tumori 100:201–6
20. Yun M (2014) Imaging of gastric cancer metabolism using 18F-FDG PET/CT. J Gastric Cancer 14:1–6
21. Ma Q, Xin J, Zhao Z, Guo Q, Yu S, Xu W et al (2013) Value of 18F-FDG PET/CT in the diagnosis of primary gastric cancer via stomach distension. Eur J Radiol 82:e302–6
22. Chung HW, Lee S-Y, Han HS, Park HS, Yang JH, Lee HH et al (2013) Gastric cancers with microsatellite instability exhibit high fluorodeoxyglucose uptake on positron emission tomography. Gastric Cancer 16:185–92
23. Rijkers A, Valkema R, Duivenvoorden H, van Eijck C (2014) Usefulness of F-18-fluorodeoxyglucose positron emission tomography to confirm suspected pancreatic cancer: a meta-analysis. Eur J Surg Oncol 40:794–804
24. Strobel K, Heinrich S, Bhure U, Soyka J, Veit-Haibach P, Pestalozzi BC et al (2008) Contrast-enhanced 18F-FDG PET/CT: 1-stop-shop imaging for assessing the resectability of pancreatic cancer. J Nucl Med 49:1408–13

25. Epelbaum R, Frenkel A, Haddad R, Sikorski N, Strauss LG, Israel O et al (2013) Tumor aggressiveness and patient outcome in cancer of the pancreas assessed by dynamic 18F-FDG PET/CT. J Nucl Med 54:12–8
26. Heinrich S, Goerres GW, Schäfer M, Sagmeister M, Bauerfeind P, Pestalozzi BC et al (2005) Positron emission tomography/computed tomography influences on the management of resectable pancreatic cancer and its cost-effectiveness. Ann Surg 242:235
27. Tsurusaki M, Okada M, Kuroda H, Matsuki M, Ishii K, Murakami T (2014) Clinical application of 18F-fluorodeoxyglucose positron emission tomography for assessment and evaluation after therapy for malignant hepatic tumor. J Gastroenterol 49:46–56
28. Song MJ, Bae SH, Lee SW, Kim HY, Yoo IR, Choi J-I et al (2013) 18F-fluorodeoxyglucose PET/CT predicts tumour progression after transarterial chemoembolization in hepatocellular carcinoma. Eur J Nucl Med Mol Imaging 40:865–73
29. Talbot J-N, Fartoux L, Balogova S, Nataf V, Kerrou K, Gutman F et al (2010) Detection of hepatocellular carcinoma with PET/CT: a prospective comparison of 18F-fluorocholine and 18F-FDG in patients with cirrhosis or chronic liver disease. J Nucl Med 51:1699–706
30. Schierz J-H, Opfermann T, Steenbeck J, Lopatta E, Settmacher U, Stallmach A et al (2013) Early dynamic 18F-FDG PET to detect hyperperfusion in hepatocellular carcinoma liver lesions. J Nucl Med 54:848–54
31. Sun L, Guan Y-S, Pan W-M, Luo Z-M, Wei J-H, Zhao L et al (2009) Metabolic restaging of hepatocellular carcinoma using whole-body 18F-FDG PET/CT. World J Hepatol 1:90
32. Kijima S, Sasaki T, Nagata K, Utano K, Lefor AT, Sugimoto H (2014) Preoperative evaluation of colorectal cancer using CT colonography, MRI, and PET/CT. World J Gastroenterol 20:16964–74
33. Engelmann BE, Loft A, Kjær A, Nielsen HJ, Gerds TA, Benzon EV et al (2014) Positron emission tomography/computed tomography and biomarkers for early treatment response evaluation in metastatic colon cancer. Oncologist 19:164–72
34. Bipat S, Niekel M, Comans E, Nio C, Bemelman W, Verhoef C et al (2012) Imaging modalities for the staging of patients with colorectal cancer. Neth J Med 70:26–34
35. Brush J, Boyd K, Chappell F, Crawford F, Dozier M, Fenwick E et al (2011) The value of FDG positron emission tomography/computerised tomography (PET/CT) in pre-operative staging of colorectal cancer: a systematic review and economic evaluation. Health Technol Assess 15:1–192
36. Grassetto G, Capirci C, Marzola MC, Rampin L, Chondrogiannis S, Musto A et al (2012) Colorectal cancer: prognostic role of 18F-FDG-PET/CT. Abdom Imaging 37:575–9
37. Metser U, Hussey D, Murphy G (2014) Impact of 18F-FDG PET/CT on the staging and management of follicular lymphoma. Br J Radiol 87:1042
38. Gallamini A, Borra A (2014) Role of PET in lymphoma. Curr Treat Options Oncol 15:248–61
39. Chavdarova LI, Tzonevska AD, Piperkova EN (2012) Discrepancies and priorities in staging and restaging malignant lymphoma by SPET, SPET/CT, PET/CT and PET/MRI. Hell J Nucl Med 16:223–9
40. Le Dortz L, De Guibert S, Bayat S, Devillers A, Houot R, Rolland Y et al (2010) Diagnostic and prognostic impact of 18F-FDG PET/CT in follicular lymphoma. Eur J Nucl Med Mol Imaging 37:2307–14
41. Quartuccio N, Fox J, Kuk D, Wexler LH, Baldari S, Cistaro A et al (2015) Pediatric bone sarcoma: diagnostic performance of 18F-FDG PET/CT versus conventional imaging for initial staging and follow-up. Am J Roentgenol 204:153–60
42. Costelloe CM, Chuang HH, Madewell JE (2014) FDG PET/CT of primary bone tumors. Am J Roentgenol 202:W521–31
43. Quartuccio N, Treglia G, Salsano M, Mattoli MV, Muoio B, Piccardo A et al (2013) The role of Fluorine-18-Fluorodeoxyglucose positron emission tomography in staging and restaging of patients with osteosarcoma. Radiol Oncol 47:97–183
44. Walter F, Federman N, Apichairuk W, Nelson S, Phelps ME, Allen-Auerbach M et al (2011) 18F-fluorodeoxyglucose uptake of bone and soft tissue sarcomas in pediatric patients. Pediatr Hematol Oncol 28:579–87
45. Charest M, Hickeson M, Lisbona R, Novales-Diaz J-A, Derbekyan V, Turcotte RE (2009) FDG PET/CT imaging in primary osseous and soft tissue sarcomas: a retrospective review of 212 cases. Eur J Nucl Med Mol Imaging 36:1944–51
46. Fuglø HM, Jørgensen SM, Loft A, Hovgaard D, Petersen MM (2012) The diagnostic and prognostic value of 18F-FDG PET/CT in the initial assessment of high-grade bone and soft tissue sarcoma: a retrospective study of 89 patients. Eur J Nucl Med Mol Imaging 39:1416–24
47. Oyama N, Okazawa H, Kusukawa N, Kaneda T, Miwa Y, Akino H et al (2009) 11C-Acetate PET imaging for renal cell carcinoma. Eur J Nucl Med Mol Imaging 36:422–7

48. Grassi I, Nanni C, Allegri V, Morigi JJ, Montini GC, Castellucci P et al (2012) The clinical use of PET with (11)C-acetate. Am J Nucl Med Mol Imaging 2:33–47
49. Higashi K, Ueda Y, Matsunari I, Kodama Y, Ikeda R, Miura K et al (2004) 11C-acetate PET imaging of lung cancer: comparison with 18F-FDG PET and 99mTc-MIBI SPET. Eur J Nucl Med Mol Imaging 31:13–21
50. Ogawa T, Shishido F, Kanno I, Inugami A, Fujita H, Murakami M et al (1993) Cerebral glioma: evaluation with methionine PET. Radiology 186:45–53
51. Singhal T, Narayanan TK, Jacobs MP, Bal C, Mantil JC (2012) 11C-Methionine PET for grading and prognostication in gliomas: a comparison study with 18F-FDG PET and contrast enhancement on MRI. J Nucl Med 53:1709–15
52. Kato T, Shinoda J, Nakayama N, Miwa K, Okumura A, Yano H et al (2008) Metabolic assessment of gliomas using 11C-methionine, [18F] fluorodeoxyglucose, and 11C-choline positron-emission tomography. Am J Neuroradiol 29:1176–82
53. Ikonomovic MD, Klunk WE, Abrahamson EE, Mathis CA, Price JC, Tsopelas ND et al (2008) Post-mortem correlates of in vivo PiB-PET amyloid imaging in a typical case of Alzheimer's disease. Brain 131(Pt 6):1630–45
54. Zhang S, Smailagic N, Hyde C, Noel-Storr AH, Takwoingi Y, McShane R et al (2014) (11)C-PIB-PET for the early diagnosis of Alzheimer's disease dementia and other dementias in people with mild cognitive impairment (MCI). Cochrane Database Syst Rev 7:CD010386
55. Cohen AD, Klunk WE. Early detection of Alzheimer's disease using PiB and FDG PET. Neurobiol Dis. 2014;72, Part A(0):117–22.
56. Wang J, Zuo C-T, Jiang Y-P, Guan Y-H, Chen Z-P, Xiang J-D et al (2007) 18F-FP-CIT PET imaging and SPM analysis of dopamine transporters in Parkinson's disease in various Hoehn & Yahr stages. J Neurol 254:185–90
57. Song I-U, Chung Y-A, Oh J-K, Chung S-W (2014) An FP-CIT PET comparison of the difference in dopaminergic neuronal loss in subtypes of early Parkinson's disease. Acta Radiol 55:366–71
58. Lorberboym M, Treves TA, Melamed E, Lampl Y, Hellmann M, Djaldetti R (2006) [123I]-FP/CIT SPECT imaging for distinguishing drug-induced parkinsonism from Parkinson's disease. Mov Disord 21:510–14
59. Yoon H-J, Kang K, Chun I, Cho N, Im S-A, Jeong S et al (2014) Correlation of breast cancer subtypes, based on estrogen receptor, progesterone receptor, and HER2, with functional imaging parameters from 68Ga-RGD PET/CT and 18F-FDG PET/CT. Eur J Nucl Med Mol Imaging 41:1534–43
60. Beer AJ, Haubner R, Sarbia M, Goebel M, Luderschmidt S, Grosu AL et al (2006) Positron emission tomography using [18F]Galacto-RGD identifies the level of integrin αvβ3 expression in man. Clin Cancer Res 12:3942–9
61. Kroiss A, Putzer D, Decristoforo C, Uprimny C, Warwitz B, Nilica B et al (2013) 68Ga-DOTA-TOC uptake in neuroendocrine tumour and healthy tissue: differentiation of physiological uptake and pathological processes in PET/CT. Eur J Nucl Med Mol Imaging 40:514–23
62. Oh J-R, Kulkarni H, Carreras C, Schalch G, Min J-J, Baum RP (2012) Ga-68 Somatostatin receptor PET/CT in von Hippel-Lindau disease. Nucl Med Mol Imaging 46:129–33

第 3 章 SPECT/CT解剖图谱

计算机算法在计算机断层扫描成像(CT)中的成功应用使其也用于放射性核素技术和单光子发射型计算机断层显像(SPECT)，相比较二维平面图像而言，SPECT 具有更多的优点。SPECT 不仅能实现对放射性药物分布的精确三维(3D)定位，而且可以在一定程度上实现定量分析，并且实现对器官或病理改变的动态呈现。SPECT 显示病变方面虽然基于 CT 但是成像效果优于 CT。混合 SPECT/CT 能够顺序执行解剖和功能成像，提高 SPECT 识别病变的准确性，对辐射剂量量化，并改善患者管理水平。旨在提供解剖定位的 CT 图像便于 SPECT 实现精确定位，排除示踪剂生理性摄取的病变，并且可用于发射数据的衰减和散射校正。SPECT 操作相对简单，广泛可用，允许通过多个时间点成像以更好地研究生物过程，并且比正电子发射型断层显像(PET)更为经济实用。若使用碲镉锌(CZT)多排探测器，SPECT 会有更好的空间分辨率。

本章通过介绍 SPECT/CT 图像在肿瘤病例中的应用，以显示常见疾病的横断面解剖和 3D 表现。目前普遍认为 SPECT/CT 更多地用于神经病学和心脏病学，以及骨和关节疾病。

3.1 肿瘤

3.1.1 肝细胞癌

3.1.1.1 病例 1

患者,男,51 岁,患有肝细胞癌。^{99m}Tc- 人血白蛋白(^{99m}Tc-MAA)微粒注射到肝动脉导管中后,分别采集 SPECT(上)和 SPECT/CT(下)图像,显示肝左叶和肝右叶多个病灶摄取轻至中度增高。只有 50% 的肝细胞癌可以用 FDG-PET 成像,因为高水平的磷酸酶使 FDG 脱磷酸并允许其扩散至细胞外(图 3.1)[1,2]。

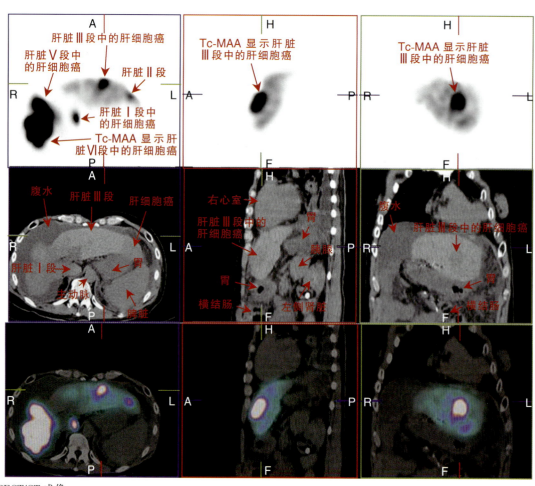

图 3.1　^{99m}Tc-MAA SPECT/CT 成像

3.1.2 肝转移癌

3.1.2.1 病例1

患者,女,68岁,乳腺癌肝转移。^{99m}Tc-MAA 注射到肝动脉导管中后,分别采集 SPECT(上)和 SPECT/CT(下)图像,肝脏转移部位显示放射性摄取异常不均匀增高(图3.2)[3]。

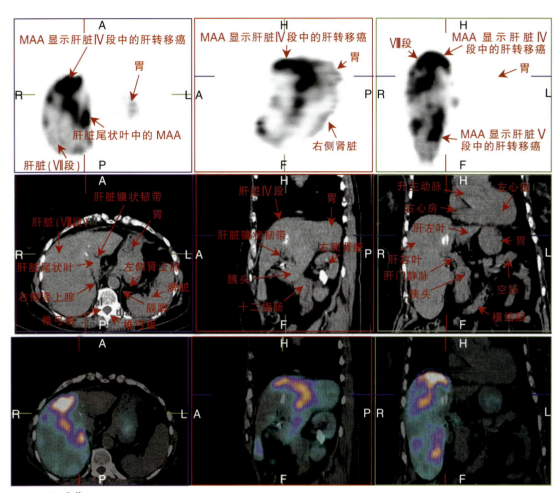

图 3.2　^{99m}Tc-MAA SPECT/CT 成像

3.1.2.2 病例 2

将 ^{99m}Tc-MAA 注入肝动脉导管中,分别采集上腹部 SPECT(上)和 SPECT/CT(下)图像,显示放射性摄取沿胃壁呈曲线活动,表明肝动脉导管放置的位置不理想(图 3.3)[4]。

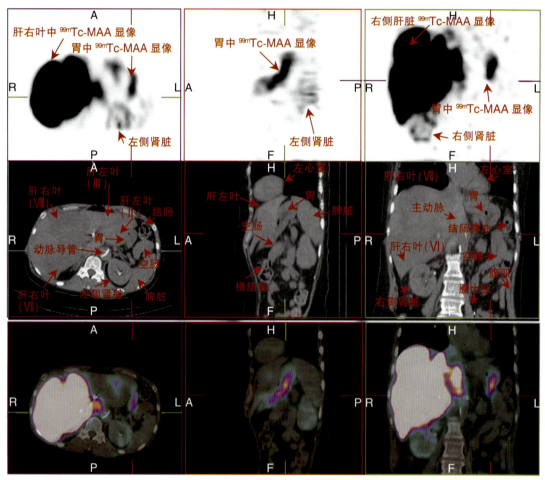

图 3.3 ^{99m}Tc-MAA SPECT/CT 成像

3.1.2.3 病例 3

患者,女,57 岁,乳腺癌并发肝转移。^{90}Y 微球注入肝动脉导管后,分别采集 PET(上)和 PET/CT(下)图像,显示肝左叶和肝右叶可见放射性摄取,提示为转移病灶(图 3.4)[5]。

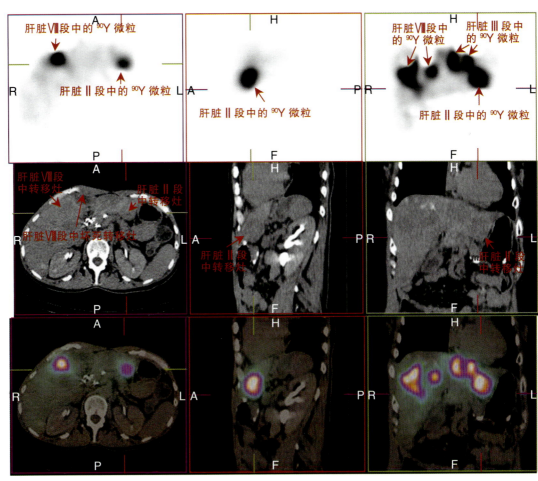

图 3.4　^{90}Y PET/CT 显像

3.1.3 神经内分泌肿瘤

3.1.3.1 病例 1

患者,男,51 岁,以胸闷、呼吸困难就诊。行 ^{111}In-奥曲肽 SPECT/CT 扫描,图中 8 显示心包处放射性摄取增高。

病理结果证实为转移性胰腺神经内分泌肿瘤(图 3.5)[6]。

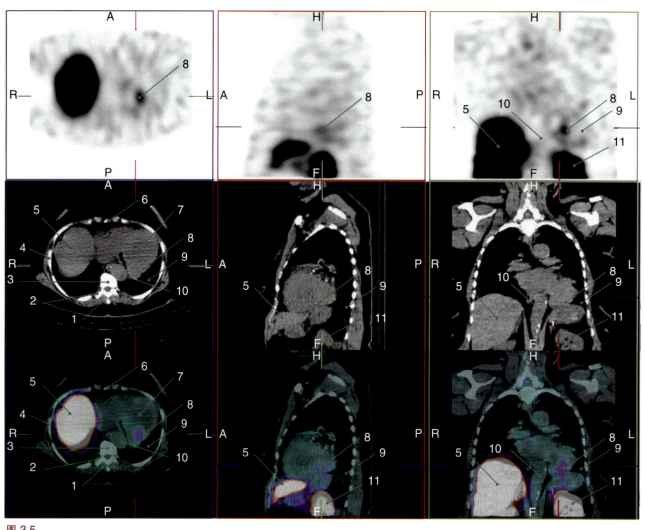

图 3.5

(1)椎旁肌　　　　　(2)横突　　　　　　(3)椎体　　　　　　(4)肋骨
(5)肝脏　　　　　　(6)胸骨　　　　　　(7)左心室　　　　　(8)心包转移灶
(9)左肺下叶　　　　(10)降主动脉　　　　(11)左肾

3.1.3.2 病例 2

患者,男,72 岁,既往有中肠类癌病史,且伴有右肩、右腹部疼痛。行 ^{111}In- 奥曲肽 SPECT/CT 扫描。图中 2 显示右侧肩胛骨关节窝部分摄取增高,9 显示肝右叶环形摄取增高。

临床诊断为右侧肩胛骨和肝右叶的转移性神经内分泌肿瘤(图 3.6)[7]。

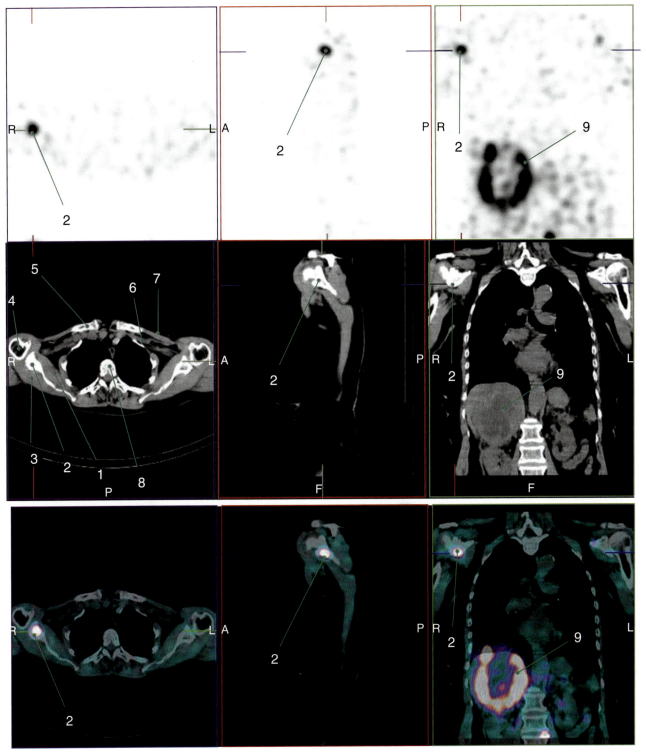

图 3.6

(1)右肩胛下肌   (2)右侧肩胛颈转移灶   (3)右侧冈上肌
(4)右侧肱骨   (5)右侧锁骨   (6)左侧胸小肌
(7)左侧胸大肌   (8)椎体   (9)肝转移并中心坏死

3.1.3.3 病例 3

患者,男,71 岁,以腹痛就诊,诊断为痢疾。行 ^{111}In- 奥曲肽 SPECT/CT 扫描。图中 1 显示远端胰腺呈显著高摄取,4 显示肝门静脉局限性摄取增高。血清嗜铬粒蛋白 A 增高。

临床诊断该患者可能为无功能性胰腺神经内分泌肿瘤且伴有门静脉侵犯(图 3.7)[8]。

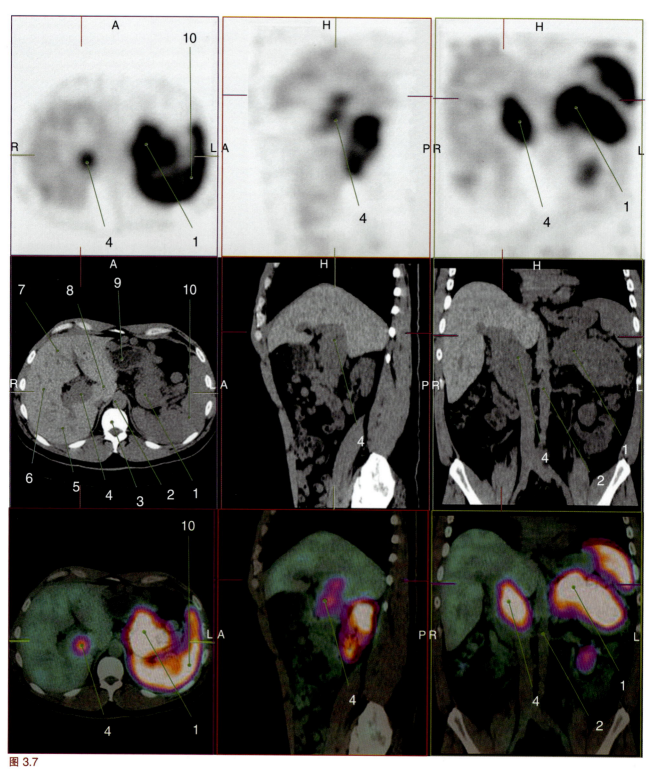

图 3.7

(1)胰尾部神经内分泌肿瘤　　(2)腹主动脉　　(3)椎体　　(4)门静脉神经内分泌肿瘤
(5)肝脏,Ⅵ段　　(6)肝脏,Ⅴ段　　(7)肝脏,Ⅳ段　　(8)肝脏,Ⅰ段
(9)胃　　(10)脾

3.1.3.4 病例 4

患者,女,62 岁,以中肠类癌、咳嗽、喘息和腹痛入院,行 111In- 奥曲肽 SPECT/CT 扫描。CT 图像中 5 显示右侧肾上腺巨大肿块但没有摄取增高,3 显示右肺上叶局限性摄取增高。

病理结果证实为右侧肾上腺神经内分泌肿瘤并右肺上叶转移(图 3.8)[9]。

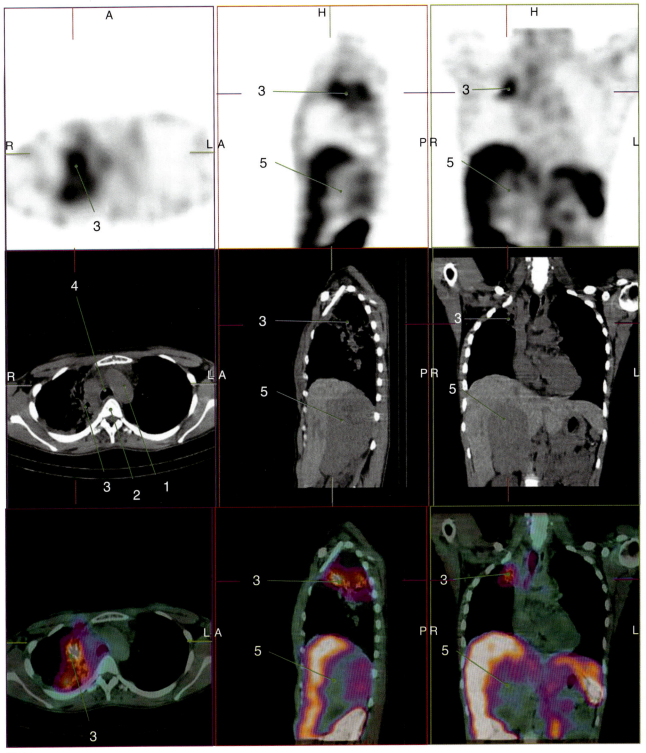

图 3.8

(1)主动脉弓　　(2)椎体　　(3)右肺上叶神经内分泌肿瘤
(4)气管　　(5)右侧肾上腺肿瘤

3.1.3.5 病例 5

患者,女,54 岁,有直肠类癌病史,以进行性腹痛入院。血清嗜铬粒蛋白 A 增高。

行 ^{111}In- 奥曲肽 SPECT/CT 扫描。肝右叶可见局灶性摄取增高(图中 5 显示肝脏 V 段,4 显示肝脏 VI 段)。临床诊断为肝右叶转移性神经内分泌肿瘤(图 3.9)[10]。

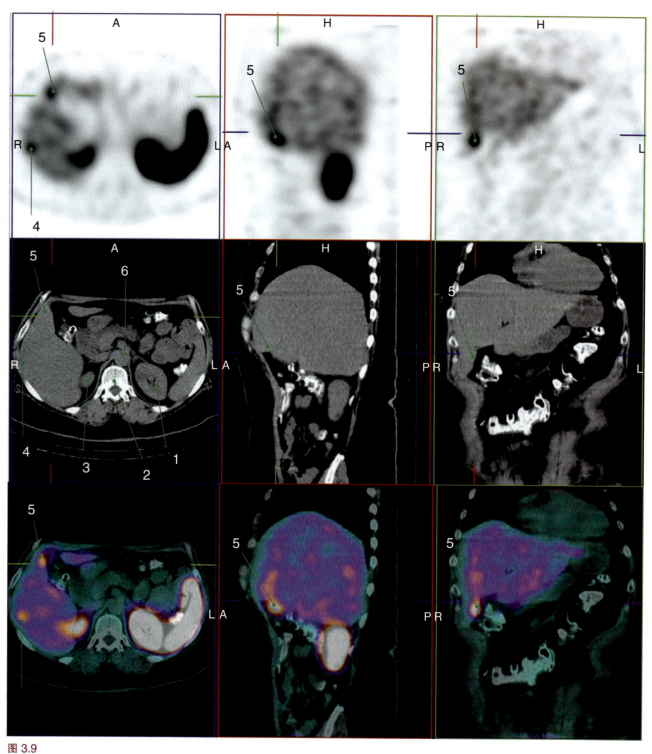

图 3.9

(1)左肾 (2)椎体 (3)右肾
(4)肝脏 VI 段神经内分泌肿瘤 (5)肝脏 V 段神经内分泌肿瘤 (6)腹主动脉

3.1.3.6 病例 6

患者,女,53 岁,有小肠类癌病史,以进行性腹痛入院。行 ^{111}In- 奥曲肽 SPECT/CT 扫描。图中 4 显示肝右叶 Ⅶ段和Ⅷ段之间有局灶性摄取增高,5 显示肝左叶Ⅱ段和Ⅲ段之间也有局灶性摄取增高。

临床诊断为肝右叶转移性神经内分泌肿瘤(图 3.10)[1]。

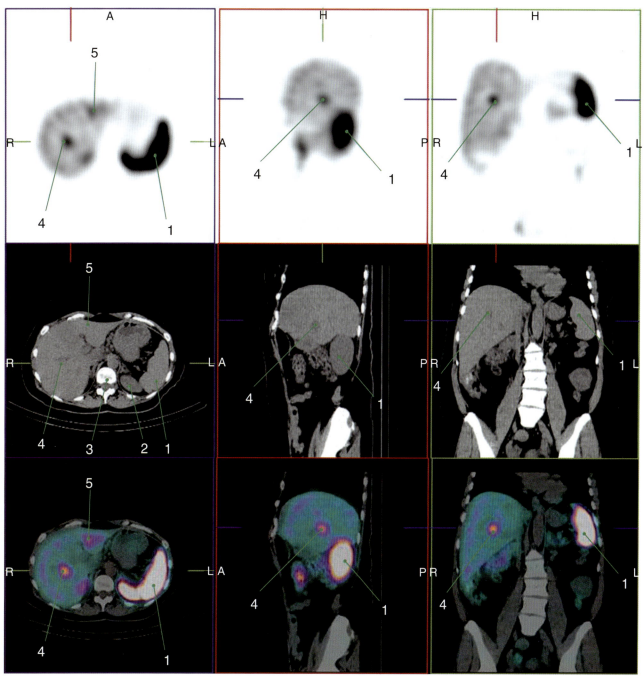

图 3.10

(1)脾脏 (2)左肾 (3)椎体
(4)肝右叶转移性神经内分泌肿瘤 (5)肝左叶转移性神经内分泌肿瘤

3.1.3.7 病例 7

患者,男,70 岁,以腹痛、腹泻入院。行 ^{111}In- 奥曲肽 SPECT/CT 扫描。图中 6 显示胰体尾部局灶性摄取增高。临床诊断为胰腺神经内分泌肿瘤(图 3.11)[12]。

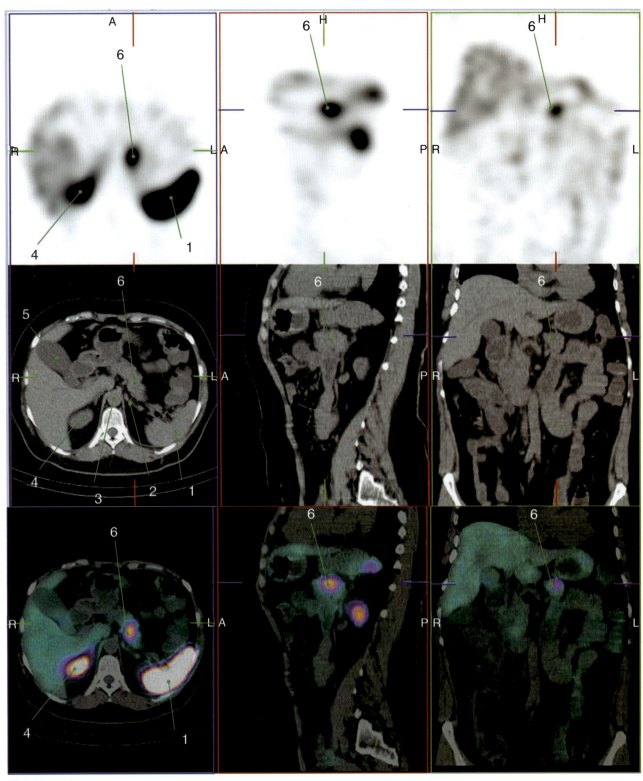

图 3.11

(1)脾脏　　　　　　　　　(2)左肾上腺　　　　　　　　(3)腹主动脉
(4)右肾　　　　　　　　　(5)胆囊　　　　　　　　　　(6)胰腺尾部神经内分泌肿瘤

3.1.3.8 病例 8

患者，女，74 岁，以腹痛、腹泻入院。行 [111]In- 奥曲肽 SPECT/CT 扫描。胰体部可见局灶性摄取增高。病理结果证实为胰腺神经内分泌肿瘤（图 3.12）[13]。

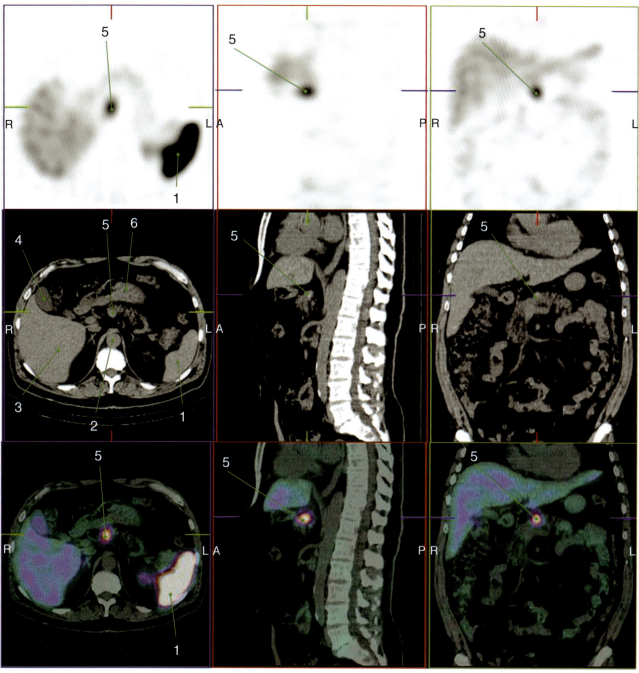

图 3.12

(1) 脾脏　　　　　　(2) 腹主动脉　　　　　　(3) 肝脏
(4) 胆囊　　　　　　(5) 胰腺体部神经内分泌肿瘤　　(6) 胃

3.1.3.9 病例 9

患者,男,67 岁,以高血压、腹痛、心悸入院。患者尿液中儿茶酚胺升高。行 ^{123}I-MIBG SPECT/CT 扫描。图中 8 显示左肾上腺结节且摄取显著增高。

病理结果证实为左肾上腺嗜铬细胞瘤(图 3.13)[14]。

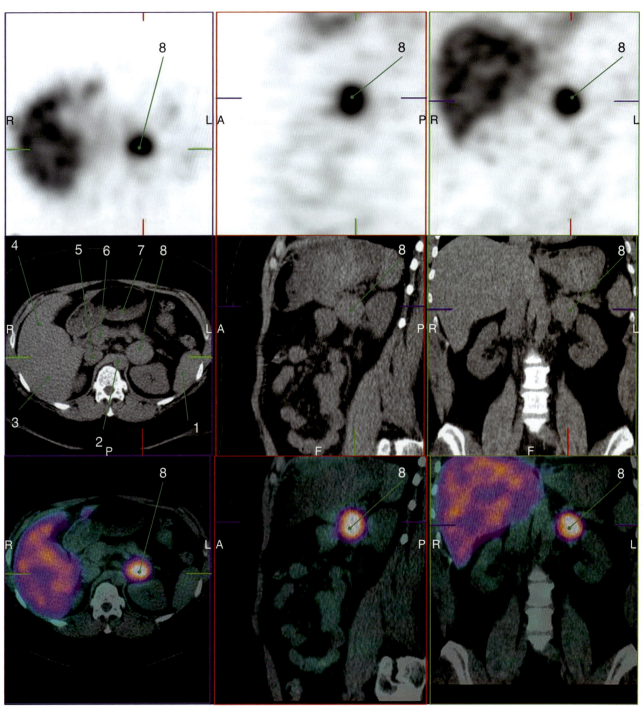

图 3.13

(1)脾脏　　　　　　　　　(2)腹主动脉　　　　　　　　(3)肝脏,Ⅵ段
(4)肝脏,Ⅴ段　　　　　　　(5)下腔静脉　　　　　　　　(6)门静脉
(7)胃　　　　　　　　　　(8)左肾上腺嗜铬细胞瘤

3.1.3.10 病例 10

患者,男,74岁,以高血压、头痛、焦虑入院。患者尿液中儿茶酚胺升高。行 ^{123}I-MIBG SPECT/CT 扫描。图中 2 显示右肾上腺肿块显著摄取增高,且第 2 胸椎椎体也发现局灶性摄取增高。

病理结果证实为右肾上腺嗜铬细胞瘤并第 2 胸椎椎体转移(图 3.14)[15]。

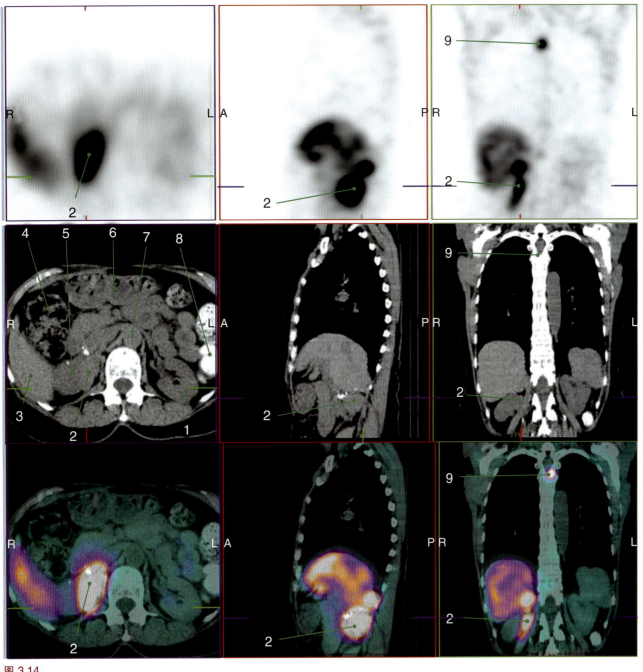

图 3.14

(1)左肾　　　　　　　　(2)右肾上腺嗜铬细胞瘤　　　　(3)肝脏
(4)升结肠　　　　　　　(5)右肾　　　　　　　　　　　(6)横结肠
(7)腹主动脉　　　　　　(8)降结肠　　　　　　　　　　(9)第 2 胸椎转移灶

3.1.3.11 病例 11

患者,男,77岁,曾因嗜铬细胞瘤行左肾上腺切除术。患者心悸进行性加重,血压无法控制入院。患者尿液中儿茶酚胺升高。行 ^{123}I-MIBG SPECT/CT 扫描。结果显示左肾上腺局灶性摄取增高。

病理结果显示为复发的嗜铬细胞瘤(图 3.15)[16]。

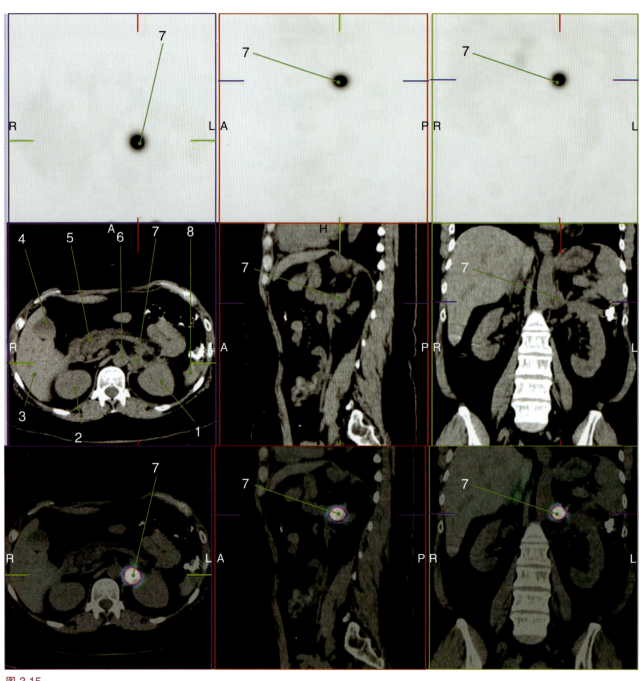

图 3.15

(1)左肾　　　　　　　　(2)右肾　　　　　　　　(3)肝脏
(4)胆囊　　　　　　　　(5)胰腺　　　　　　　　(6)腹主动脉
(7)左肾上腺嗜铬细胞瘤　　(8)脾脏

3.1.3.12 病例 12

患者,女,68岁,有中肠类癌及黑色素瘤病史,患者胸部疼痛明显且呼吸困难,入院接受检查。患者血清中嗜铬粒蛋白 A 升高。行 ^{111}In- 奥曲肽 SPECT/CT 扫描。图中 4 显示患者右肺上叶局灶性摄取增高。

病理结果证实为转移性神经内分泌肿瘤(图 3.16)[17]。

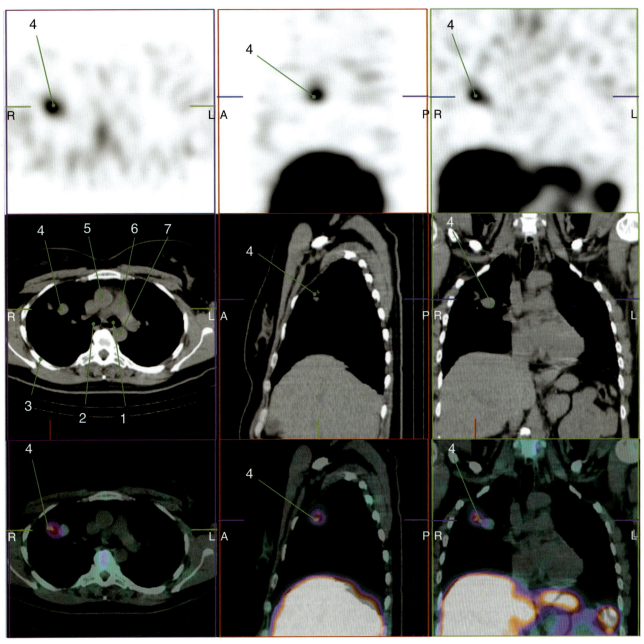

图 3.16

(1)左主支气管   (2)右主支气管   (3)肋骨   (4)右肺上叶转移性神经内分泌肿瘤
(5)升主动脉   (6)肺动脉干   (7)降主动脉

3.1.3.13 病例 13

患者,男,76 岁,有中肠类癌病史,以进行性腹痛及右侧臀部疼痛入院。患者血清中嗜铬粒蛋白 A 升高。行 ^{111}I- 奥曲肽 SPECT/CT 扫描。图中 1 显示患者肝脏左、右叶局灶性摄取增高,4 显示右侧骶骨局灶性摄取增高。临床诊断为肝脏和右侧骶骨的转移性神经内分泌肿瘤(图 3.17)[18]。

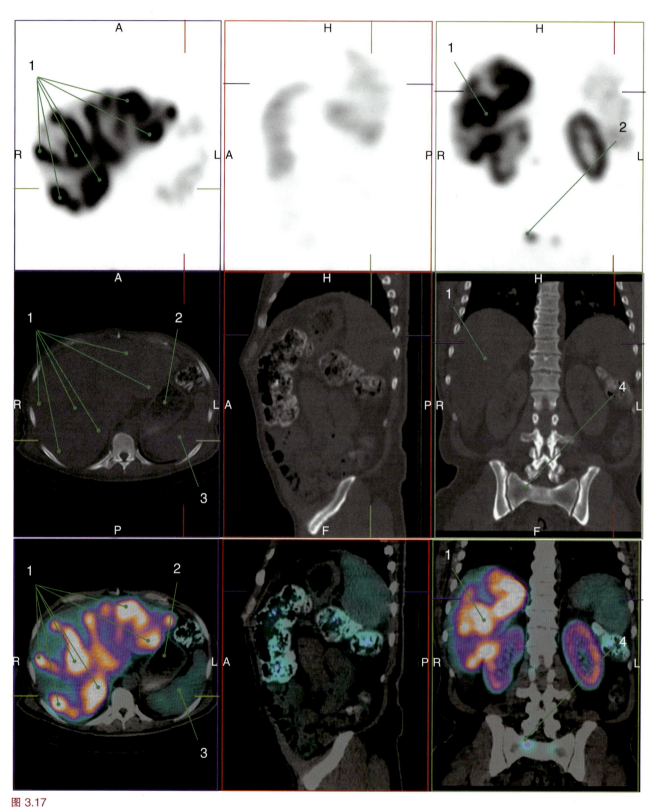

图 3.17

(1)多发肝脏转移　　　(2)胃　　　(3)脾脏　　　(4)骶骨转移

3.1.3.14 病例 14

患者,女,64 岁,胰尾部神经内分泌肿瘤。行 ^{111}In- 奥曲肽 SPECT/CT 扫描,上腹部 SPECT(上)和 SPECT/CT(下)图像显示胰尾部局灶性轻度摄取增高。

神经内分泌细胞位于胃肠道、肺部,同时具有内分泌细胞的激素分泌功能和神经细胞功能。神经内分泌肿瘤一般是良性的,偶尔可见恶性。利用奥曲肽诊断神经内分泌肿瘤的敏感性一般为 82%~95%。垂体、甲状腺、肝脏、脾脏、输尿管或者肠道等部位会出现生理性摄取。结节病或者甲状腺炎患者的淋巴细胞被激活,可能会出现假阳性(图 3.18)[19,20]。

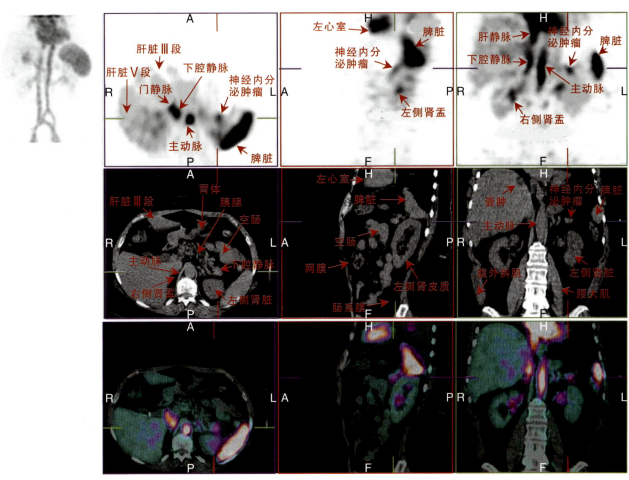

图 3.18　^{111}In- 奥曲肽 SPECT/CT 成像

3.1.3.15 病例 15

患者,男,52 岁,因发现类癌就诊。行 ^{111}In- 奥曲肽 SPECT/CT 扫描,上腹部 SPECT(上)和 SPECT/CT(下)图像显示肝右后叶上段局灶性中度摄取增高。

类癌是一类生长缓慢的神经内分泌肿瘤,绝大部分发生于小肠,也可以发生于肺部、胃、胰腺、卵巢和睾丸等处。可以分泌神经肽类物质(如 5- 羟色胺)和胺类物质(如嗜铬粒蛋白 A)。患者往往以腹痛、腹泻就诊(图 3.19)[21,22]。

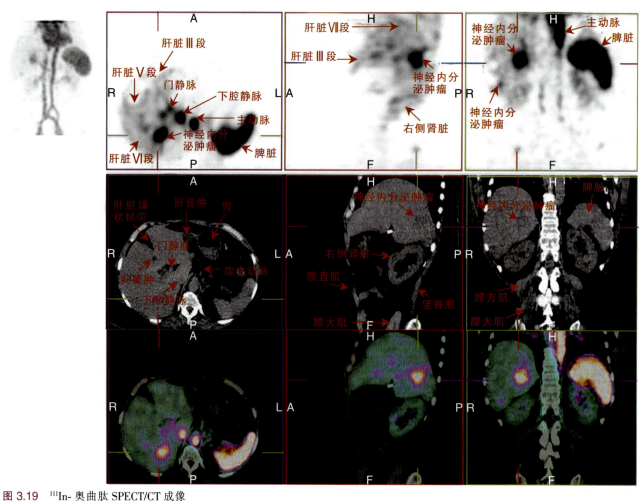

图 3.19 ^{111}In- 奥曲肽 SPECT/CT 成像

3.1.3.16 病例 16

患者,女,46 岁,胰头部发现神经内分泌肿瘤。行 ^{111}In-奥曲肽 SPECT/CT 扫描,上腹部、中腹部 SPECT(上)和 SPECT/CT(下)图像显示,由于网膜转移,右侧中腹部前方(腹直肌后缘)可见轻到中度摄取增高。同时肝右叶上段也发现一些转移性病灶(图 3.20)[23,24]。

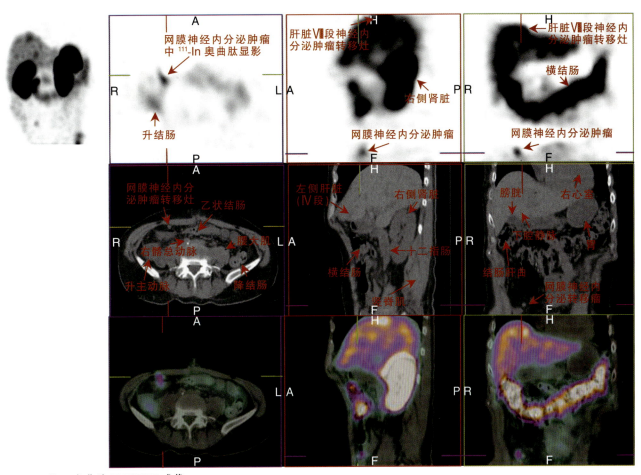

图 3.20 ^{111}In-奥曲肽 SPECT/CT 成像

3.1.3.17 病例 17

患者，男，41岁，因发现类癌就诊。行 111In-奥曲肽 SPECT/CT 扫描，中腹部 SPECT（上）和 SPECT/CT（下）图像显示，由于肠系膜转移导致中下腹部局灶性中度摄取增高，同时肝右叶也发现两处转移性病变（图 3.21）[25]。

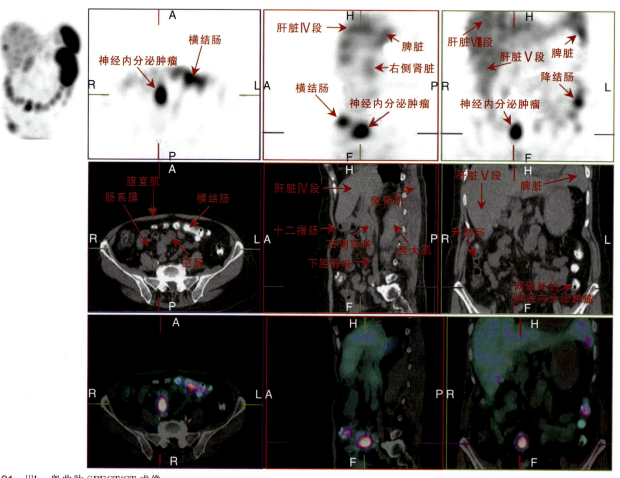

图 3.21　111In-奥曲肽 SPECT/CT 成像

3.1.3.18 病例 18

患者,男,49 岁,胰体、胰尾部发现神经内分泌肿瘤。行 ^{111}In-奥曲肽 SPECT/CT 扫描,上腹部 SPECT(上)和 SPECT/CT(下)图像显示,原发灶呈显著摄取增高,同时胃旁淋巴结及肝右叶转移灶呈显著摄取增高(图 3.22)[26]。

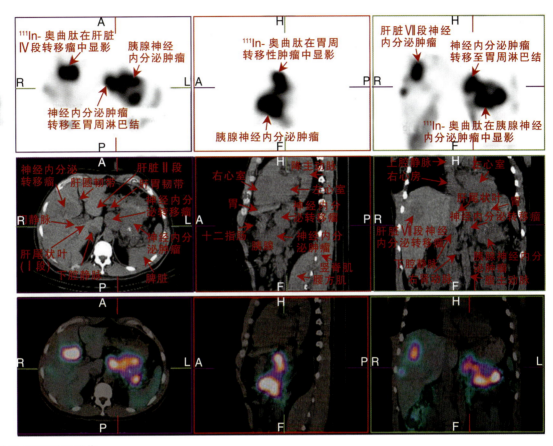

图 3.22　^{111}In-奥曲肽 SPECT/CT 成像

3.1.3.19 病例 19

患者,男,39 岁,肺部发现类癌。行 ^{111}In- 奥曲肽 SPECT/CT 扫描,胸部 SPECT(上)和 SPECT/CT(下)图像显示右肺门类癌呈局灶性中度摄取增高。患者同时伴有右肺下叶背段阻塞性肺不张(图 3.23)[27,28]。

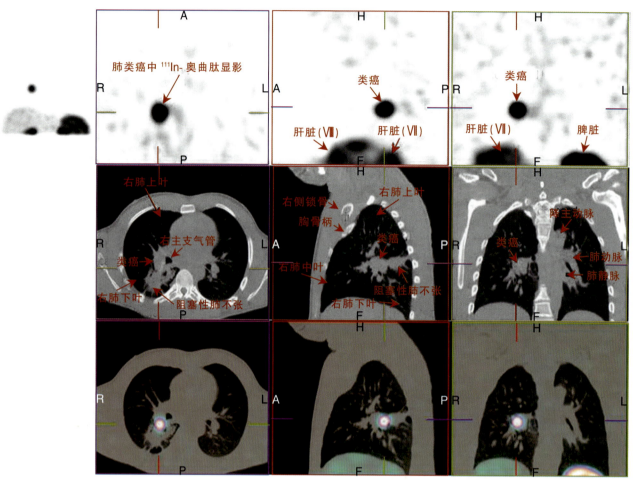

图 3.23　^{111}In- 奥曲肽 SPECT/CT 成像

3.1.3.20 病例 20

患者,女,51 岁,近端横结肠发现神经内分泌肿瘤。行 ^{111}In-奥曲肽 SPECT/CT 扫描,上腹部、中腹部 SPECT(上)和 SPECT/CT(下)图像显示近端横结肠呈现显著摄取增高(图 3.24)[29]。

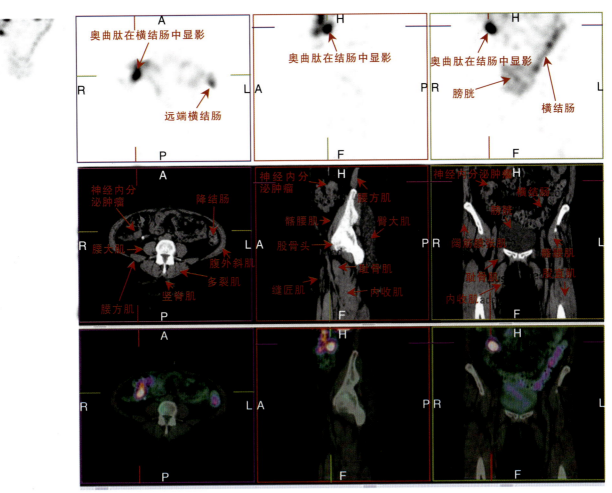

图 3.24　^{111}In-奥曲肽 SPECT/CT 成像

3.1.3.21 病例 21

患者,女,47岁,有类癌病史。行 ^{111}In- 奥曲肽 SPECT/CT 扫描,骨盆 SPECT(上)和 SPECT/CT(下)图像显示骨盆左侧闭孔淋巴结局灶性摄取增高,系由于神经内分泌肿瘤转移所致(图 3.25)[30]。

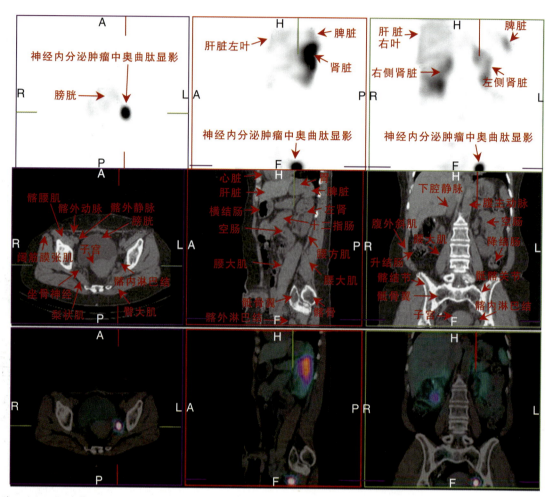

图 3.25　^{111}In- 奥曲肽 SPECT/CT 成像

3.1.4 成神经细胞瘤

3.1.4.1 病例 1

患儿,女,3岁,因成神经细胞瘤就诊。行 ^{123}I-MIBG SPECT/CT 扫描,腹部 SPECT(上)和 SPECT/CT(下)图像显示左下腹近左侧腰大肌处呈现中度摄取增高。

成神经细胞瘤是起源于交感神经干的神经嵴细胞肿瘤,通常发生于肾上腺,常常在患儿 2 岁左右得以诊断。75%的患者会发生转移,50%的患者会发生钙化。成神经细胞瘤有包绕血管的趋势。MIBG 是去甲肾上腺素类似物,可以被成神经细胞瘤和嗜铬细胞瘤中的嗜铬颗粒摄取(图 3.26)[31,32]。

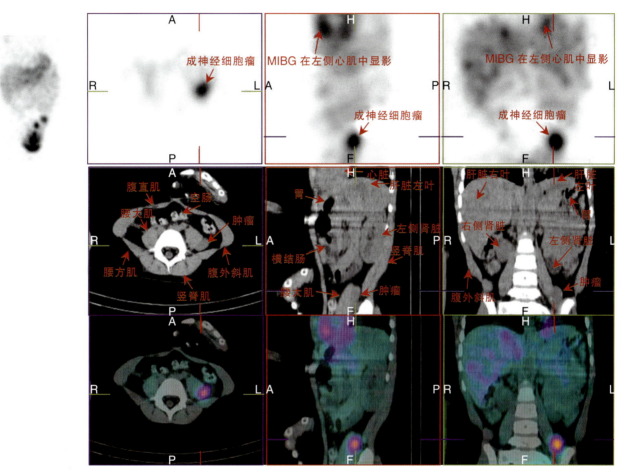

图 3.26　^{123}I-MIBG SPECT/CT 成像

3.1.5 神经节细胞瘤

3.1.5.1 病例 1

患者,男,51岁,以高血压、发汗就诊。其血液中儿茶酚胺水平升高。行 ^{123}I-MIBG SPECT/CT 扫描,于左肾和腹主动脉-腔静脉区发现局灶性摄取增高。

病理结果证实为神经节细胞瘤(图 3.27)[23]。

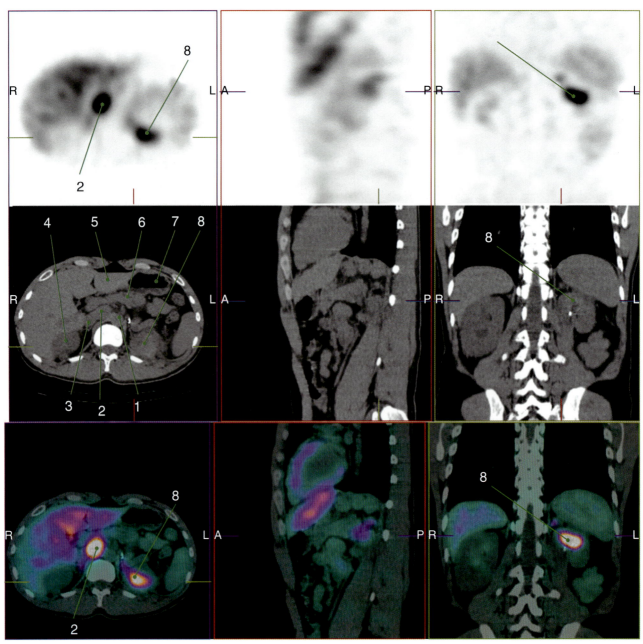

图 3.27

(1)腹主动脉 (2)腹主动脉-腔静脉区的转移性神经节细胞瘤
(3)下腔静脉 (4)右肾 (5)肝左叶
(6)胰腺 (7)胃 (8)肾脏神经节细胞瘤

3.1.5.1 病例 2

患者,女,57 岁,左肾上腺发现副神经节瘤。行上腹部、下胸部 ^{123}I-MIBG SPECT/CT 扫描,SPECT(上)和 SPECT/CT(下)图像显示,肝右叶下段可见局灶性中度摄取增高,同时第 8 胸椎椎体因转移性病灶也呈现摄取增高(图 3.28)[33,34]。

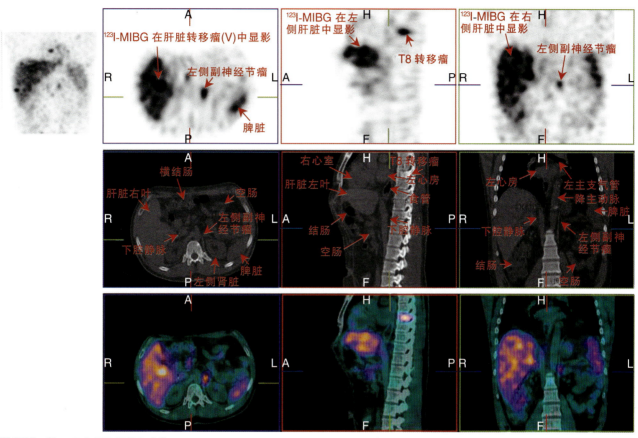

图 3.28　^{123}I-MIBG SPECT/CT 成像

3.1.6 甲状腺癌

3.1.6.1 病例 1

患者,男,59 岁,因胸痛就诊,行 CT 检查,怀疑为甲状腺癌伴双肺多发转移。甲状腺全切术和电视辅助胸腔镜活检证实了诊断。术后,200mCi ^{131}I 用于治疗肺部转移灶。治疗时,血清 Tg 水平为 515.6ng/mL。行 131I-SPECT/CT 扫描,于双侧肺部发现中度至高度摄取的多发圆形结节,提示转移灶为噬碘病灶(图 3.29 至图 3.39)[35,36]。

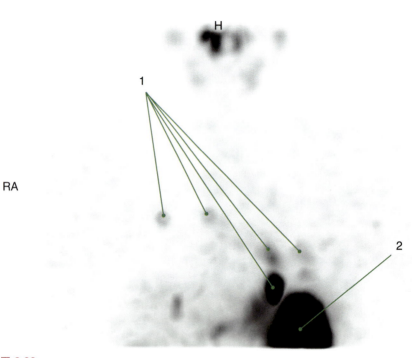

图 3.29

(1)肺转移灶　　　　　　　　(2)结肠生理性摄取

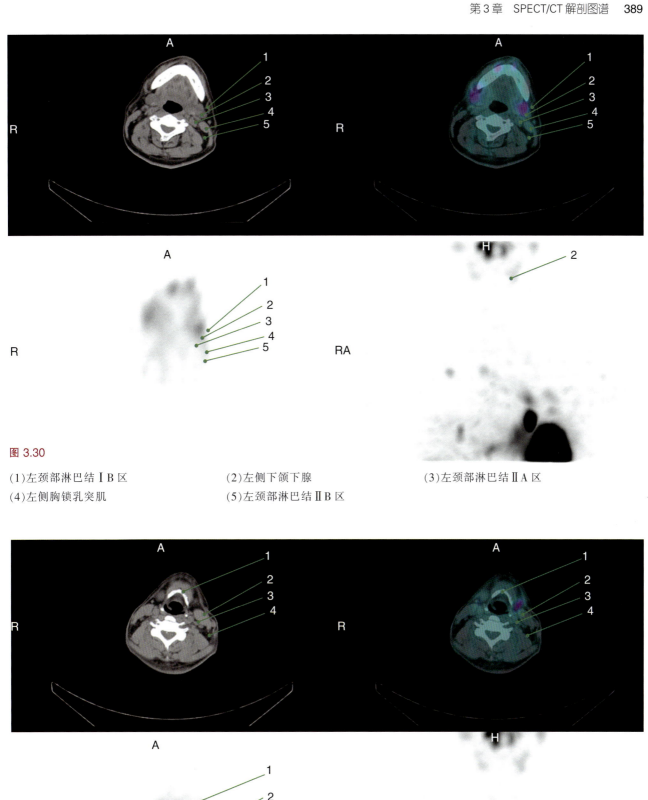

图 3.30

(1)左颈部淋巴结ⅠB区　　(2)左侧下颌下腺　　(3)左颈部淋巴结ⅡA区
(4)左侧胸锁乳突肌　　(5)左颈部淋巴结ⅡB区

图 3.31

(1)舌骨　　(2)左侧胸锁乳突肌　　(3)左颈部ⅡB区　　(4)左颈部ⅤA区

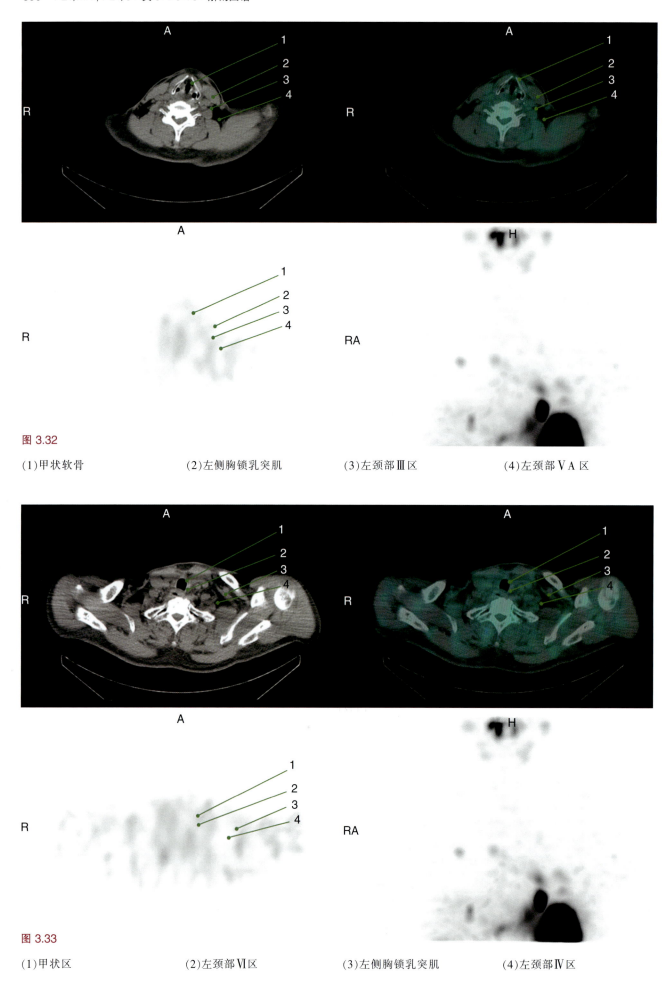

图 3.32

(1) 甲状软骨　　(2) 左侧胸锁乳突肌　　(3) 左颈部Ⅲ区　　(4) 左颈部ⅤA区

图 3.33

(1) 甲状区　　(2) 左颈部Ⅵ区　　(3) 左侧胸锁乳突肌　　(4) 左颈部Ⅳ区

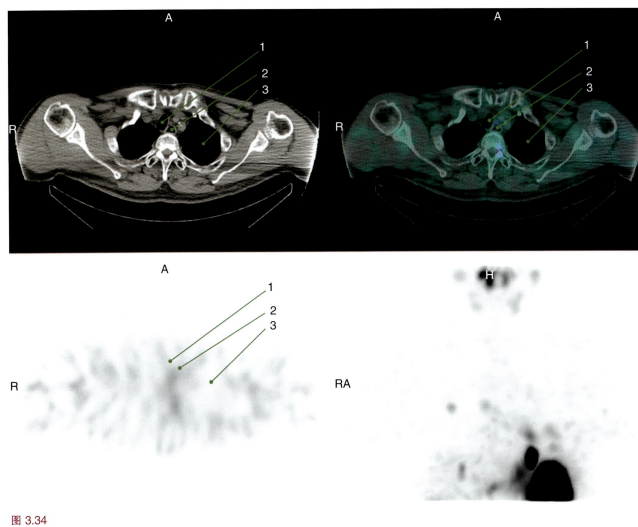

图 3.34

(1)气管　　　(2)食管　　　(3)左肺上叶

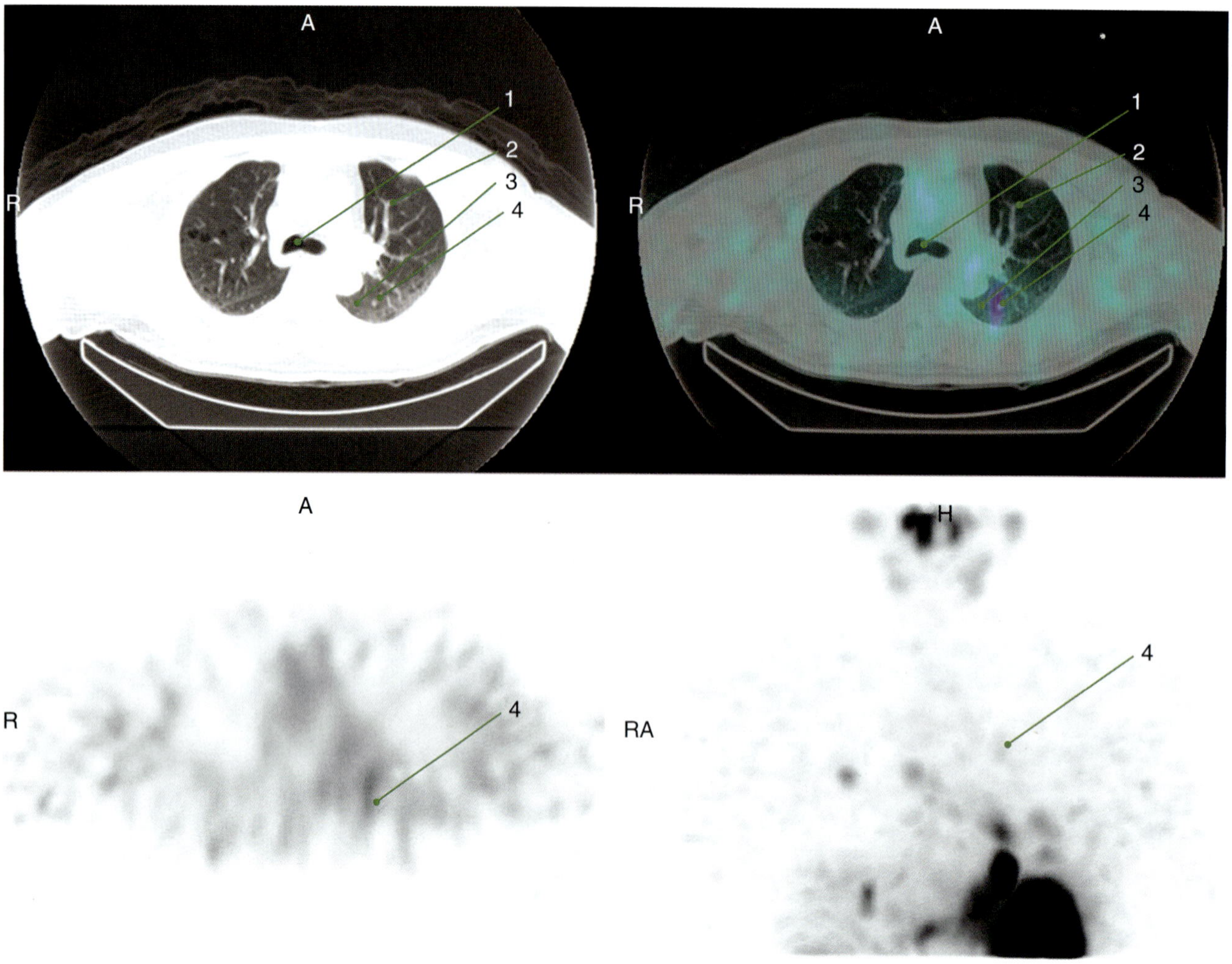

图 3.35

(1)气管　　　　　　　(2)左肺上叶　　　　　　(3)左侧斜裂　　　　　　(4)左肺上叶尖后段转移灶

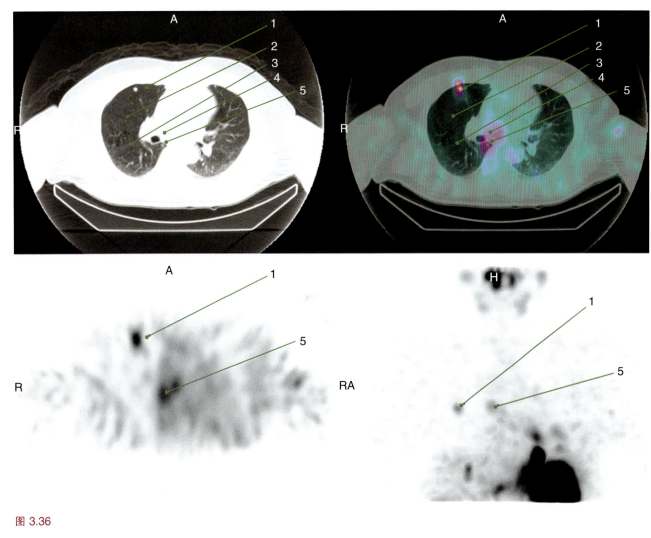

图 3.36

(1)右肺上叶前段转移灶　　(2)右侧水平裂　　(3)右侧斜裂
(4)右肺中间段支气管　　(5)右肺下叶背段转移灶

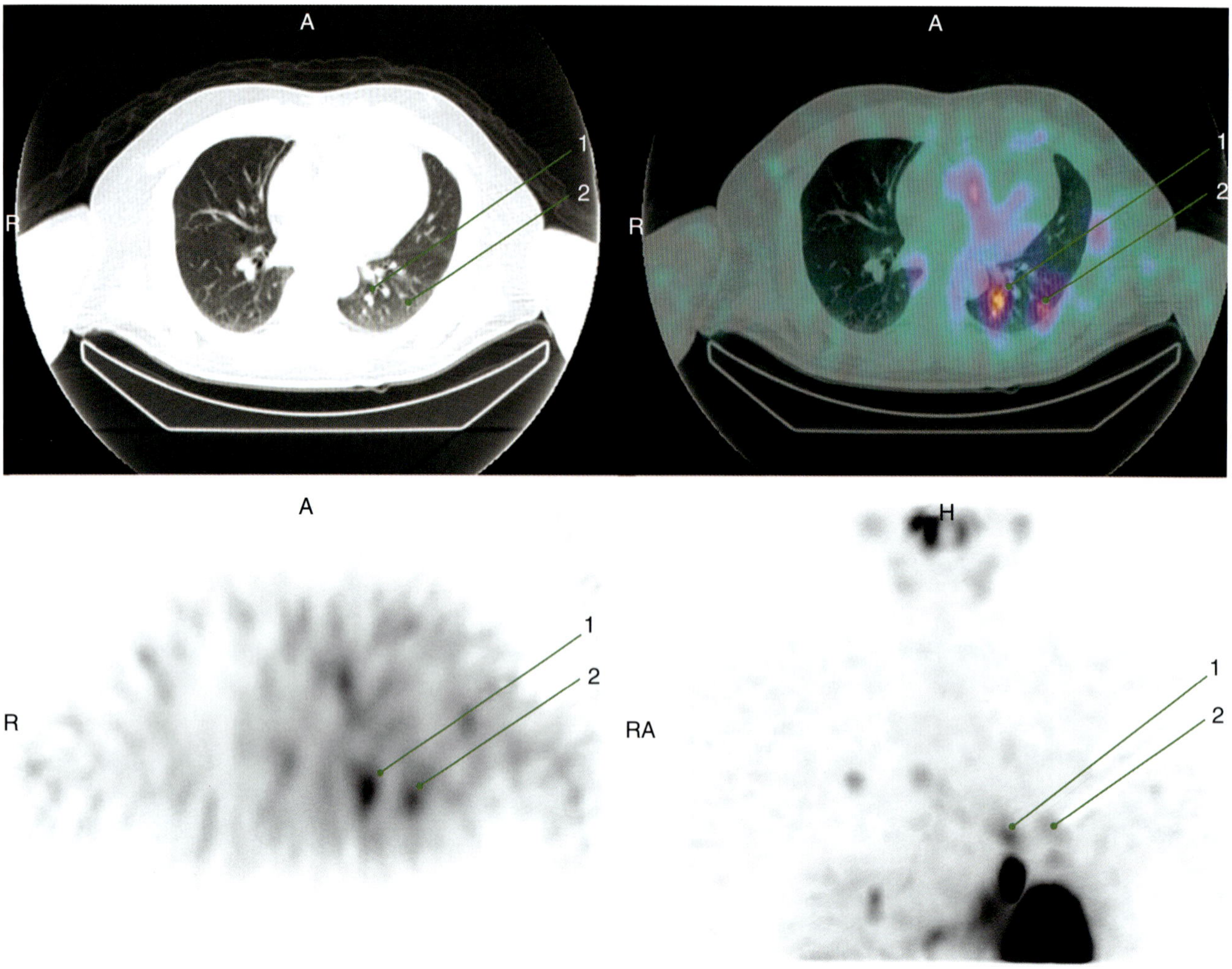

图 3.37

(1)左肺下叶后基底段转移灶　　(2)左肺下叶外侧基底段转移灶

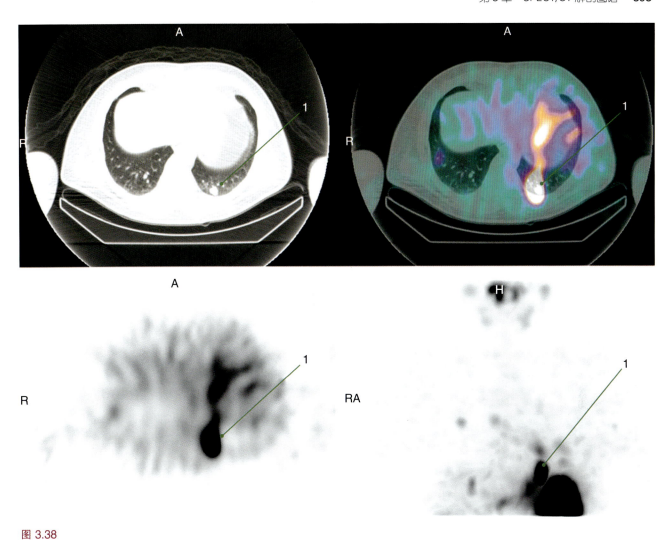

图 3.38

(1)左肺下叶后基底段转移灶

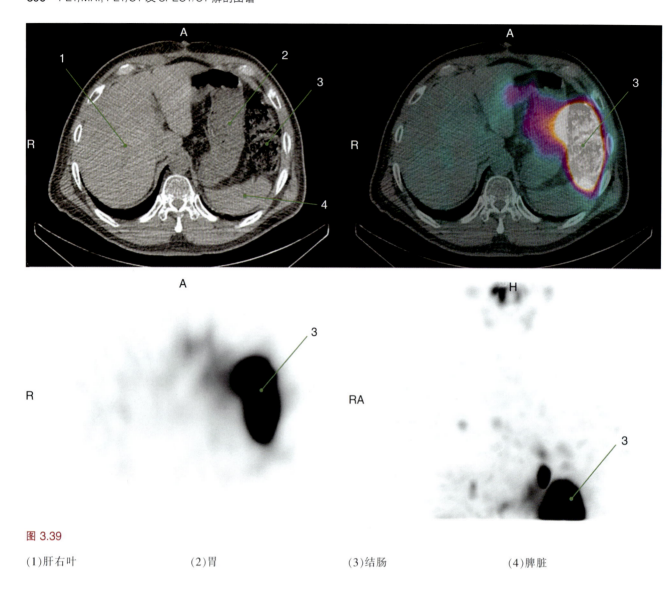

图 3.39

(1) 肝右叶　　　　　(2) 胃　　　　　(3) 结肠　　　　　(4) 脾脏

3.1.6.2　病例 2

患者，女，34 岁，罹患甲状腺癌行甲状腺全切术并行中央区淋巴结清扫。^{131}I 消融术后扫描发现骨转移。200mCi ^{131}I 用于治疗骨转移。碘治疗后行 SPECT/CT 扫描，于第 4 胸椎和第 6 胸椎发现局灶性碘摄取增高，提示转移灶为噬碘病灶(图 3.40 至图 3.46)[37,38]。

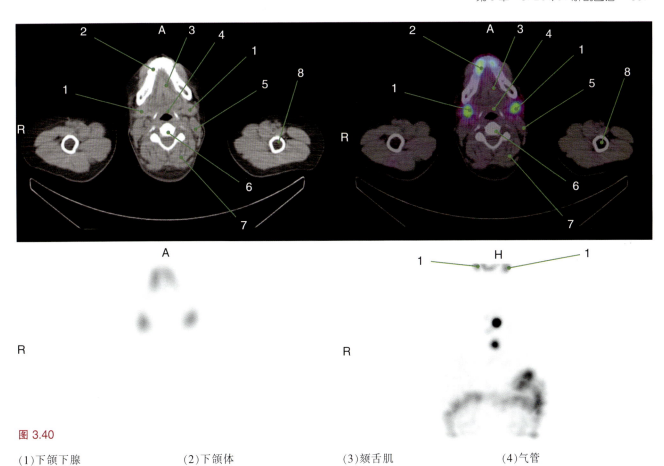

图 3.40

(1) 下颌下腺　　(2) 下颌体　　(3) 颏舌肌　　(4) 气管
(5) 胸锁乳突肌　(6) 第 2 颈椎　(7) 头下斜肌

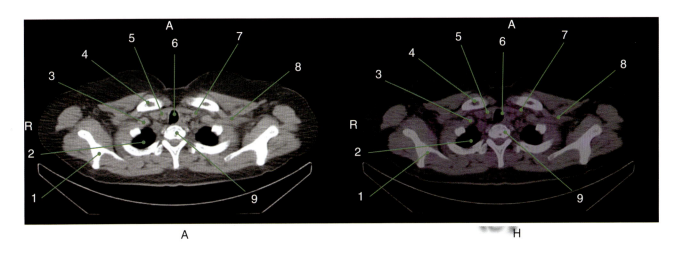

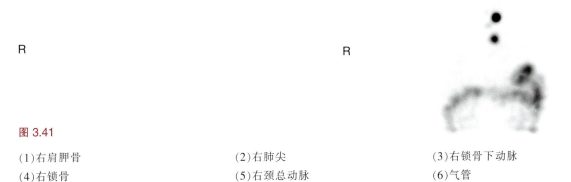

图 3.41

(1) 右肩胛骨　　(2) 右肺尖　　(3) 右锁骨下动脉
(4) 右锁骨　　　(5) 右颈总动脉　(6) 气管
(7) 左颈内静脉　(8) 左锁骨下静脉　(9) 第 2 胸椎

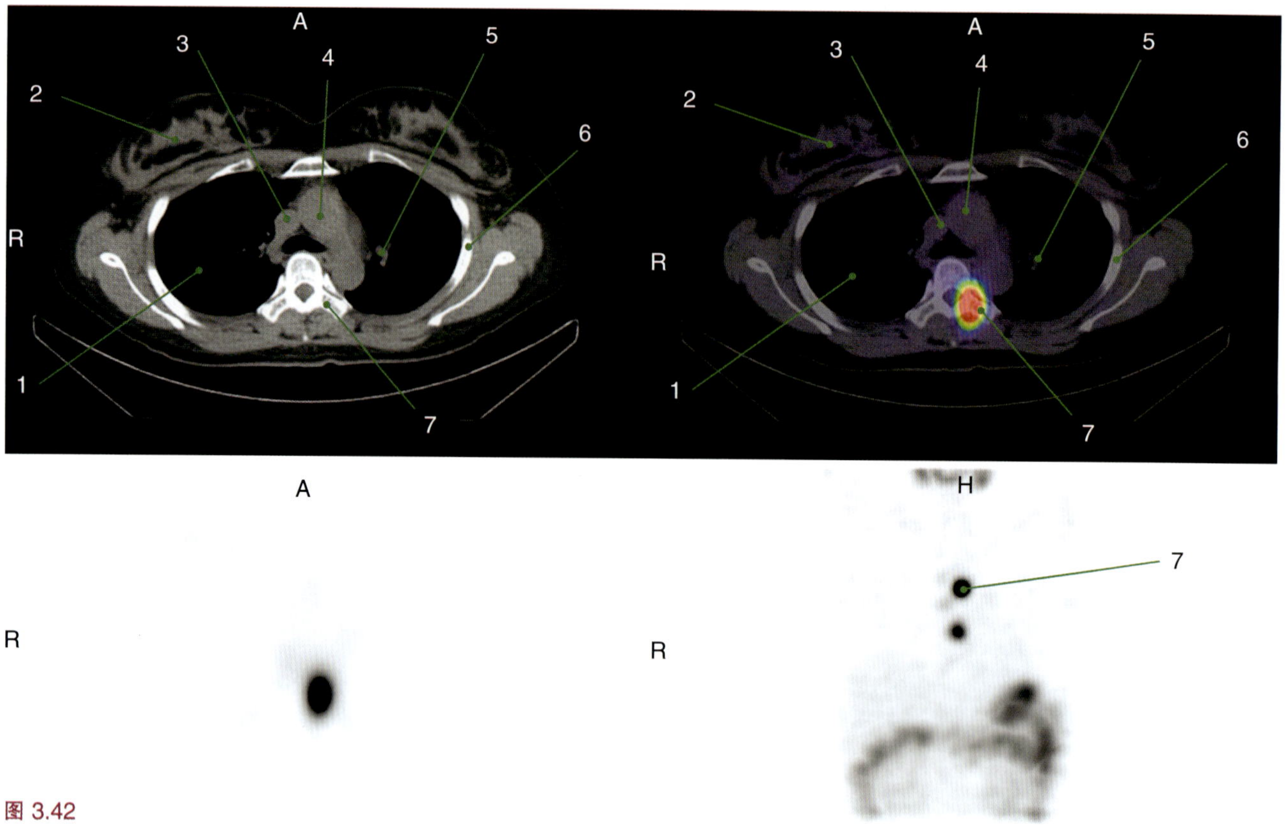

图 3.42

(1) 右肺 (2) 右侧乳腺 (3) 上腔静脉 (4) 升主动脉
(5) 左肺动脉 (6) 左侧第 4 肋骨 (7) 第 4 胸椎椎弓 (转移灶)

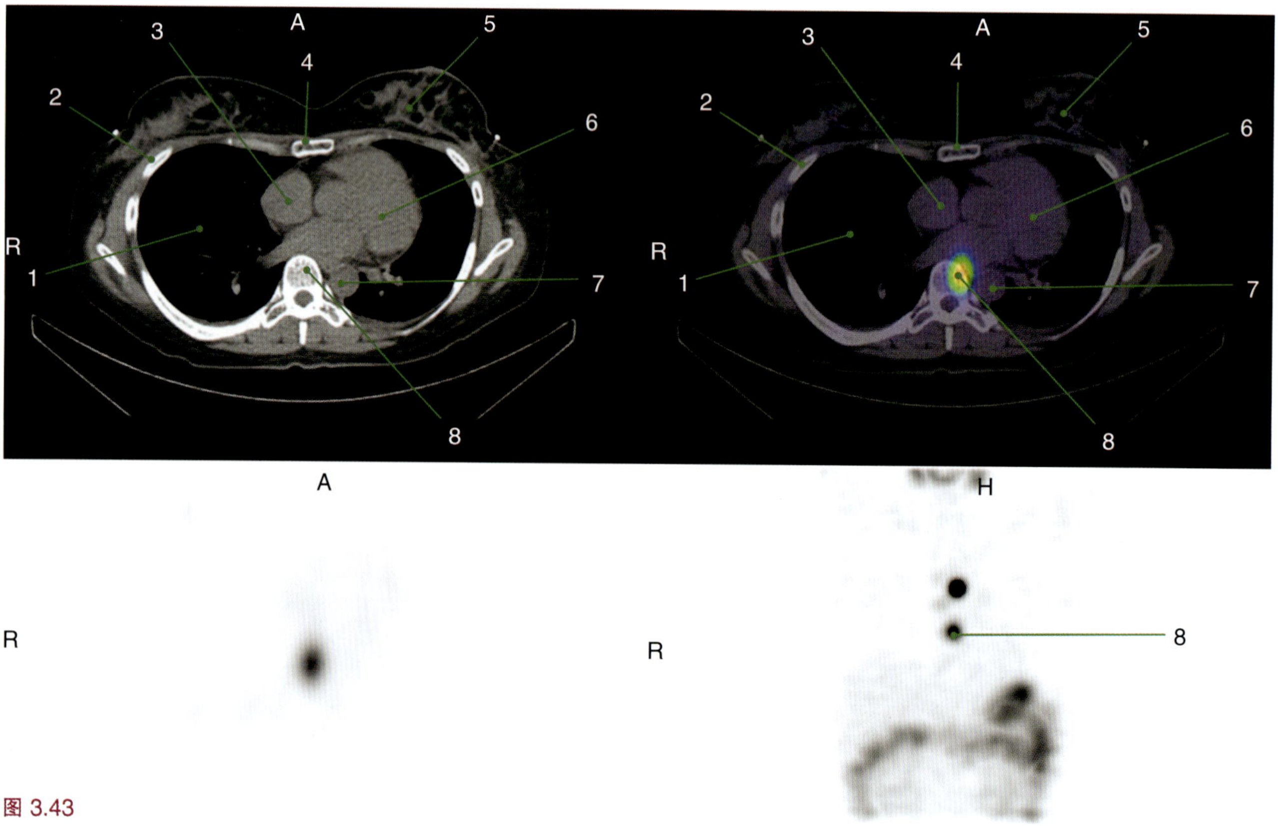

图 3.43

(1) 右肺 (2) 右侧第 4 肋骨 (3) 右心房 (4) 胸骨
(5) 左侧乳腺 (6) 左心室 (7) 降主动脉 (8) 第 6 胸椎椎体 (转移灶)

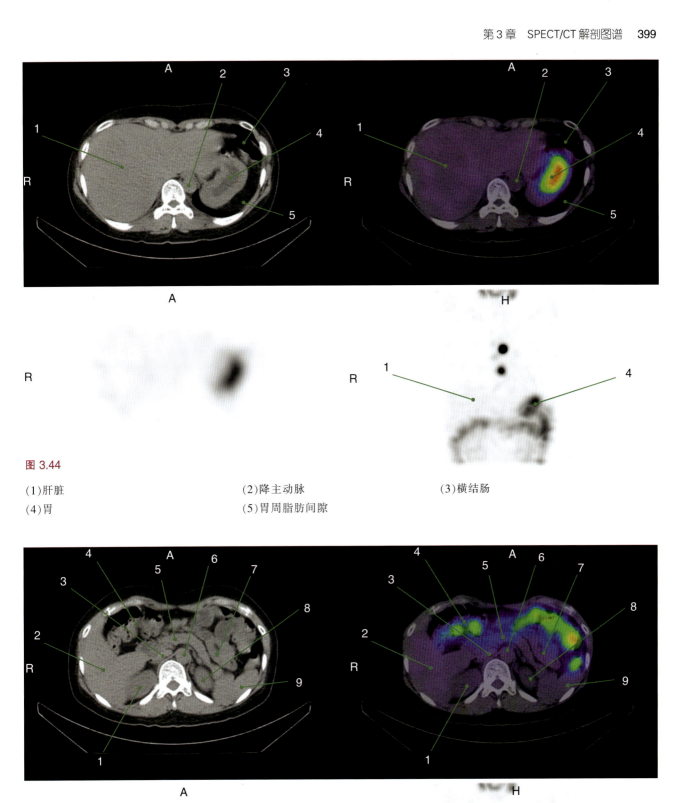

图 3.44

(1)肝脏 (2)降主动脉 (3)横结肠
(4)胃 (5)胃周脂肪间隙

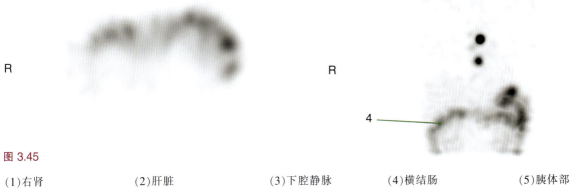

图 3.45

(1)右肾 (2)肝脏 (3)下腔静脉 (4)横结肠 (5)胰体部
(6)降主动脉 (7)回肠 (8)左肾 (9)脾脏

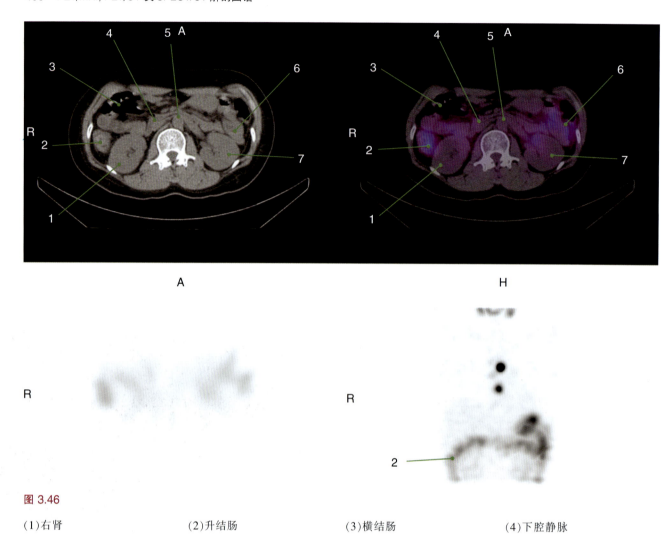

图 3.46

(1) 右肾 (2) 升结肠 (3) 横结肠 (4) 下腔静脉
(5) 降主动脉 (6) 回肠 (7) 左肾

3.1.6.3 病例 3

患者,女,52 岁,罹患甲状腺滤泡癌行甲状腺全切术,因发现血清中甲状腺球蛋白升高返院治疗。行颈部和胸部 ^{131}I-SPECT/CT 扫描,SPECT(上)和 SPECT/CT(下)图像显示右侧胸腔入口明显摄取增高,左肺下叶因病灶转移摄取轻度增高(图 3.47)[39]。

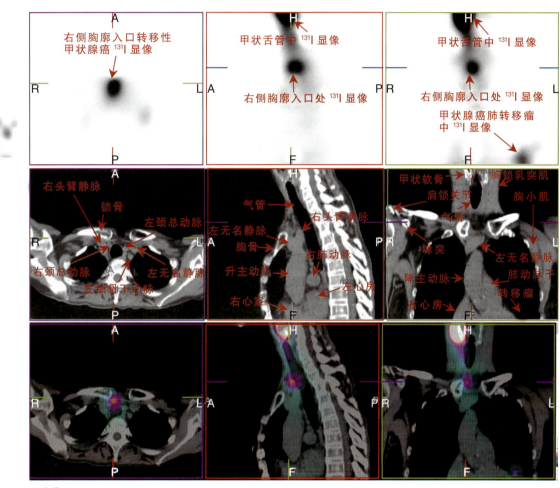

图 3.47　^{131}I-SPECT/CT 成像

3.1.6.4 病例 4

患者,女,47 岁,罹患甲状腺乳头状癌行甲状腺全切术,因发现血清中甲状腺球蛋白升高而返院治疗。行颈部、胸部 ¹²³I-SPECT/CT 扫描,SPECT(上)、SPECT/CT(下)图像显示,右侧胸廓入口发现转移所致的局灶性中度摄取增高(图 3.48)。

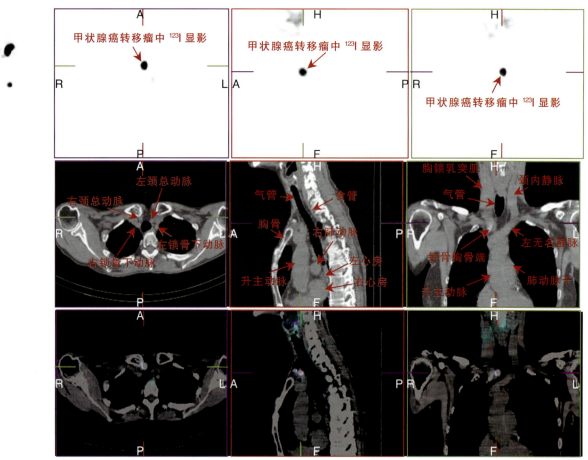

图 3.48 ¹²³I-SPECT/CT 成像

3.1.6.5 病例 5

患者,女,62 岁,6 个月前因甲状腺癌行甲状腺切除术,术后返院常规随访。患者血清中甲状腺球蛋白没有升高。行 ^{131}I-SPECT/CT 扫描,SPECT(上)和 SPECT/CT(下)图像显示,左侧甲状腺局灶性中度摄取增高,是由于残留的功能性甲状腺组织所致(图 3.49)。

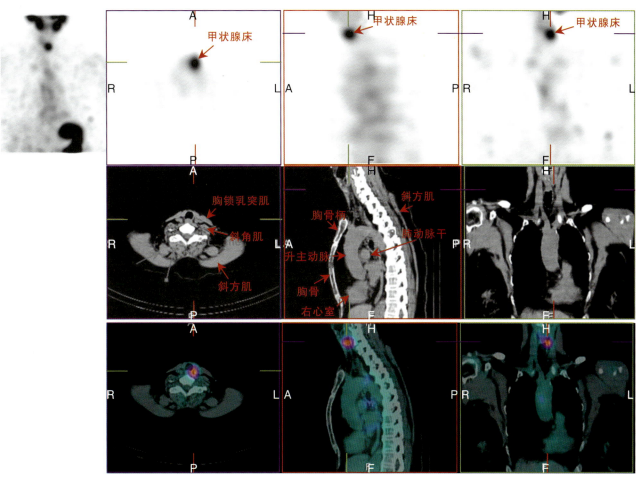

图 3.49　^{131}I-SPECT/CT 成像

3.1.7　甲状旁腺腺瘤

3.1.7.1　病例 1

患者,男,63 岁,以血钙升高、体重下降就诊。实验室检查显示血钙、血磷及甲状旁腺激素分别为 12.1pg/mL、2.3pg/mL 和 112pg/mL。因怀疑原发性甲状旁腺功能亢进,行 ^{99m} 锝 - 甲氧异腈(^{99m}Tc-MIBI)SPECT/CT 甲状旁腺瘤扫描,右侧甲状腺下叶可见局灶性延迟摄取增高,提示甲状旁腺腺瘤(图 3.50 至图 3.59)[40-43]。

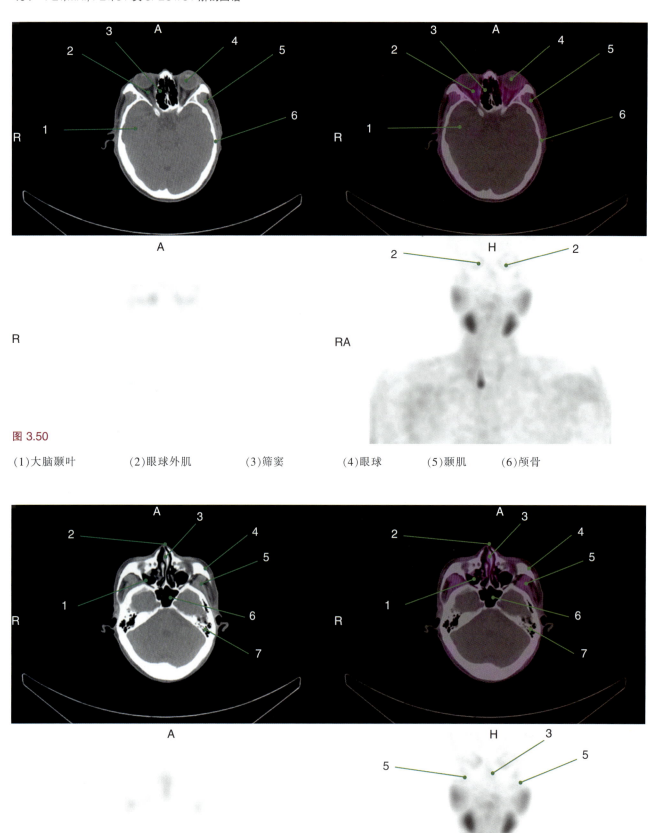

图 3.50

(1)大脑颞叶　　(2)眼球外肌　　(3)筛窦　　(4)眼球　　(5)颞肌　　(6)颅骨

图 3.51

(1)上颌窦　　(2)鼻尖　　(3)鼻中隔　　(4)颧骨　　(5)咬肌　　(6)蝶窦　　(7)乳突气房

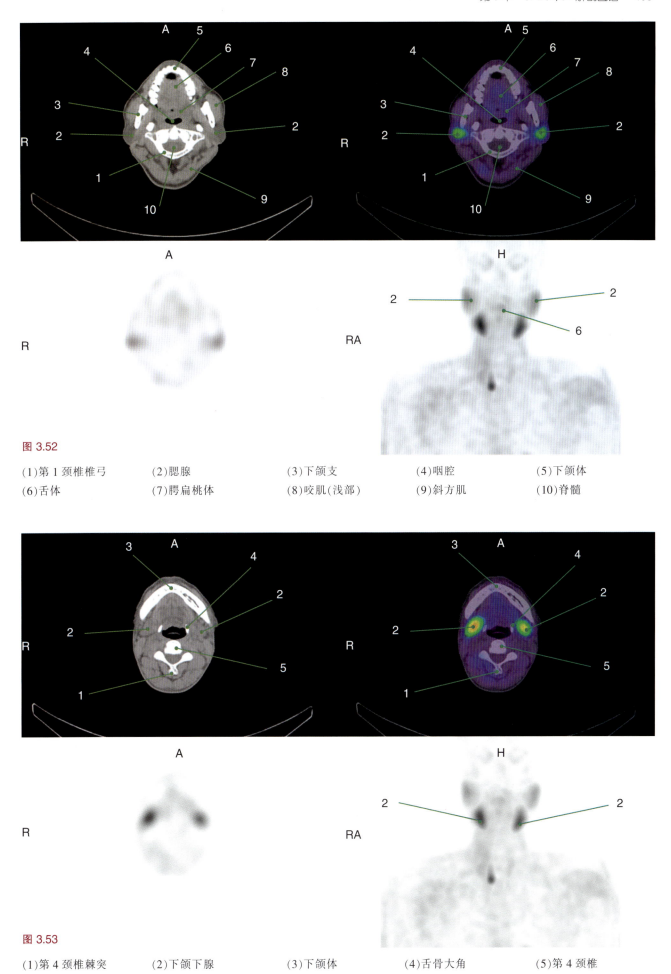

图 3.52

(1)第 1 颈椎椎弓　　(2)腮腺　　　　　(3)下颌支　　　　(4)咽腔　　　　　(5)下颌体
(6)舌体　　　　　　(7)腭扁桃体　　　(8)咬肌(浅部)　　(9)斜方肌　　　　(10)脊髓

图 3.53

(1)第 4 颈椎棘突　　(2)下颌下腺　　　(3)下颌体　　　　(4)舌骨大角　　　(5)第 4 颈椎

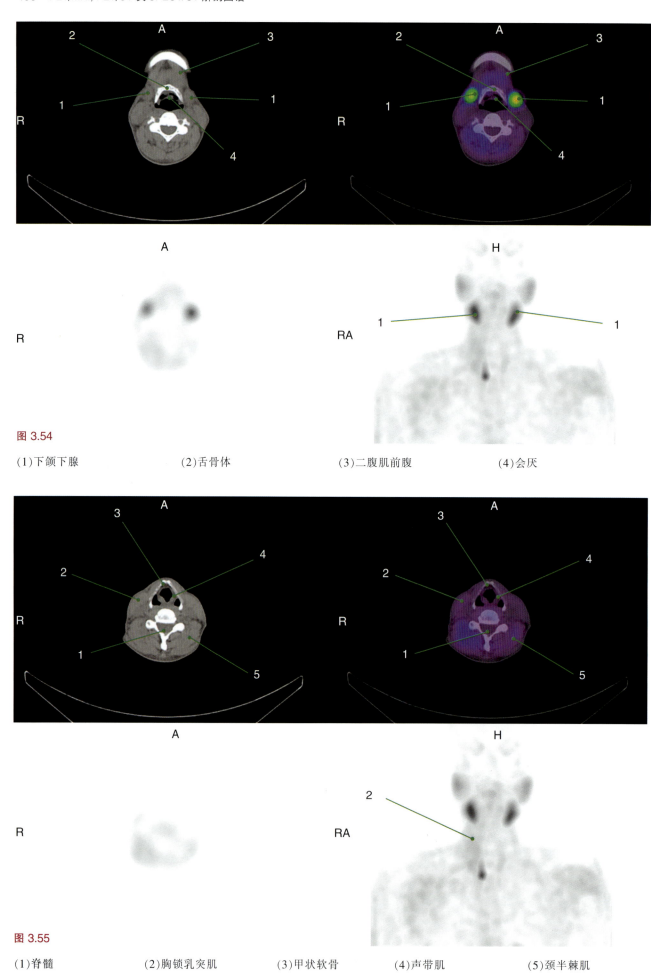

图 3.54

(1)下颌下腺　　　(2)舌骨体　　　(3)二腹肌前腹　　　(4)会厌

图 3.55

(1)脊髓　　　(2)胸锁乳突肌　　　(3)甲状软骨　　　(4)声带肌　　　(5)颈半棘肌

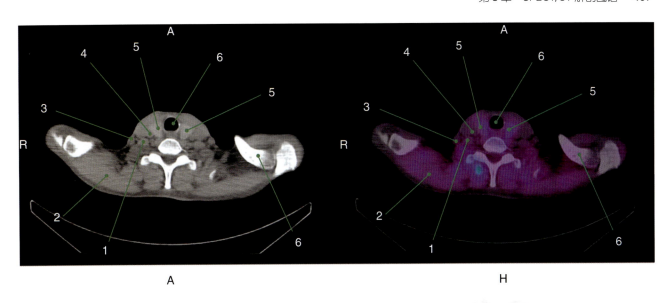

图 3.56

(1)颈内静脉 (2)斜方肌 (3)颈外静脉
(4)颈总动脉 (5)甲状腺 (6)气管

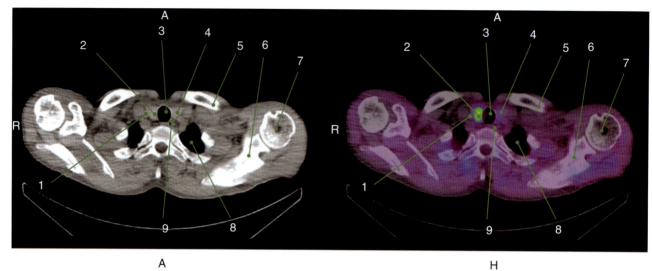

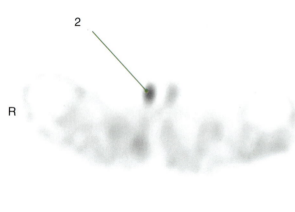

图 3.57

(1) 右颈总动脉 (2) 甲状旁腺 (3) 气管
(4) 甲状腺左叶 (5) 左侧锁骨 (6) 左侧肩胛骨
(7) 左侧肱骨头 (8) 左侧肺尖 (9) 食管

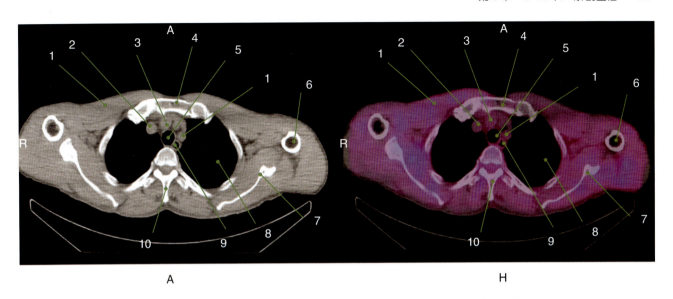

图 3.58

(1) 右侧胸大肌　　(2) 锁骨下动脉　　(3) 颈总动脉　　(4) 胸骨
(5) 气管　　(6) 肱骨干　　(7) 肩胛骨　　(8) 左肺
(9) 食管　　(10) 第 3 胸椎棘突

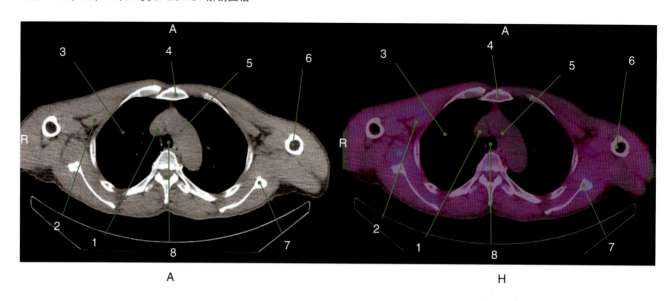

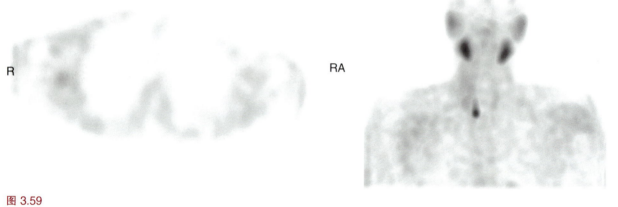

图 3.59

(1) 上腔静脉　　(2) 右侧胸小肌　　(3) 肺　　(4) 胸骨
(5) 主动脉弓　　(6) 左侧肱骨干　　(7) 左侧肩胛骨　　(8) 气管

3.1.7.2 病例 2

患者,女,63 岁,诊断为甲状旁腺腺瘤(F 型)。行颈部、胸部 ^{99m}Tc-MIBI SPECT/CT 扫描,SPECT(上)和 SPECT(下)图像显示前下纵隔可见局灶性中度摄取增高。

甲状旁腺位于甲状腺附近或其背侧,通过分泌甲状旁腺素调节血钙、血磷平衡。甲状旁腺腺瘤是一种良性肿瘤,可以引起甲状旁腺功能亢进(图 3.60)[44,45]。

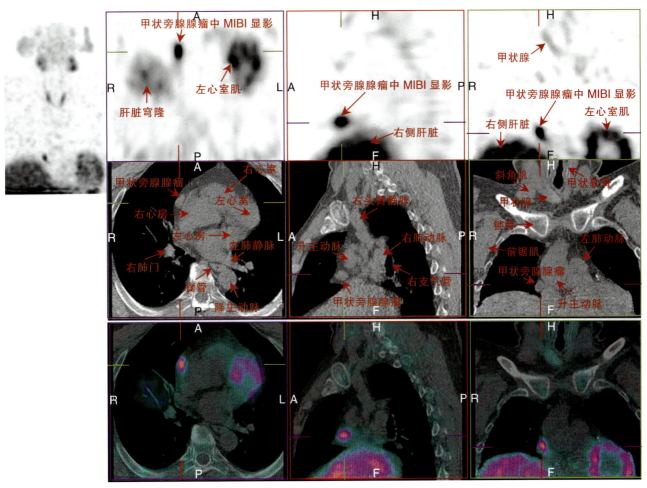

图 3.60　^{99m}Tc-MIBI SPECT/CT 成像

3.1.7.3 病例 3

患者,女,71岁,诊断为甲状旁腺腺瘤(F型)。行颈部和胸部 ^{99m}Tc-MIBI 骨扫描,SPECT(上)和 SPECT/CT(下)图像显示(病灶)在右食管裂孔区胸廓入口水平摄取中度增高(图 3.61)。

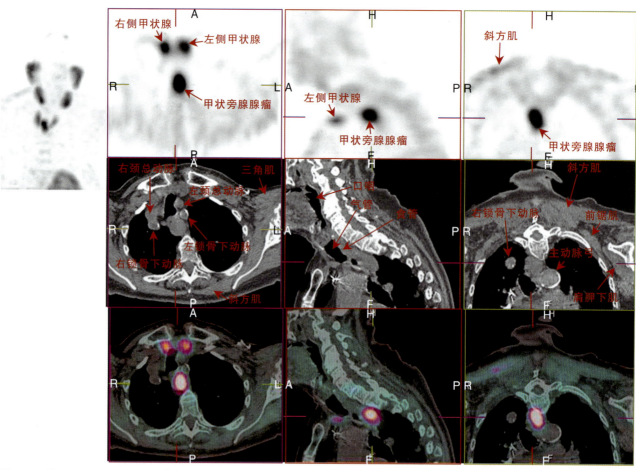

图 3.61 ^{99m}Tc-MIBI SPECT/CT 成像

3.1.7.4 病例 4

患者,女,57 岁,因甲状旁腺腺瘤(E 型)就诊。行颈部和胸部 ^{99m}Tc-MIBI 骨扫描中,SPECT(上)和 SPECT/CT(下)图像显示(局部病灶)在右叶甲状腺下极摄取轻度增高(图 3.62)。

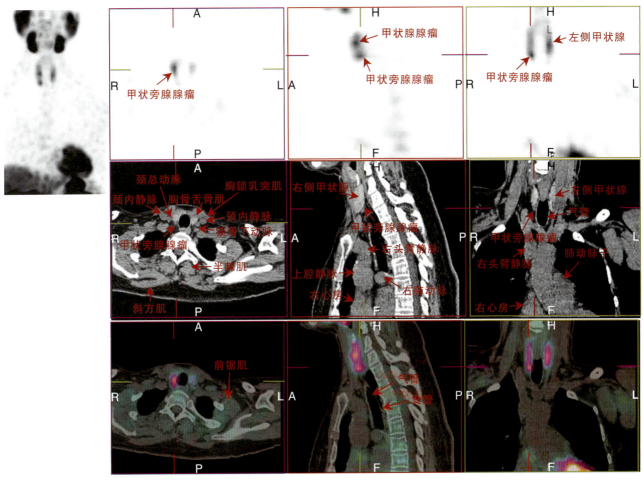

图 3.62 ^{99m}Tc-MIBI SPECT/CT 成像

3.1.7.5 病例5

患者,男,56岁,甲状旁腺腺瘤(E型)。行颈部和胸部 ^{99m}Tc-MIBI 骨扫描,SPECT(上)和 SPECT/CT(下)图像显示,右侧气管旁(右下甲状腺床水平)病灶摄取中度增高(图3.63)。

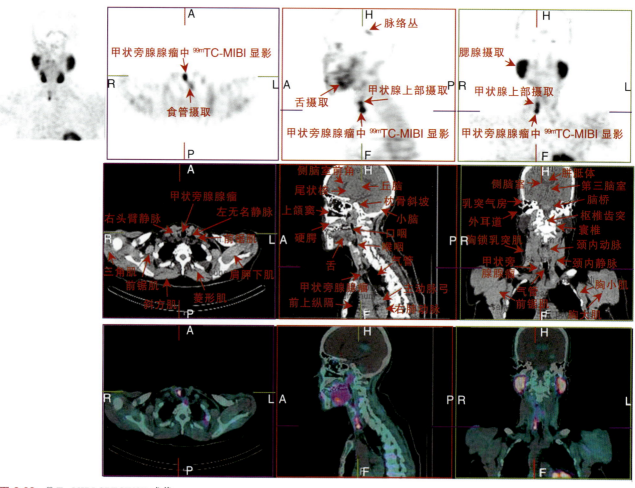

图 3.63 ^{99m}Tc-MIBI SPECT/CT 成像

3.1.7.6 病例 6

患者，女，63 岁，甲状旁腺腺瘤（C 型）。行颈部和胸 ^{99m}Tc-MIBI 骨扫描，SPECT（上）和 SPECT/CT 下图像显示右侧食管旁局灶性中度摄取增高（图 3.64）。

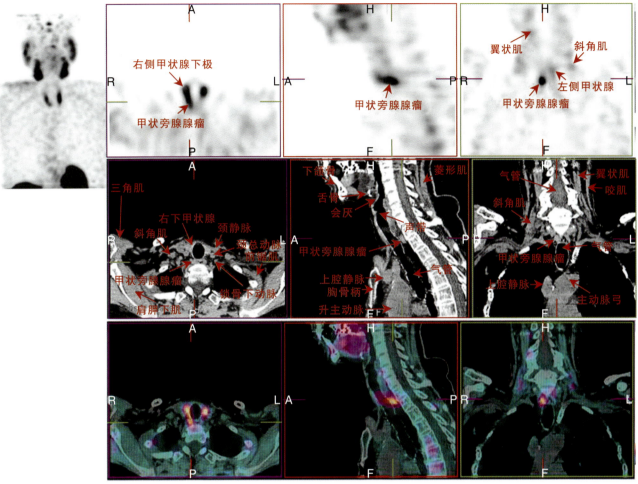

图 3.64　^{99m}Tc-MIBI SPECT/CT 成像

3.1.7.7 病例 7

患者,男,73 岁,甲状旁腺腺瘤(D 型)。行颈部和胸部 ^{99m}Tc-MIBI 骨扫描,SPECT(上)和 SPECT/CT(下)图像显示,病灶紧贴甲状腺右叶中部内缘,伴摄取中度增高(图 3.65)。

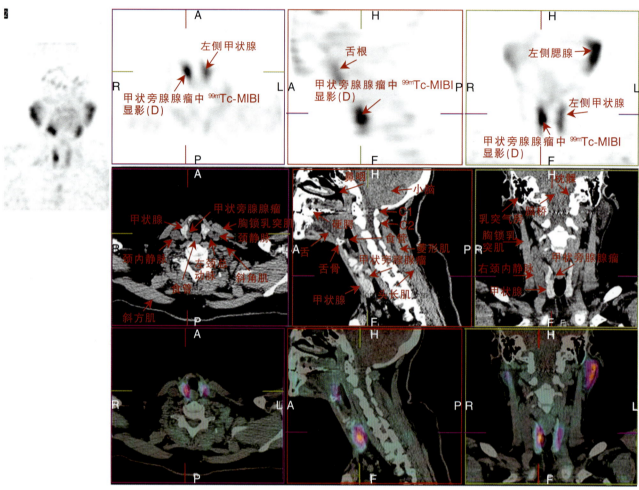

图 3.65　^{99m}Tc-MIBI SPECT/CT 成像

3.1.8 间皮瘤

3.1.8.1 病例 1

患者,男,69 岁,右侧胸部间皮瘤。行肺部 ^{99m}Tc-MAA 骨扫描,SPECT(上)和 SPECT/CT(下)图像显示,右肺上叶和中叶病灶活性略降低,右肺下叶病灶摄取中度降低。病灶导致右肺下叶后外侧局部灌注缺损。

间皮瘤是一种来源于胸膜的高度侵袭性肿瘤,主要与石棉暴露有关。CT 扫描通常显示结节性胸膜增厚,常伴有胸腔积液(图 3.66)[46,47]。

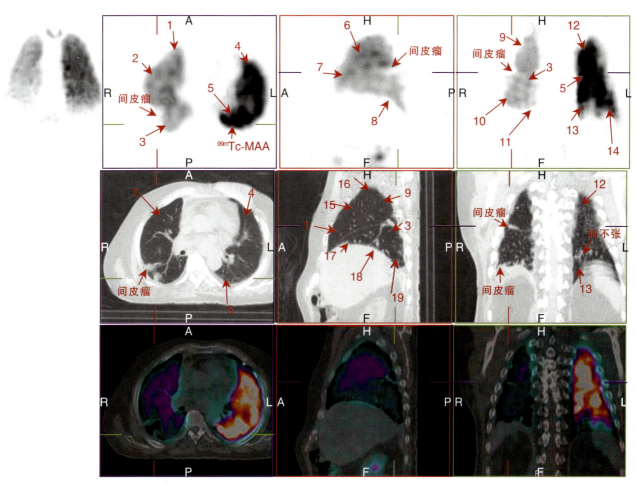

图 3.66 ^{99m}Tc-MAA SPECT/CT 成像

(1)右肺中叶内侧段　　(2)右肺中叶外侧段　　(3)右肺下叶背段　　(4)左肺上叶下舌段　　(5)左肺下叶背段
(6)右肺上叶　　　　　(7)右肺中叶　　　　　(8)右肺下叶　　　　　(9)右肺上叶后段　　　(10)右肺下叶外侧段
(11)右肺下叶后段　　　(12)左肺上叶尖后段　　(13)左肺下叶后基底段　(14)左肺下叶外基底段　(15)右肺上叶前段
(16)右肺上叶尖段　　　(17)右肺下叶前段　　　(18)右肺下叶外基底段　(19)右肺下叶后基底段

3.1.8.2 病例 2

患者,男,58 岁,胸部间皮瘤伴气胸。行肺部 ^{99m}Tc-MAA 骨扫描,SPECT(上)和 SPECT/CT(下)图像显示,由包裹肺的胸膜肿瘤引起右肺上叶病灶摄取略降低,右肺下叶病灶摄取中度降低(图 3.67)[48]。

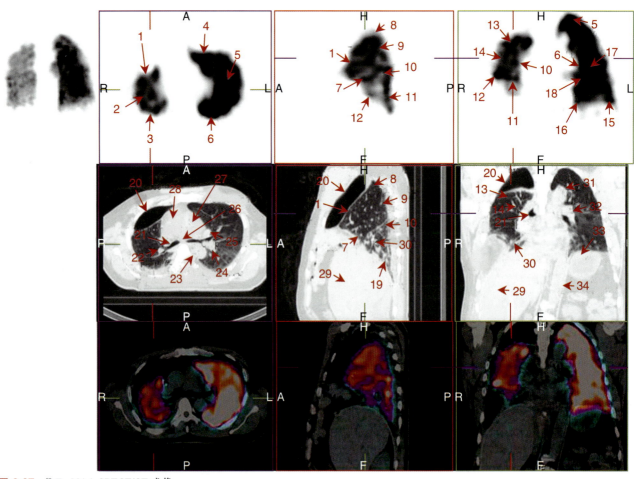

图 3.67 ^{99m}Tc-MAA SPECT/CT 成像

(1)右肺上叶前段 (2)右肺上叶后段 (3)右肺下叶背段 (4)左肺上叶前段 (5)左肺上叶尖后段
(6)左肺下叶背段 (7)右肺中叶内侧段 (8)右肺上叶尖段 (9)右肺上叶后段 (10)右肺下叶背段
(11)右肺下叶后基底段 (12)右肺下叶外基底段 (13)右肺上叶 (14)右肺中叶 (15)左肺上叶尖后段
(16)左肺下叶后基底段 (17)上舌段 (18)下舌段 (19)右肺下叶后段 (20)气胸
(21)右主支气管 (22)右肺下叶肺动脉 (23)降主动脉 (24)左肺下叶肺动脉 (25)左肺上叶肺静脉
(26)气管隆嵴下 (27)肺动脉干 (28)升主动脉 (29)肝脏右叶 (30)肺炎
(31)主动脉弓 (32)左肺动脉 (33)胃 (34)腹主动脉

3.1.9 骨肿瘤

3.1.9.1 病例 1

患儿,女,10 岁,因骨纤维瘤就诊。行头部 ^{99m}Tc-MDP 骨扫描,SPECT(上)和 SPECT/CT(下)图像显示,双侧上颌窦和右侧下颌骨病灶摄取中度增高。

骨纤维瘤(软骨发育不良)是一种良性骨肿瘤,常发生于 10 岁以下儿童的胫骨、股骨、下颌骨、上颌骨和鼻部。通常表现为中央透亮、周围骨化的膨胀性病变。病灶边缘无骨纤维结构不良(图 3.68)[49]。

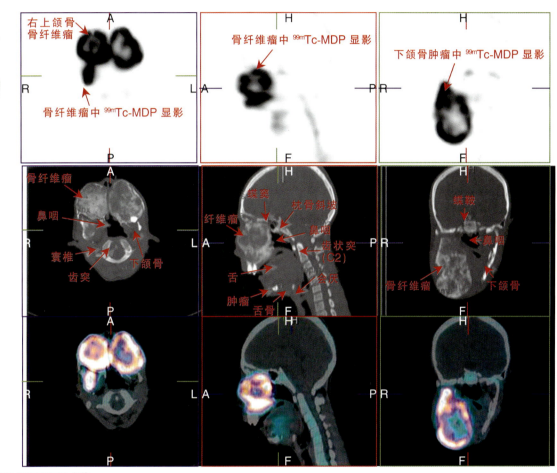

图 3.68 ^{99m}Tc-MDP SPECT/CT 成像

3.1.10 骨转移(瘤)

3.1.10.1 病例 1

患者,女,38 岁,既往有乳腺癌病史,因右肩部疼痛就诊。行胸部 ^{99m}Tc-MDP 骨扫描,SPECT(上)和 SPECT/CT(下)图像显示,肿瘤转移引起右肩胛体摄取中度增高。

骨转移瘤比原发性骨肿瘤多 10 倍以上。大多数转移发生在红骨髓,最常见于长轴骨。成骨细胞转移常见于前列腺癌、移行细胞癌、黏液性肿瘤和类癌中,而溶骨性转移主要见于肺、甲状腺和肾癌。乳腺癌、胃癌和结肠癌可表现为溶骨或成骨性病变(图 3.69)[50]。

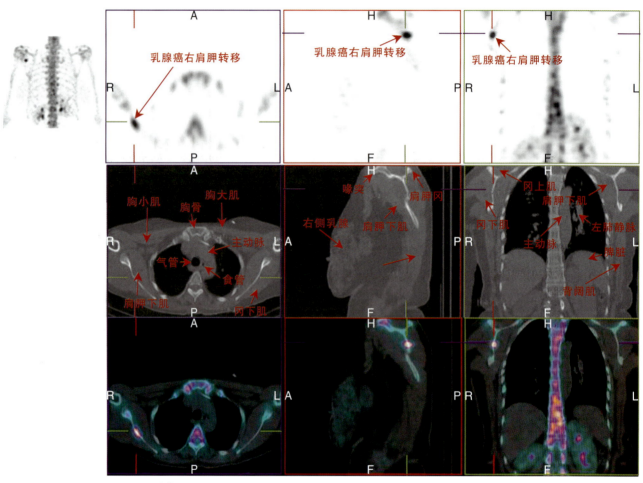

图 3.69　^{99m}Tc-MDP SPECT/CT 成像

3.1.10.2 病例 2

患者,女,65 岁,既往有乳腺癌病史,因右膝疼痛就诊。行膝关节 ^{99m}Tc-MDP 骨扫描,SPECT(上)和 SPECT/CT(下)图像显示,转移引起右侧股骨外侧髁后缘摄取明显增高(图 3.70)。

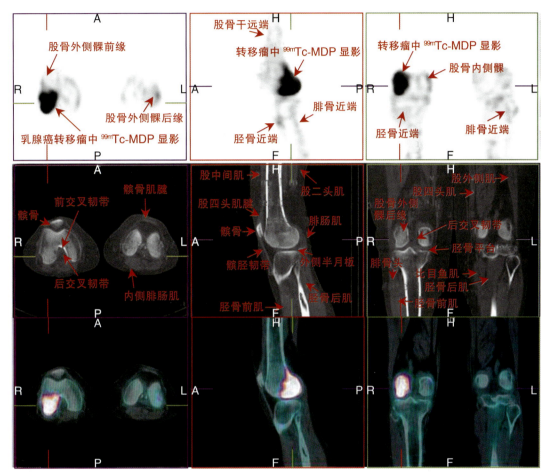

图 3.70　^{99m}Tc-MDP SPECT/CT 成像

3.1.10.3 病例 3

患者,男,67 岁,既往有肺癌病史,因脑部左后方疼痛就诊。行头部 99mTc-MDP 骨扫描,SPECT(上)和 SPECT/CT(下)图像显示,转移引起枕骨左份(病灶)摄取中度增高(图 3.71)。

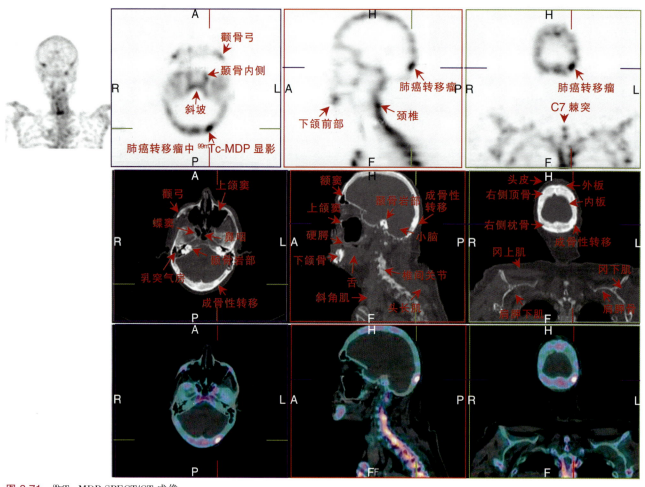

图 3.71　99mTc-MDP SPECT/CT 成像

3.1.10.4 病例 4

患者,男,65 岁,既往有骨肉瘤病史,因右耳部疼痛就诊。行头部 ^{99m}Tc-MDP 骨扫描,SPECT(上)和 SPECT/CT(下)图像显示,转移引起颞骨右侧后份(病灶)摄取明显增高(图 3.72)。

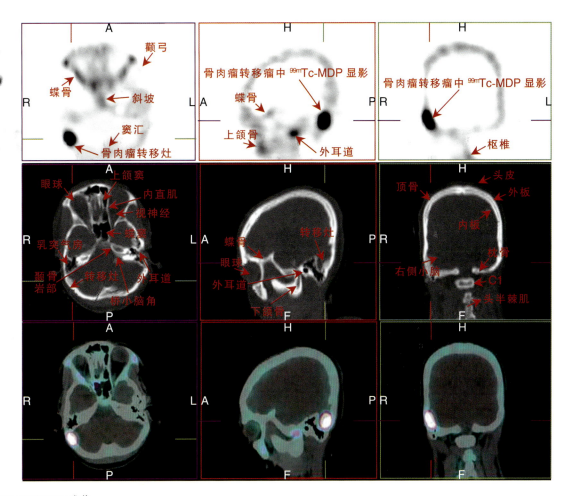

图 3.72 ^{99m}Tc-MDP SPECT/CT 成像

3.1.10.5 病例 5

患者,男,64 岁,既往因膀胱癌行膀胱切除术,因右侧会阴区疼痛就诊。行骨盆区 ^{99m}Tc-MDP 骨扫描,SPECT(上)和 SPECT/CT(下)图像显示,右耻骨下支摄取中度增高(图 3.73)。

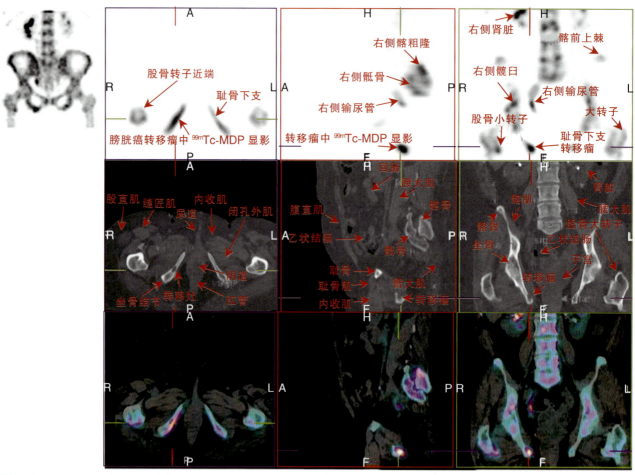

图 3.73 ^{99m}Tc-MDP SPECT/CT 成像

3.1.10.6 病例6

患者,女,47岁,既往有乳腺癌病史,因腰部疼痛就诊。行骨盆区 ^{99m}Tc-MDP 骨扫描,SPECT(上)和SPECT/CT(下)图像显示,左侧骶髂关节水平骶骨翼摄取显著增高(图3.74)。

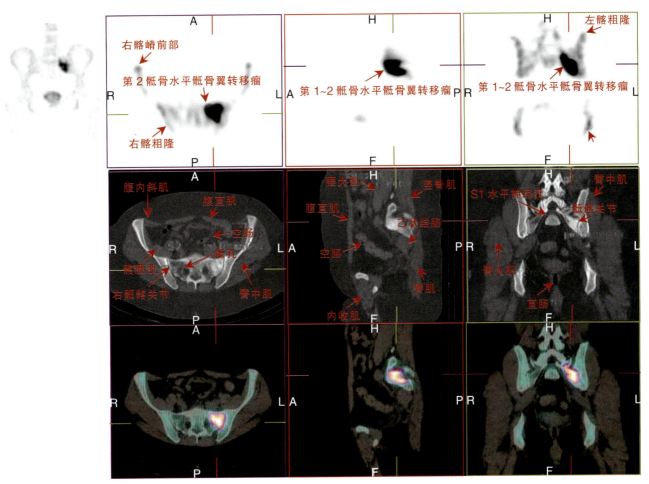

图3.74　^{99m}Tc-MDP SPECT/CT 成像

3.1.10.7 病例 7

患者,男,31 岁,既往有成神经细胞瘤病史,因左臀部疼痛就诊。行骨盆区 ^{123}I-MIBG 骨扫描,SPECT(上)和 SPECT/CT(下)图像显示,肿瘤转移导致左髂粗隆摄取中度增高(图 3.75)[51]。

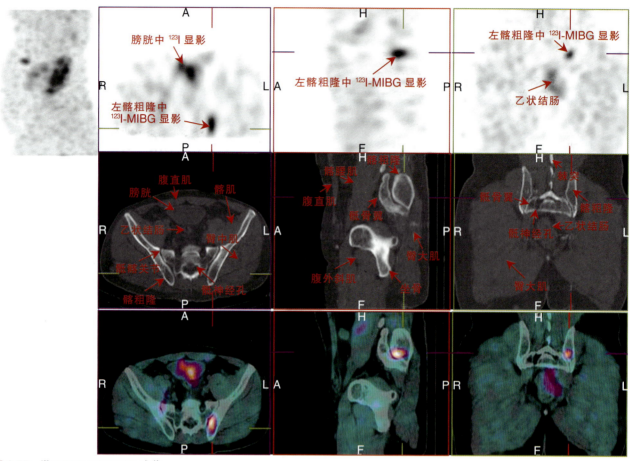

图 3.75　^{123}I-MIBG SPECT/CT 成像

3.1.10.8 病例 8

患者,男,38 岁,既往有成神经细胞瘤病史,因左髋部疼痛就诊。行骨盆区 ^{123}I-MIBG 骨扫描,SPECT(上)和 SPECT/CT(下)图像显示,左前髂骨翼转移灶摄取显著增高,右髂骨翼转移灶摄取轻微增高(图 3.76)[52]。

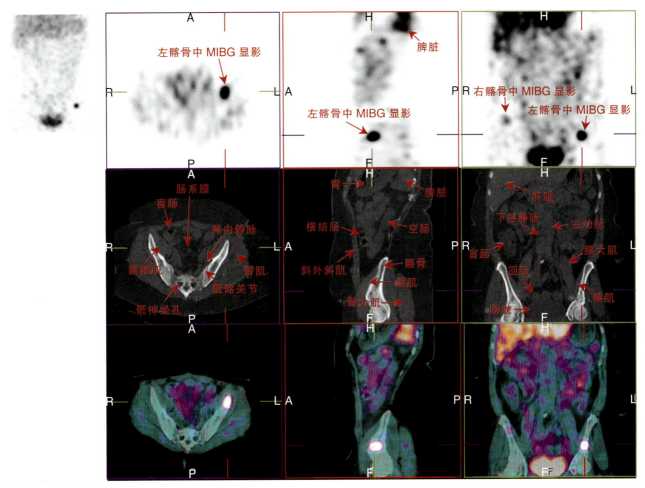

图 3.76　^{123}I-MIBG SPECT/CT 成像

3.1.10.9 病例9

患者,男,66岁,既往有非霍奇金淋巴瘤病史,因腰部疼痛就诊。行骨盆区(包括下腹部)^{99m}Tc-MDP骨扫描,SPECT(上)和SPECT/CT(下)图像显示,双侧髂骨翼、髂粗隆、L3~S1椎体因淋巴瘤侵犯呈放射性摄取轻度增高(图3.77)。

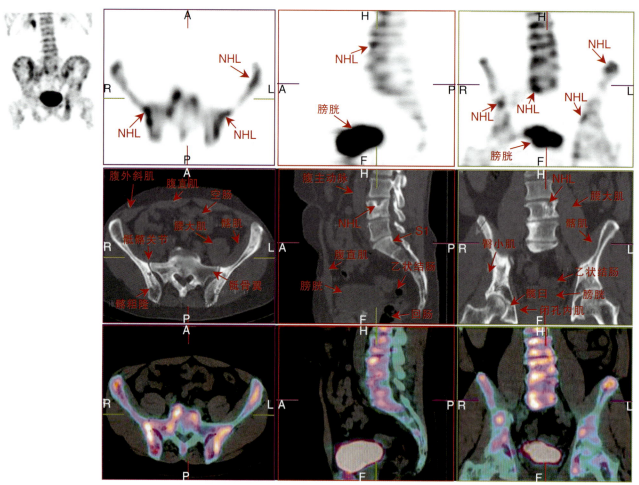

图 3.77　^{99m}Tc-MDP SPECT/CT 成像

NHL:非霍奇金淋巴瘤

3.2 骨

3.2.1 创伤

3.2.1.1 病例1

患者,女,71岁,以右膝关节疼痛数周就诊。临床诊断为右膝关节内侧半月板损伤。行^{99m}Tc-MDP SPECT/CT扫描,右侧半月板区域可见局灶性摄取增高,支持临床诊断(图3.78至图3.86)[53,54]。

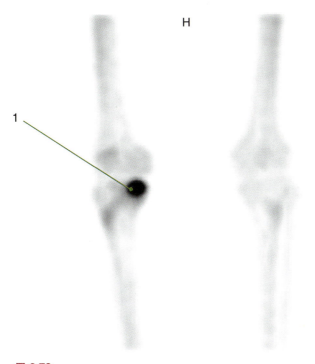

图 3.78

(1)右侧胫骨内侧病灶

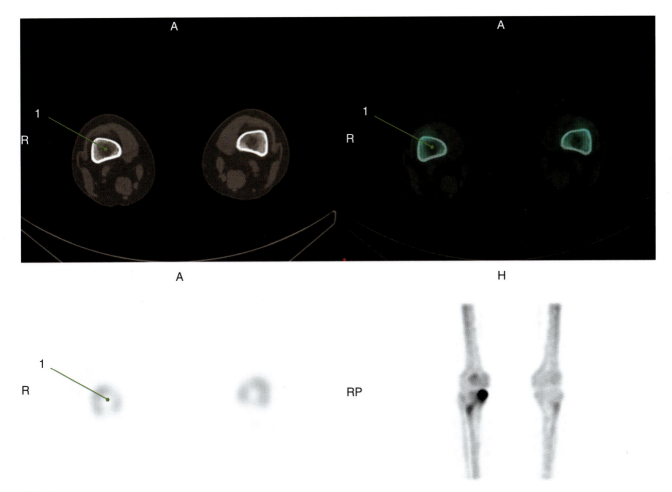

图 3.79

(1)右侧股骨远端

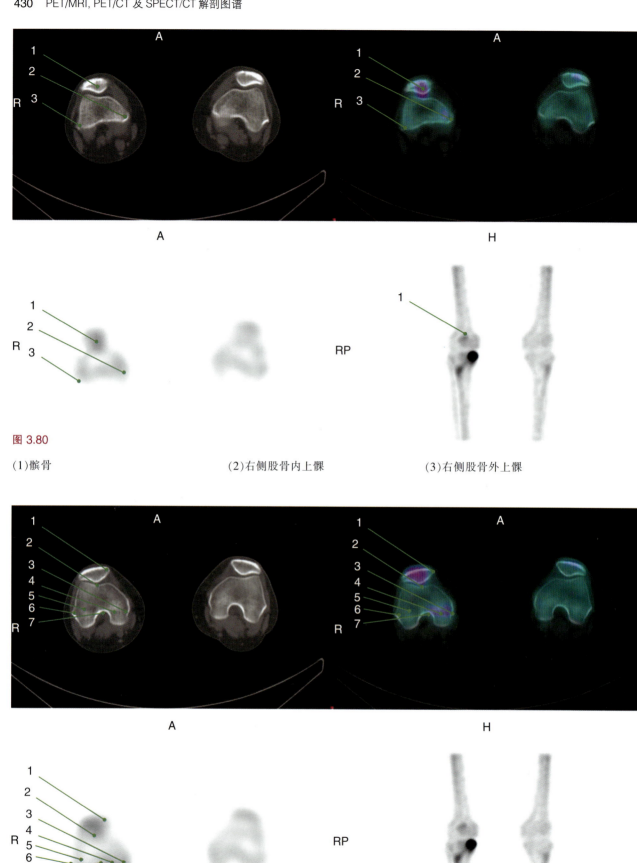

图 3.80

(1)髌骨　　(2)右侧股骨内上髁　　(3)右侧股骨外上髁

图 3.81

(1)髌骨　　(2)关节面　　(3)右侧股骨内上髁　　(4)右侧股骨内侧髁
(5)右侧股骨外侧髁　　(6)右侧股骨外上髁　　(7)髁间窝

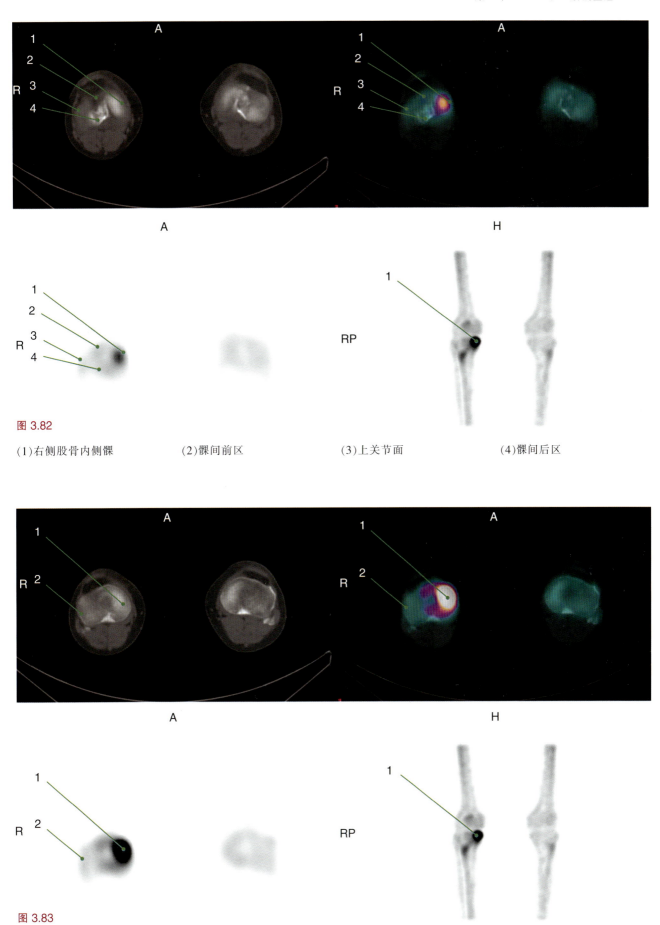

图 3.82

(1)右侧股骨内侧髁　　(2)髁间前区　　(3)上关节面　　(4)髁间后区

图 3.83

(1)右膝关节内侧半月板摄取增高　　(2)右侧胫骨外侧髁

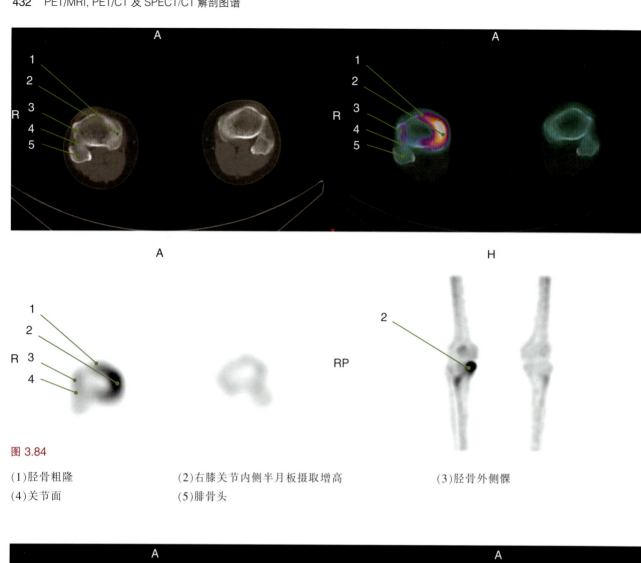

图 3.84

(1)胫骨粗隆 (2)右膝关节内侧半月板摄取增高 (3)胫骨外侧髁
(4)关节面 (5)腓骨头

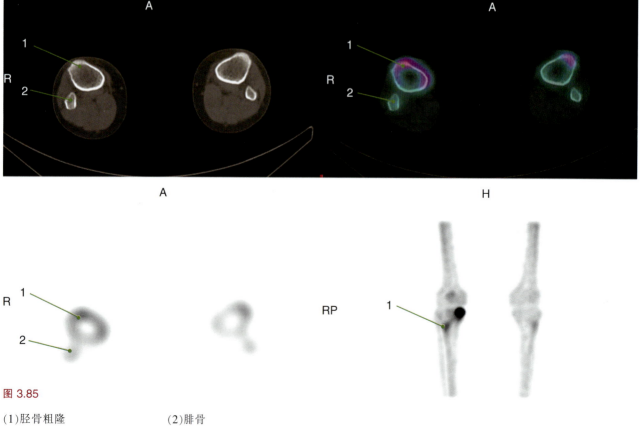

图 3.85

(1)胫骨粗隆 (2)腓骨

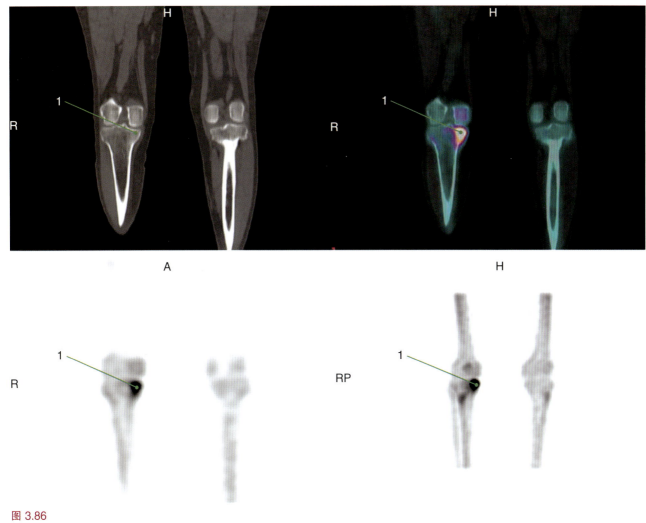

图 3.86

(1)右侧内侧半月板摄取增高

3.2.1.2 病例 2

患者，女，56 岁，既往有乳腺癌病史，因跌倒后右背部疼痛就诊。行下胸部 ^{99m}Tc-MDP SPECT/CT 扫描，SPECT(上)和 SPECT(下)图像显示，右侧第 11 后肋可见局灶性中度摄取增高。与 CT(中)提示的骨痂形成相吻合。

骨折急性期(早期损伤后 3~4 周)会在骨折部位显示放射性示踪剂高摄取。65 岁以下人群中，95%的骨折可以有阳性表现，而颅骨骨折很少显示摄取增高。亚急性期(早期损伤后 2~3 个月)，放射性示踪剂更趋向于集中在骨折部位。恢复期放射性示踪剂摄取会逐渐减少，然而 40%的骨折患者在 1 年后依然可见异常摄取(图 3.87)[55]。

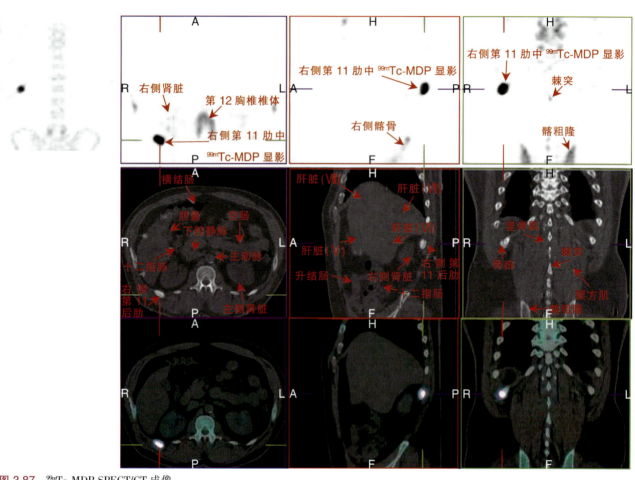

图 3.87　^{99m}Tc-MDP SPECT/CT 成像

3.2.1.3 病例 3

患者,男,65 岁,既往有肺癌病史,因车祸后背部疼痛就诊。行下腰部 99mTc-MDP SPECT/CT 扫描,SPECT(上)和 SPECT/CT(下)图像显示第 4 腰椎棘突摄取显著增高。与 CT 图像(中)提示的骨折部位相吻合。同时发现第 4 腰椎上下关节面轻度摄取增高,考虑为退行性改变(图 3.88)[56]。

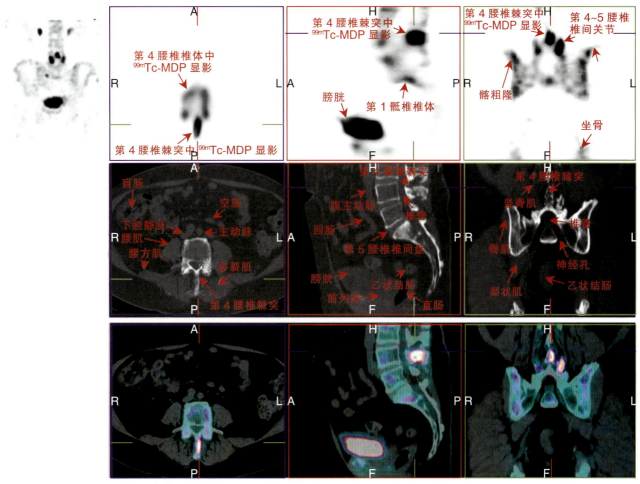

图 3.88　99mTc-MDP SPECT/CT 成像

3.2.1.4 病例 4

患者,男,57 岁,既往有肿瘤病史,车祸后右上胸部疼痛就诊。行胸部 ^{99m}Tc-MDP SPECT/CT 扫描,SPECT(上)和 SPECT(下)图像显示右侧第 6、7 后肋摄取中度增高,同时左侧第 2 前肋摄取轻度增高,这些征象与 CT 图像(中)提示的骨折后骨痂形成征象吻合(图 3.89)[57]。

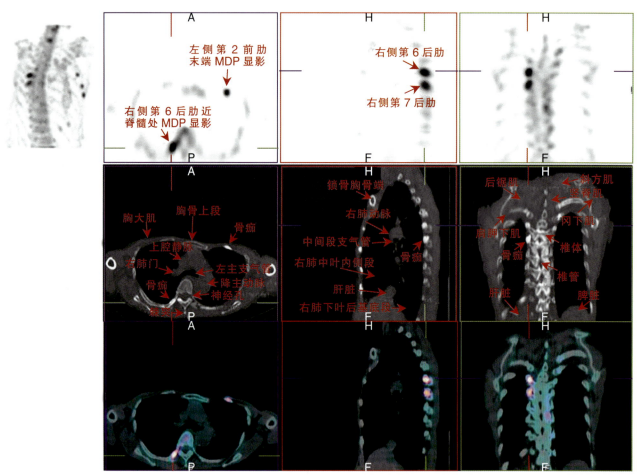

图 3.89　^{99m}Tc-MDP SPECT/CT 成像

3.2.2 退行性病变

3.2.2.1 病例 1

患者,女,61 岁,因双肩疼痛且上臂无法内旋 2 年就诊。行 ^{99m}Tc-MDP SPECT/CT 扫描,于右侧肱骨头关节囊及关节盂发现弥漫性轻度摄取增高病灶。临床诊断为粘连性关节囊炎,右侧比左侧严重(图 3.90 至图 3.96)[58,59]。

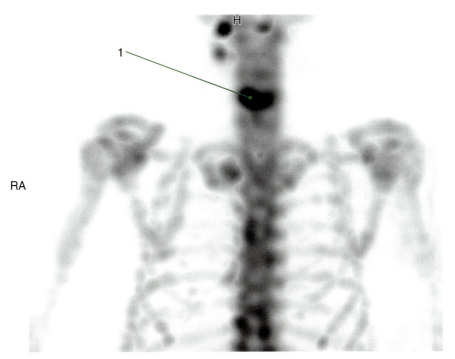

图 3.90

(1)第 5 颈椎退行性改变

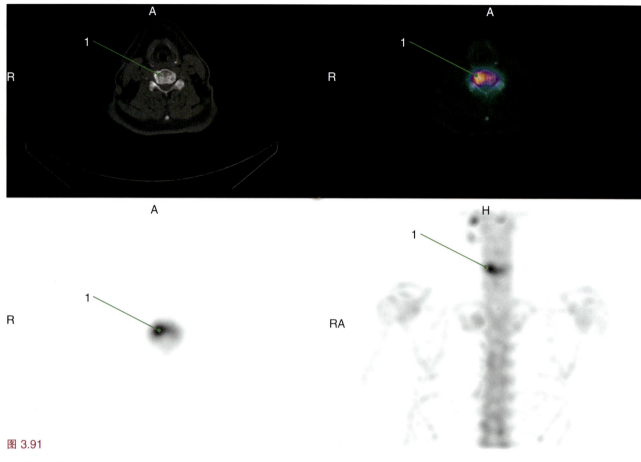

图 3.91

(1)第 5 颈椎退行性改变

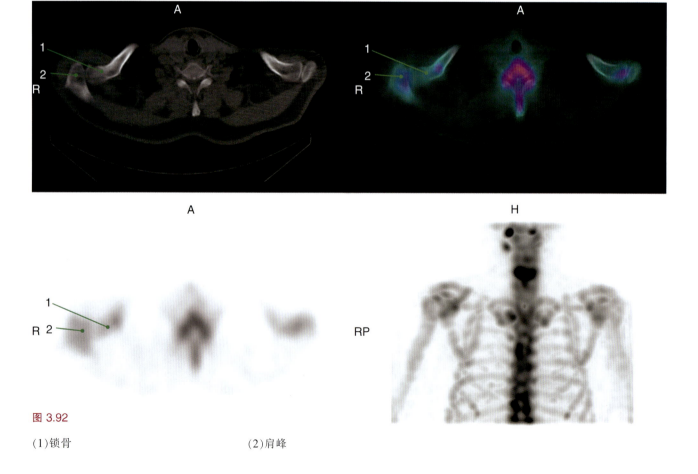

图 3.92

(1)锁骨　　　　　　　　　　　　(2)肩峰

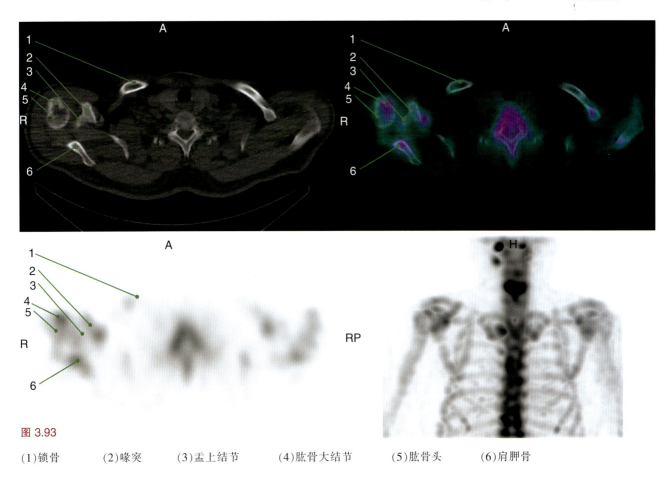

图 3.93

(1)锁骨　　(2)喙突　　(3)盂上结节　　(4)肱骨大结节　　(5)肱骨头　　(6)肩胛骨

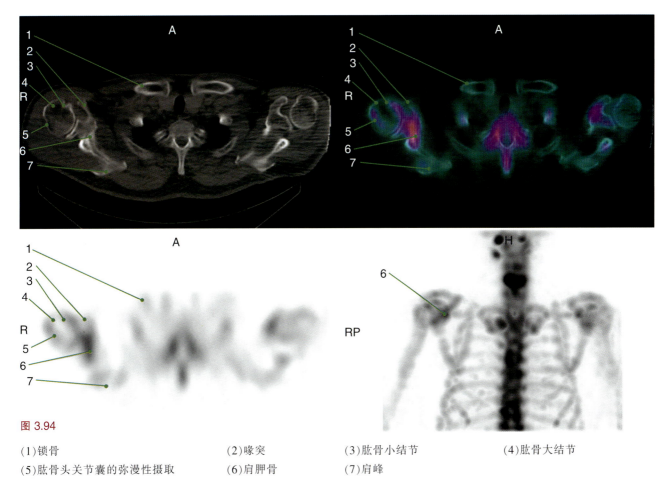

图 3.94

(1)锁骨　　(2)喙突　　(3)肱骨小结节　　(4)肱骨大结节
(5)肱骨头关节囊的弥漫性摄取　　(6)肩胛骨　　(7)肩峰

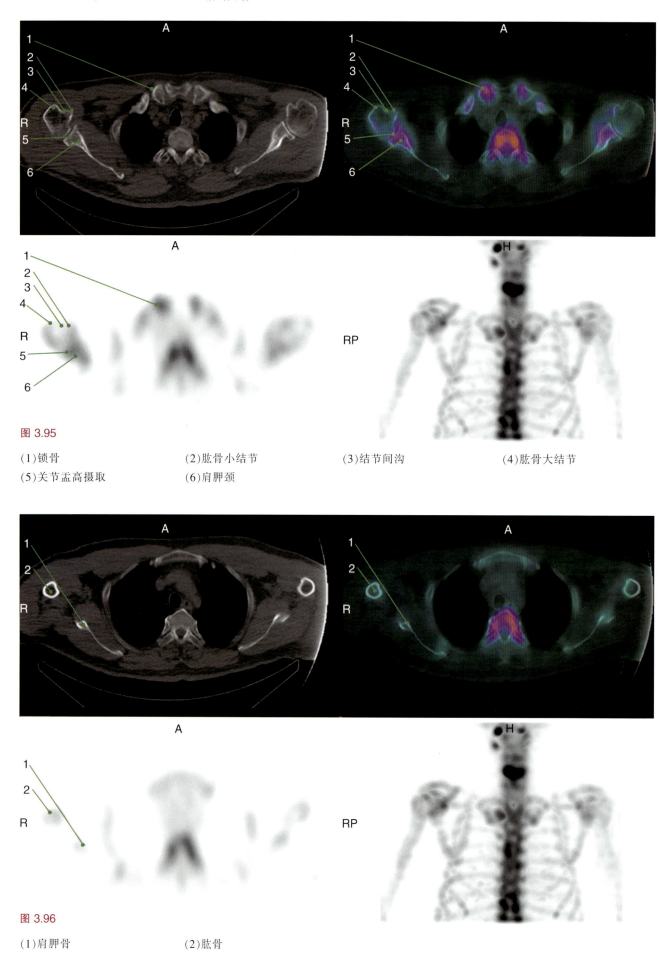

图 3.95

(1) 锁骨　　(2) 肱骨小结节　　(3) 结节间沟　　(4) 肱骨大结节
(5) 关节盂高摄取　　(6) 肩胛颈

图 3.96

(1) 肩胛骨　　(2) 肱骨

3.2.2.2 病例 2

患者,女,72 岁,因腰部疼痛就诊。行 ^{99m}Tc-MDP SPECT/CT 扫描,于第 4 腰椎椎体发现许莫结节,病灶呈局灶性摄取增高,提示为退行性病变(图 3.97 至图 3.107)[60,61]。

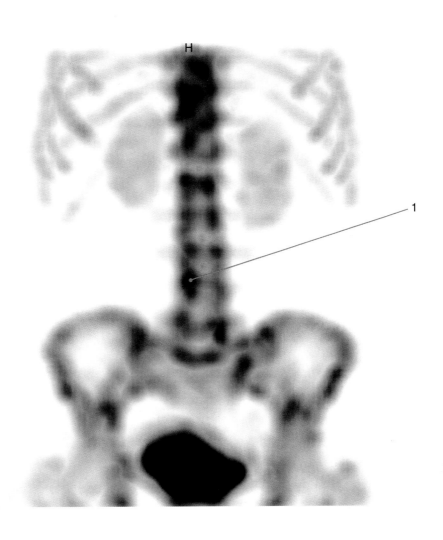

图 3.97

(1)许莫结节

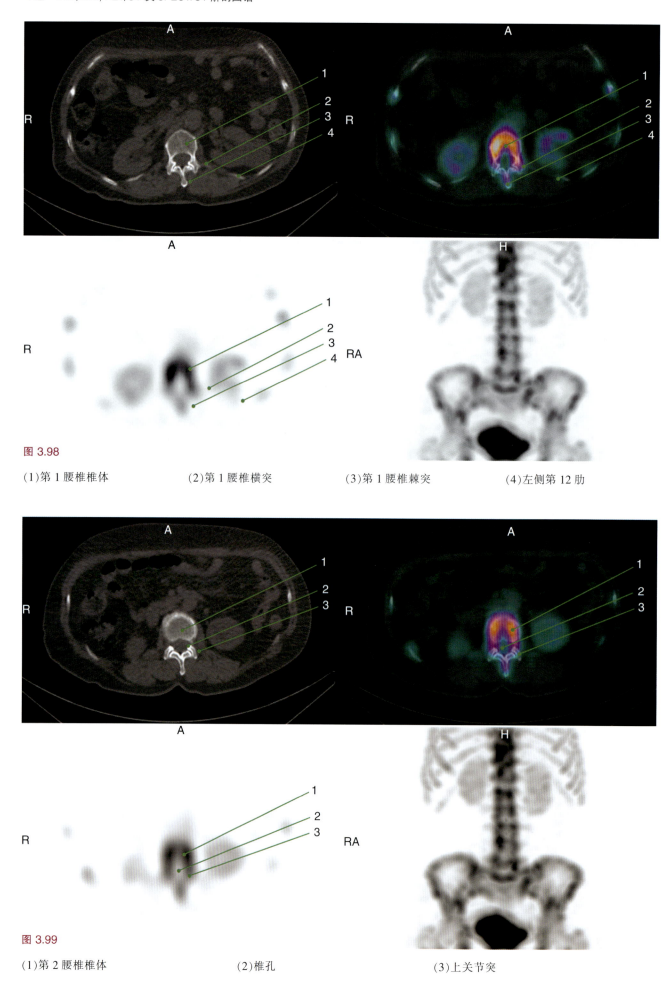

图 3.98

(1) 第 1 腰椎椎体　　(2) 第 1 腰椎横突　　(3) 第 1 腰椎棘突　　(4) 左侧第 12 肋

图 3.99

(1) 第 2 腰椎椎体　　(2) 椎孔　　(3) 上关节突

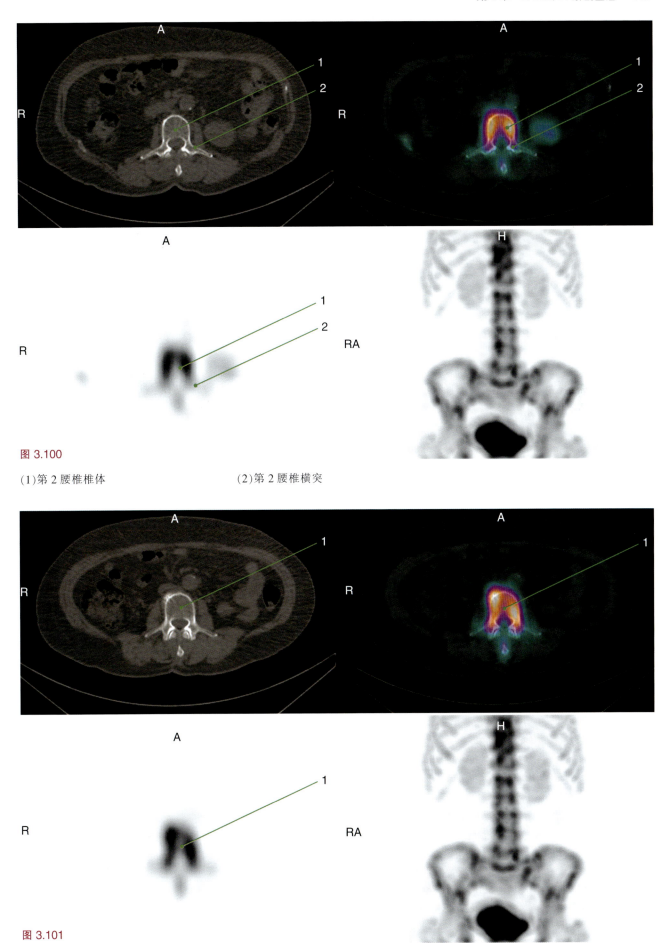

图 3.100

(1) 第 2 腰椎椎体　　(2) 第 2 腰椎横突

图 3.101

(1) 第 3 腰椎椎体

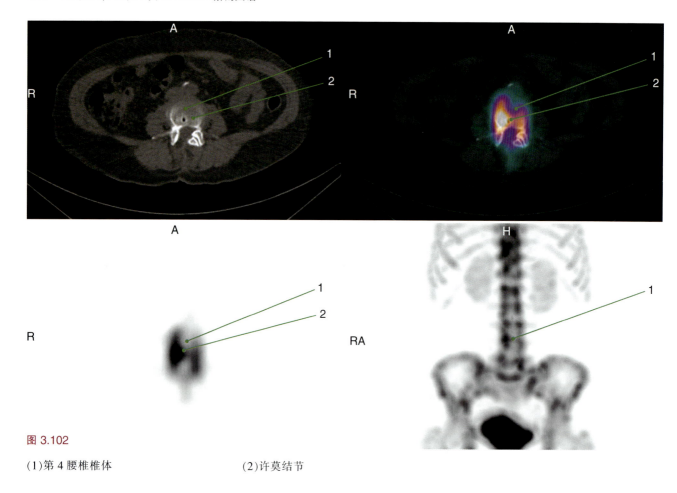

图 3.102

(1) 第 4 腰椎椎体　　　(2) 许莫结节

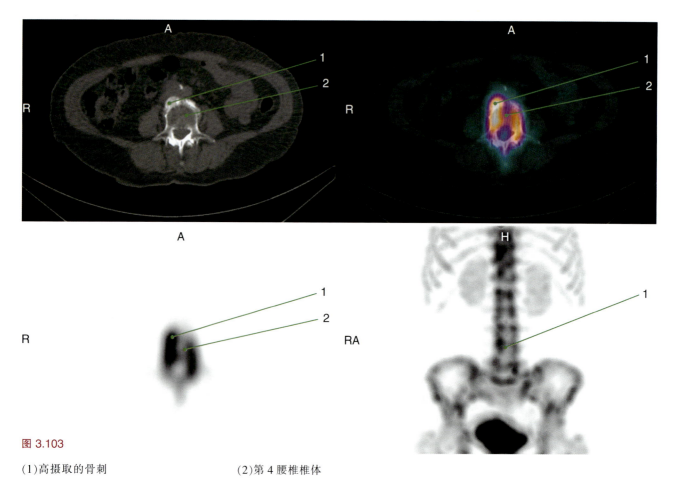

图 3.103

(1) 高摄取的骨刺　　　(2) 第 4 腰椎椎体

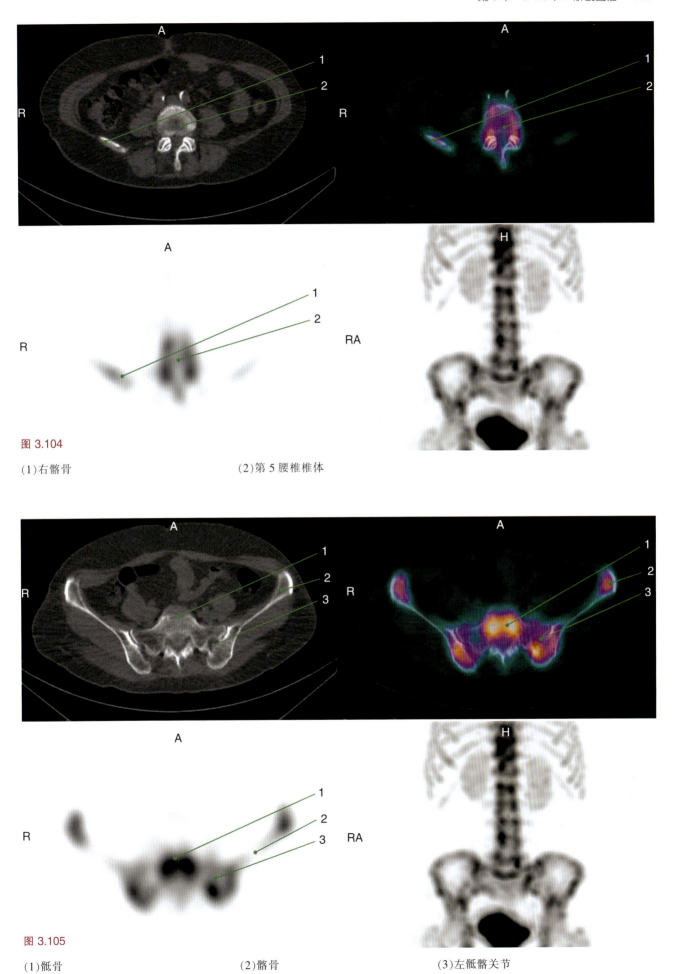

图 3.104

(1) 右髂骨　　　(2) 第 5 腰椎椎体

图 3.105

(1) 骶骨　　　(2) 髂骨　　　(3) 左骶髂关节

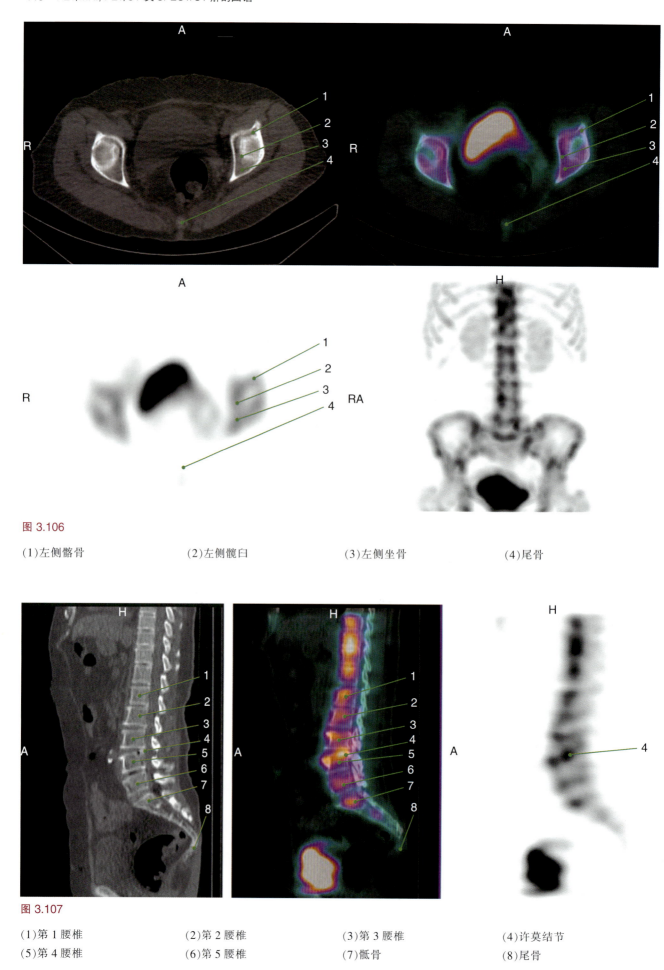

图 3.106

(1)左侧髂骨　　(2)左侧髋臼　　(3)左侧坐骨　　(4)尾骨

图 3.107

(1)第 1 腰椎　　(2)第 2 腰椎　　(3)第 3 腰椎　　(4)许莫结节
(5)第 4 腰椎　　(6)第 5 腰椎　　(7)骶骨　　(8)尾骨

3.2.3 缺血性坏死

3.2.3.1 病例 1

患者,男,16 岁,有白血病病史,化疗后左臀部疼痛就诊。行骨盆 99mTc-MDP SPECT/CT 扫描,SPECT(上)和 SPECT/CT(下)图像显示左侧股骨头、股骨颈中度摄取增高。CT 图像(中)显示左侧股骨颈轻度密度增高,考虑由于缺血性坏死区微小骨折修复所致。

缺血性坏死(AVN)是由供血中断引起的骨细胞死亡,常导致关节表面的破坏。典型的破坏部位为股骨头,较少累及距骨颈部和舟状骨。风险因素包括化疗、酒精中毒、类固醇治疗、创伤、镰状细胞性贫血、类风湿关节炎和红斑狼疮。

AVN 在初期表现为感染区域的示踪剂摄取降低,而在随后的充血期表现为示踪剂摄取增加。SPECT 显示了一个中心无放射活性的环形放射性增高区(图 3.108)[62]。

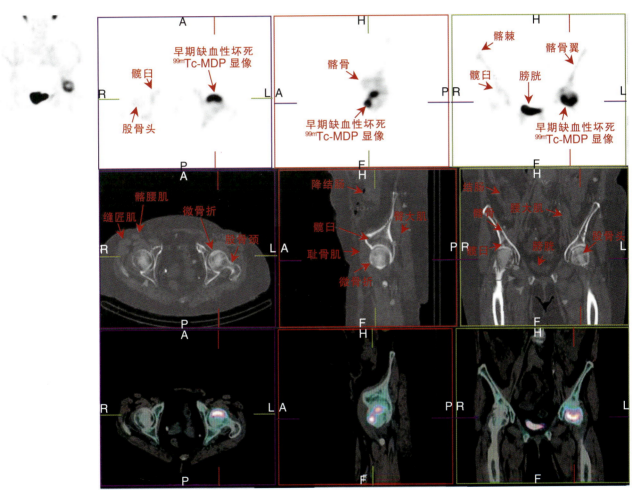

图 3.108　99mTc-MDP SPECT/CT 成像

3.3 其他

3.3.1 胃肠道出血

3.3.1.1 病例 1

患儿,男,10岁,患有间变性大细胞淋巴瘤,外周血干细胞治疗后由急性移植物抗宿主病(GVHD)引起便血。行 ^{99m}Tc 标记的红细胞(^{99m}Tc-RBC)SPECT/CT 显像用于发现胃肠道出血的出血源。SPECT/CT 图像显示十二指肠水平段呈局灶性摄取增高,提示为胃肠道出血(图 3.109 至图 3.117)[63,64]。

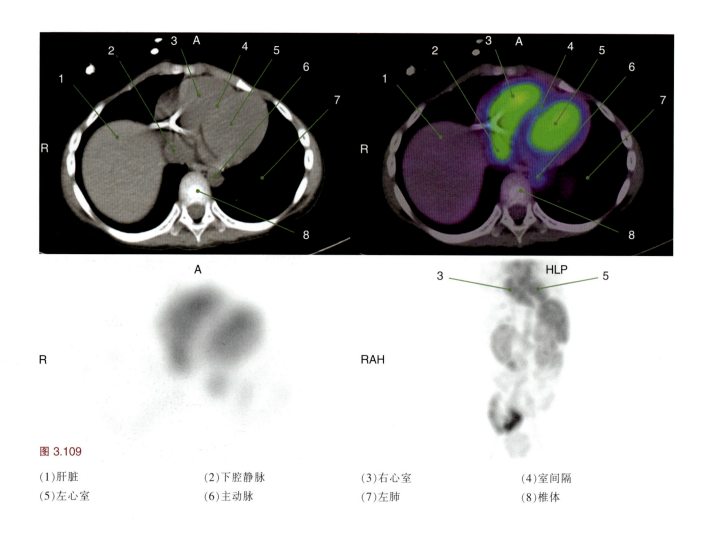

图 3.109

(1)肝脏 (2)下腔静脉 (3)右心室 (4)室间隔
(5)左心室 (6)主动脉 (7)左肺 (8)椎体

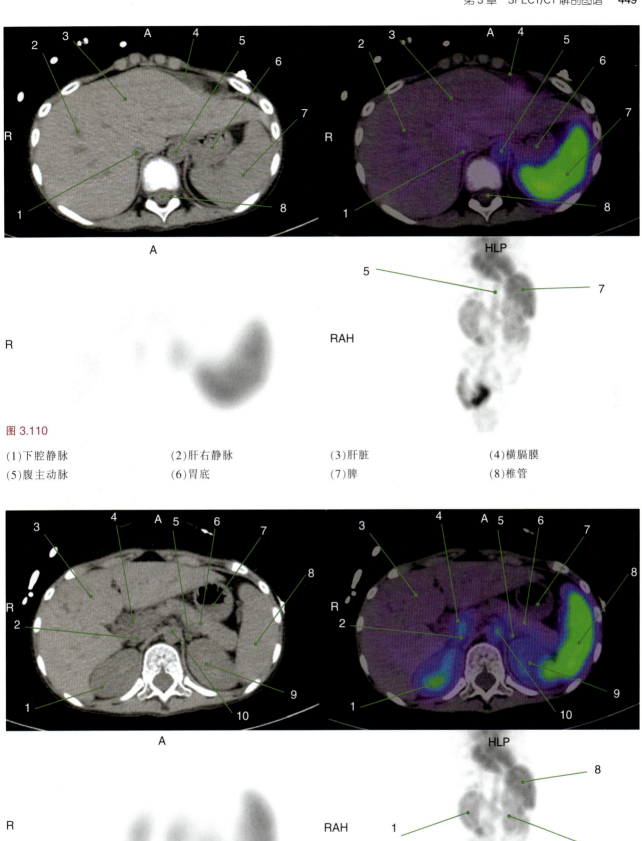

图 3.110

(1) 下腔静脉 (2) 肝右静脉 (3) 肝脏 (4) 横膈膜
(5) 腹主动脉 (6) 胃底 (7) 脾 (8) 椎管

图 3.111

(1) 右侧肾皮质 (2) 下腔静脉 (3) 肝左内叶 (4) 胰头 (5) 左肾上腺
(6) 胰体 (7) 胃体 (8) 脾 (9) 肾盂 (10) 腹主动脉

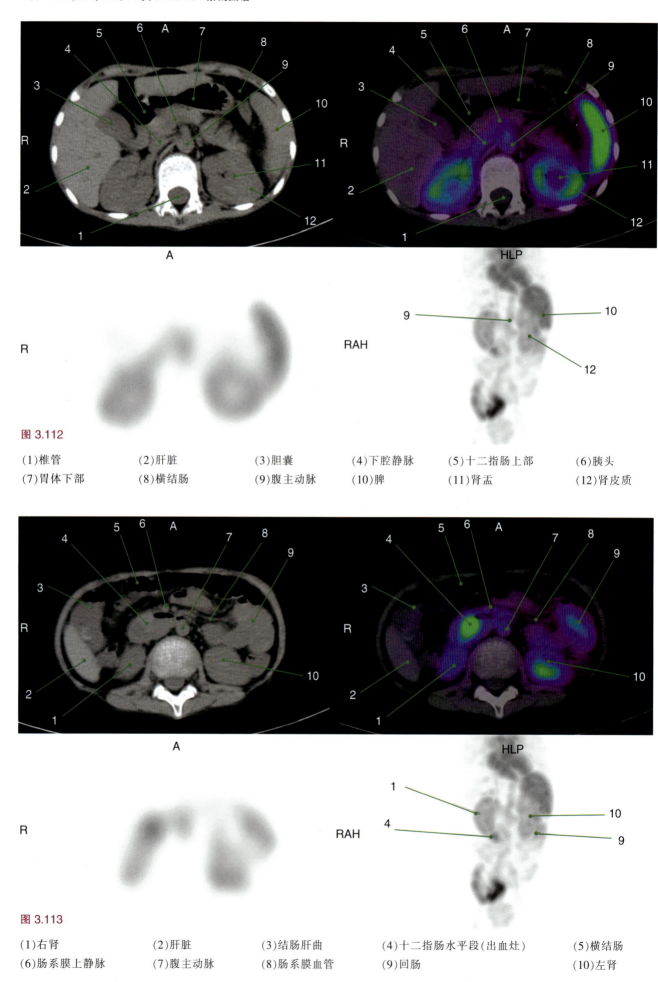

图 3.112

(1)椎管 (2)肝脏 (3)胆囊 (4)下腔静脉 (5)十二指肠上部 (6)胰头
(7)胃体下部 (8)横结肠 (9)腹主动脉 (10)脾 (11)肾盂 (12)肾皮质

图 3.113

(1)右肾 (2)肝脏 (3)结肠肝曲 (4)十二指肠水平段(出血灶) (5)横结肠
(6)肠系膜上静脉 (7)腹主动脉 (8)肠系膜血管 (9)回肠 (10)左肾

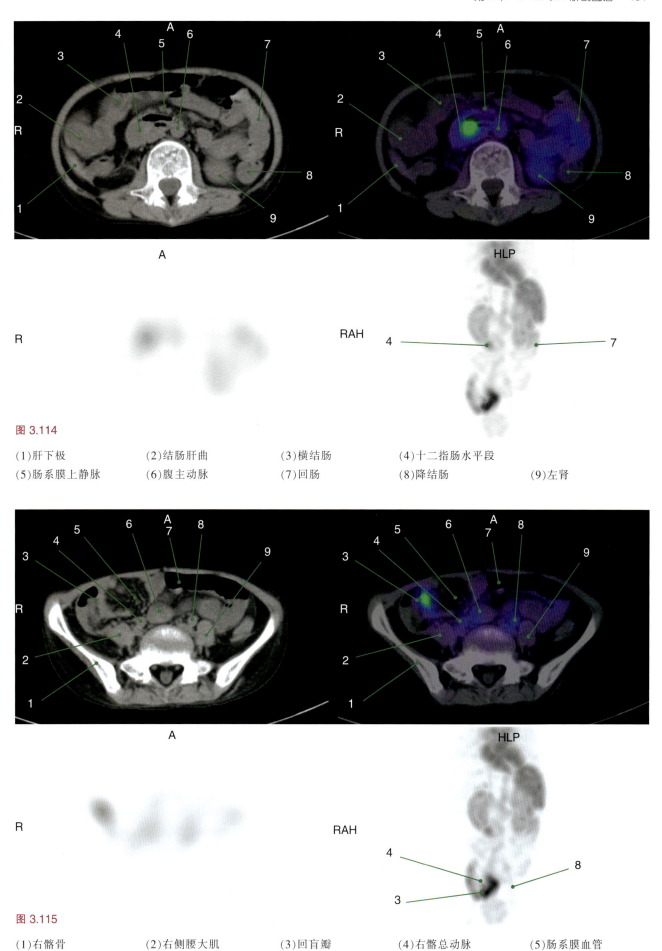

图 3.114

(1)肝下极 (2)结肠肝曲 (3)横结肠 (4)十二指肠水平段
(5)肠系膜上静脉 (6)腹主动脉 (7)回肠 (8)降结肠 (9)左肾

图 3.115

(1)右髂骨 (2)右侧腰大肌 (3)回盲瓣 (4)右髂总动脉 (5)肠系膜血管
(6)下腔静脉 (7)横结肠 (8)左髂总动脉 (9)左侧腰大肌

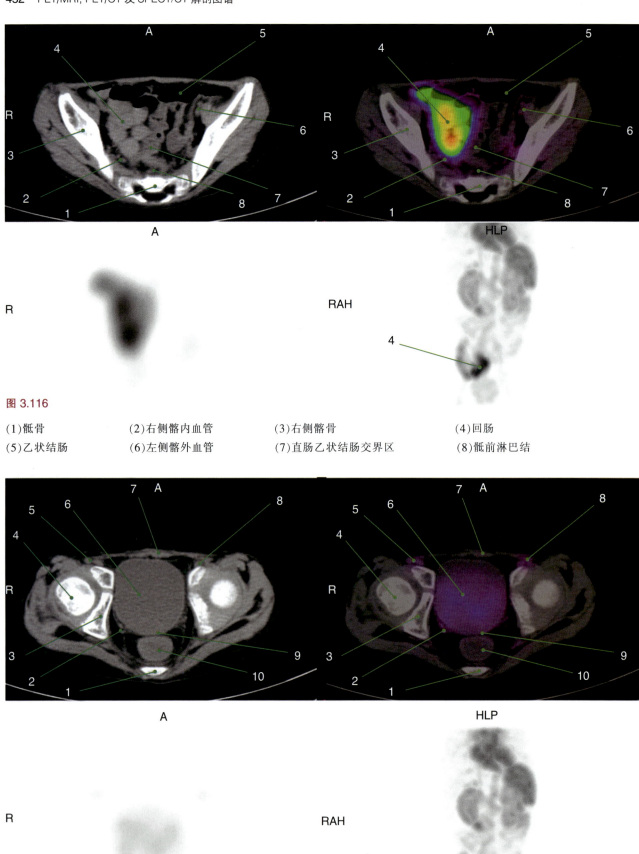

图 3.116

(1)骶骨 (2)右侧髂内血管 (3)右侧髂骨 (4)回肠
(5)乙状结肠 (6)左侧髂外血管 (7)直肠乙状结肠交界区 (8)骶前淋巴结

图 3.117

(1)尾骨 (2)膀胱血管 (3)髋臼 (4)右侧股骨头 (5)右侧髂外血管
(6)膀胱 (7)腹直肌 (8)左侧髂外血管 (9)直肠膀胱陷凹 (10)直肠

3.3.1.2 病例 2

患者,男,68 岁,曾因胆囊癌行胆囊切除术,因右下腹部疼痛且便血就诊。行下腹部 ^{99m}Tc-RBC SPECT/CT 成像。SPECT(上)和 SPECT/CT(下)图像显示回肠造瘘口(CT,中)中度摄取增高,提示为活动性出血。

^{99m}Tc-RBC 有助于探测胃肠道活动性出血,通常将 1~3mL 抗凝血与氯化亚锡和氧化剂混合进行体外制备,且核素标记时间超过 20 分钟。^{99m}Tc-RBC SPECT 灵敏度很高,能够检测出的胃肠出血的速率可低至 0.2mL/min,而血管造影只能检测出速率超过 1mL/min 的出血。^{99m}Tc-RBC 胶体需要很长的制备时间,它仅适用于血管半衰时间为 2~3 分钟的急性活动性出血。一项研究表明,^{99m}Tc-RBC SPECT 能够显示由管腔内血液蠕动所造成的形状和位移的变化(图 3.118)[65]。

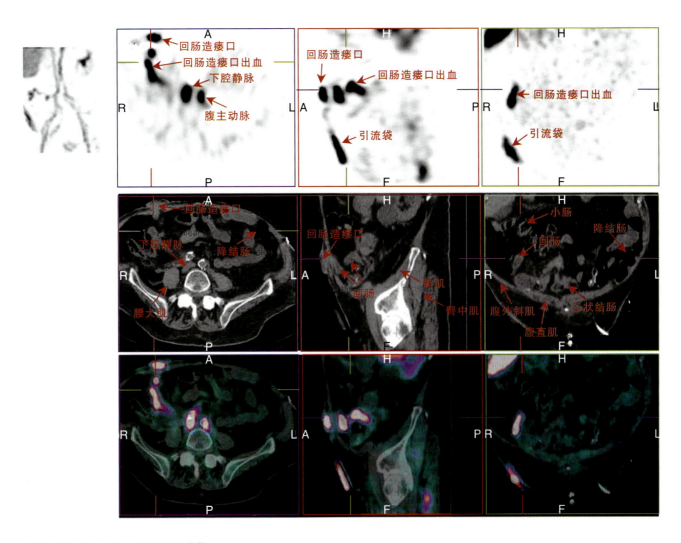

图 3.118　^{99m}Tc-RBC SPECT/CT 成像

3.3.2 脓肿

3.3.2.1 病例 1

患者,女,78 岁,既往患有多发性骨髓瘤,出现背痛和发热。行头颈部 ^{111}In-WBC SPECT/CT 扫描,SPECT(上)和 SPECT/CT(下)图像显示,第 6 颈椎棘突旁左半颈肌 ^{111}In-WBC 摄取增高,该病灶在 CT 图像(中)上表现为边界不清的低密度结节。

椎旁脓肿或蜂窝织炎常与脊椎或椎间盘炎症相关,且表现为椎旁线的位移。矢状位 T1 和 T2 图像显示椎间盘狭窄和骨髓水肿。^{111}In-WBC SPECT 扫描有助于发现急性感染和炎症。相比于 ^{99m}Tc-HMPAO SPECT 扫描,^{111}In-WBC SPECT 扫描优点包括没有肠腔和肾脏摄取的干扰,可以延迟 24 小时显像和 ^{99m}Tc-硫胶体/MDP 进行同时扫描。^{67}Ga-柠檬酸盐扫描可用于检测淋巴细胞或巨噬细胞的慢性感染或炎症(图 3.119)[66]。

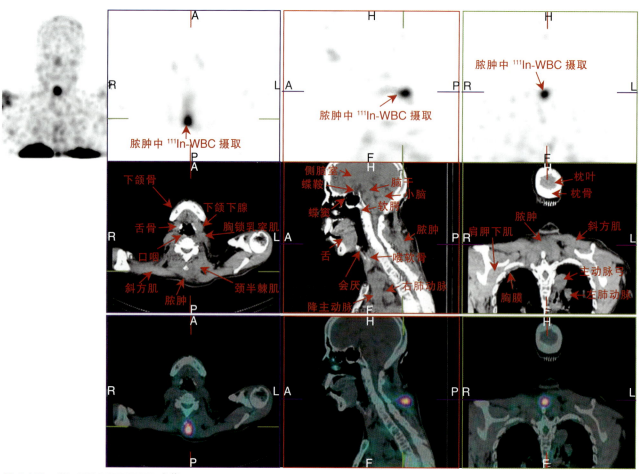

图 3.119　^{111}In-WBC SPECT/CT 成像

3.3.3 异位甲状腺

3.3.3.1 病例1

患者,女,57岁,甲状腺功能减退。行颈部和胸部 ^{131}I-SPECT/CT 扫描,SPECT(上)和 SPECT/CT(下)图像显示,舌根中部的中度摄取增高灶是由于异位甲状腺组织或甲状舌管中的甲状腺组织导致。

正常甲状腺位于第 2~4 气管软骨前方,其余部位出现的甲状腺组织为异位甲状腺组织。它是甲状腺发育不全的最常见形式,7%~8%的成年人可能沿着甲状舌管出现不对称的甲状腺组织。舌异位甲状腺是其最常见的类型。异位甲状腺组织与正常的甲状腺组织共存,也可能没有正常位置的腺体(图 3.120)[67]。

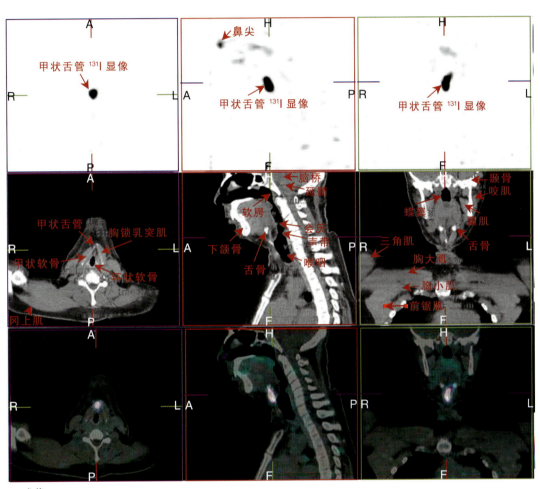

图 3.120　^{131}I-SPECT/CT 成像

3.3.4 脑脊液(CSF)

3.3.4.1 病例 1

患者,男,66 岁,有脑创伤病史。在第 3~4 腰椎椎管注射 ^{111}In-DTPA 后 24h 行 SPECT/CT 扫描。SPECT(上)和 SPECT/CT(下)图像显示基底池以及侧裂池(Sylvivan 池)浓聚。侧脑室无明显浓聚,表明无交通性脑积水。

交通性脑积水是没有阻塞性病变的脑室扩大,例如阻塞第四脑室的第三脑室胶样囊肿或后颅窝肿块。蛛网膜下腔出血可以通过阻止蛛网膜颗粒再吸收 CSF 引起交通性脑积水。正常压力脑积水是交通性脑积水的一种特殊类型,临床表现为痴呆、共济失调和尿失禁三联征。典型的影像表现为脑室扩大(图 3.121)[68,69]。

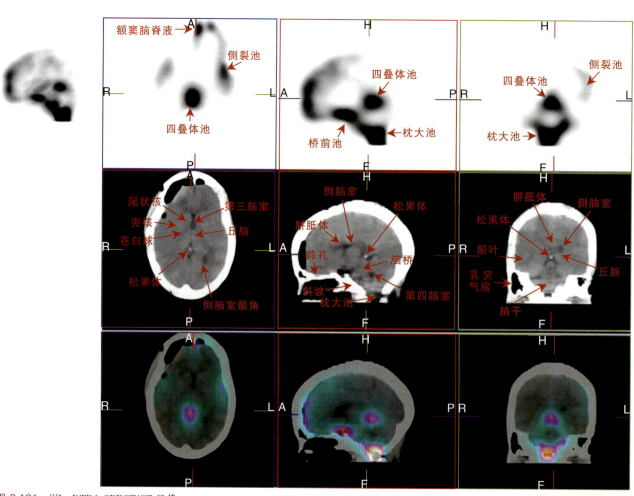

图 3.121　^{111}In-DTPA SPECT/CT 显像

3.3.4.2 病例 2

患者，男，72 岁，有步态障碍、尿失禁和痴呆。将 ^{111}In-DTPA 注射到第 3~4 腰椎椎管中 24h 后行头部 SPECT/CT 扫描，SPECT（上）和 SPECT/CT（下）图像显示侧脑室中度浓聚，但没有显著迁移到侧裂池的凸面，这表明是正常压力脑积水（图 3.122）。

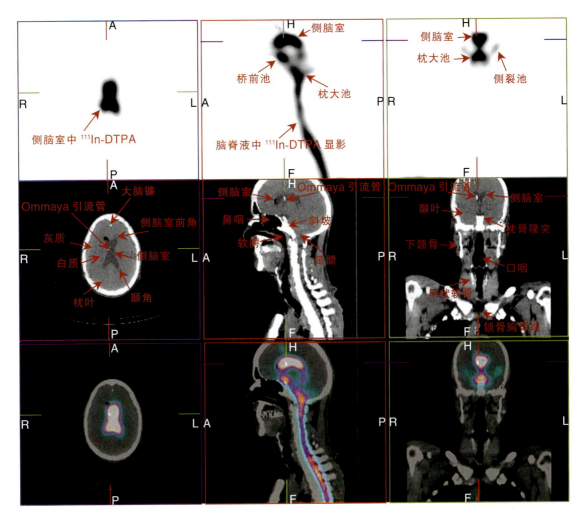

图 3.122　^{111}In-DTPA SPECT/CT 成像

3.3.5 中央静脉阻塞

3.3.5.1 病例1

患者，男，46岁，中央静脉置管术后，因胸骨后疼痛就诊。注射 ^{99m}Tc-DTPA 后行胸部 SPECT/CT 扫描，SPECT(上)和 SPECT/CT(下)图像显示，在远端左无名静脉有一个局灶性放射性浓聚灶。

静脉阻塞通常由机体对异物的自然反应引起，例如中央静脉导管和起搏器。当血流凝滞或血管壁异常导致管腔狭窄时，可引起静脉阻塞。超过40%的中心静脉置管患者会发生静脉阻塞，患者可能会出现手臂肿胀、颈部疼痛、面部肿胀或呼吸急促等症状。^{99m}Tc-DTPA 动态血流显像显示局部示踪剂滞留，表明该血管在血流动力学上发生明显阻塞(图 3.123)[70]。

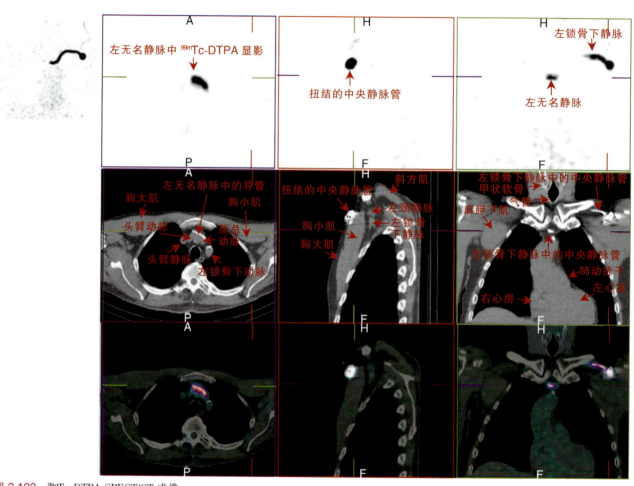

图 3.123　^{99m}Tc-DTPA SPECT/CT 成像

3.3.6 淋巴结

3.3.6.1 病例 1

患者,男,45岁,左耳恶性黑色素瘤。在肿瘤周围注射 ^{99m}Tc 标记的硫胶体颗粒后,行颈部 SPECT/CT 扫描,SPECT(上)和 SPECT/CT(下)图像显示,左侧颈内静脉淋巴结链上区(ⅡB区)放射性浓聚灶,摄取轻度增高,提示前哨淋巴结转移。

前哨淋巴结是指有肿瘤细胞转移的第一个淋巴结或第一组淋巴结。一般认为,前哨淋巴结是肿瘤细胞转移的第一站。某些癌症的转移通常遵循有序的过程(图 3.124)[71]。

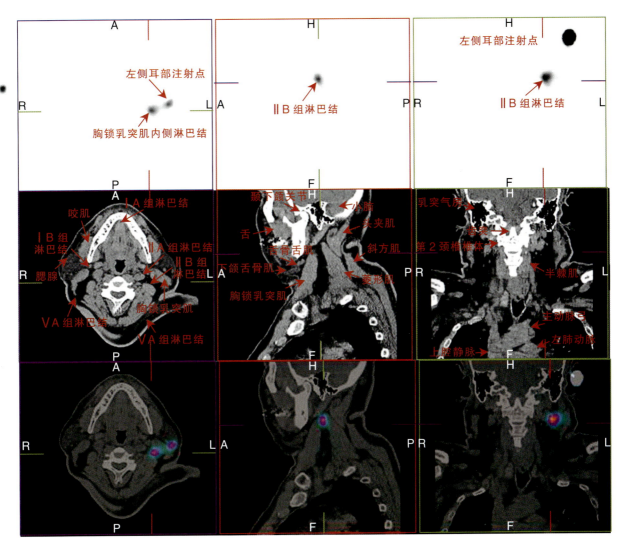

图 3.124　^{99m}Tc- 硫胶体 SPECT/CT 成像

3.3.6.2 病例 2

患者,男,62 岁,中上背部患有黑色素瘤。在肿瘤周围注射 ^{99m}Tc-硫胶体后行颈部 SPECT/CT 扫描,SPECT(上)和 SPECT/CT(下)图像显示左侧颈后三角区局灶性中度摄取增高,该病灶位于环状软骨(ⅤA 区)之上(图 3.125)。

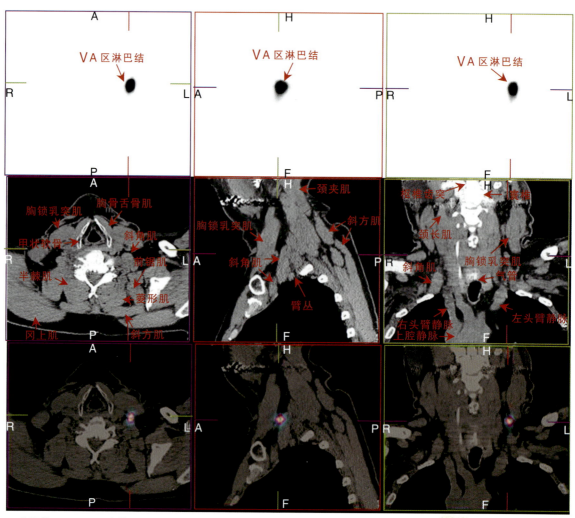

图 3.125 ^{99m}Tc-硫胶体 SPECT/CT 成像

3.3.6.3 病例 3

患者,女,59 岁,宫颈癌。在肿瘤周围皮下注射 ^{99m}Tc-硫胶体颗粒后行骨盆部 SPECT/CT 扫描,SPECT(上)和 SPECT/CT(下)图像显示左髂外淋巴结中度摄取增高,左腹股沟浅表淋巴结轻度摄取增高,提示为前哨淋巴结转移(图 3.126)。

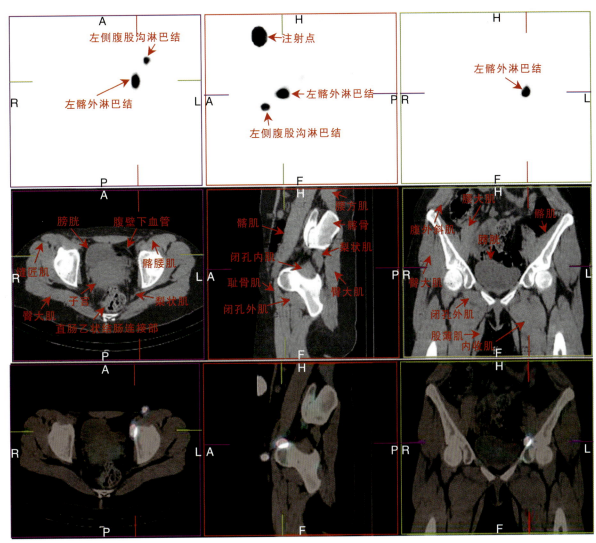

图 3.126 ^{99m}Tc-硫胶体 SPECT/CT 成像

3.3.6.4 病例 4

患者,女,53 岁,右侧前胸壁黑色素瘤。皮下注射 ^{99m}Tc-硫胶体后行胸部 SPECT/CT 扫描,SPECT(上)和 SPECT/CT(下)图像显示,右侧腋窝浅表淋巴结(Ⅰ区)局灶性轻度摄取增高,提示前哨淋巴结转移(图 3.127)。

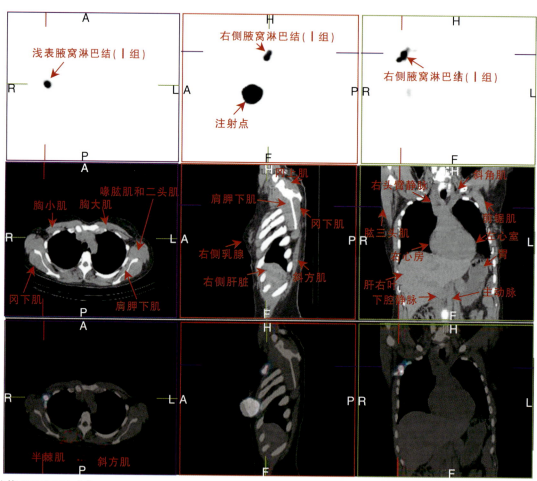

图 3.127　^{99m}Tc-硫胶体 SPECT/CT 成像

3.3.6.5 病例 5

患者，男，64岁，右侧舌根部鳞状细胞癌。皮下注射 ^{99m}Tc-替马诺噻后行头颈部 SPECT/CT 扫描，SPECT（上）和 SPECT/CT（下）图像显示右颈动脉间隙局灶性轻度摄取增高，提示前哨淋巴结转移。

Lymphoseek(^{99m}Tc-替马诺噻)是用于淋巴显像和指导前哨淋巴结活检的放射性示踪剂（图 3.128）[72]。

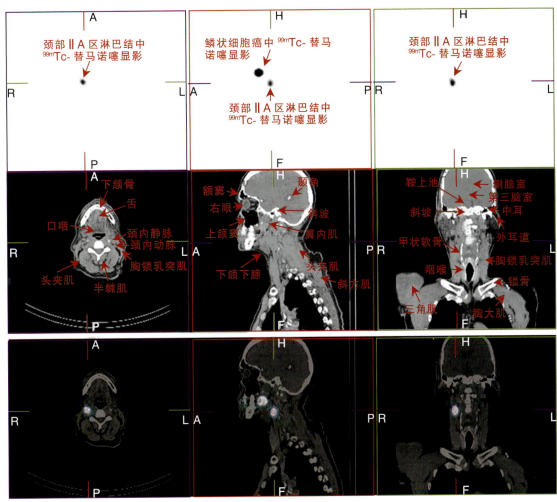

图 3.128　^{99m}Tc-替马诺噻 SPECT/CT 成像

3.3.7 肺(V/Q)

3.3.7.1 病例1

患者,男,58岁,非小细胞肺癌。行肺部 99mTc-MAA SPECT/CT 扫描,SPECT(上)和 SPECT/CT(下)图像显示肺部非均匀灌注,即右肺摄取轻度降低。

肺癌是美国癌症死亡的主要原因,仅有15%的5年生存率。肺结节是非常常见的,并且绝大多数是良性的。结节伴有钙化,位于胸膜下和簇状分布通常都是良性的。肺腺癌是最常见的亚型并且发生在肺外围。腺癌与吸烟有关,但非吸烟者罹患的肺癌几乎都是腺癌。支气管肺泡癌是分化良好的腺癌,肿瘤细胞沿着肺泡壁生长。空洞更多见于鳞状细胞癌,而鳞状细胞癌发生在肺门区。FDG-PET/CT 在初始分期和评估治疗反应中都具有一定作用。MAA 肺灌注扫描有助于评估肺癌的手术可行性。第 1 秒用力呼气量(FEV1)是评估气道阻塞最常用的指标。FEV1<1L/s 的患者提示肺功能不全[73-75]。

小叶性肺炎通常由细菌引起,可导致支气管扩张。间质性肺炎由肺泡间隔中的炎性细胞引起,影像上表现为斑块状或弥散性磨玻璃影。球形肺炎通常由链球菌引起并且在儿童中多见。99mTc-MAA 微粒的尺寸为 10~100μm,3~5mCi 的微粒数量为 200 000~600 000 个。出现两个或更多的大灌注缺损,而没有相关的放射学异常表现,这通常意味着罹患肺栓塞的概率很高(图 3.129 至图 3.133)[76,77]。

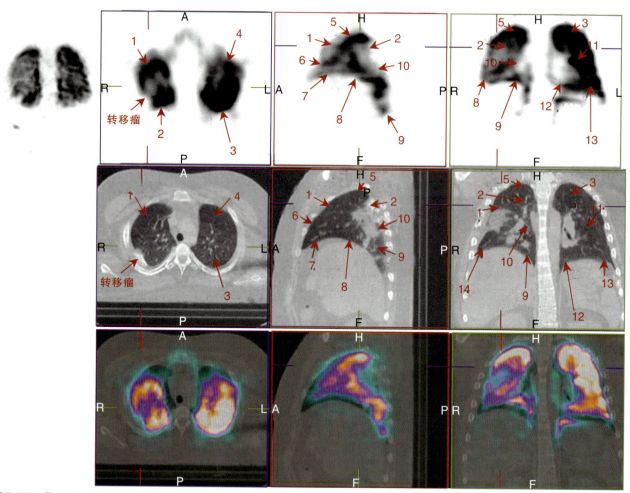

图 3.129 99mTc-MAA SPECT/CT 成像

(1)右肺上叶前段 (2)右肺上叶后段 (3)左肺上叶尖后段 (4)左肺上叶前段 (5)右肺上叶尖段
(6)右肺中叶外侧段 (7)右肺下叶前基底段 (8)右肺下叶外基底段 (9)右肺下叶后基底段 (10)右肺下叶背段
(11)左肺上叶舌段 (12)左肺下叶后基底段 (13)左肺下叶外侧基底段 (14)右肺下叶外侧段

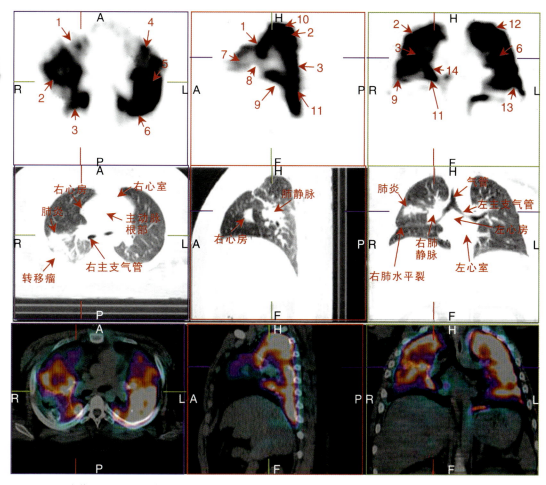

图 3.130　99mTc-MAA SPECT/CT 成像

(1)右肺上叶前段　　　　(2)右肺上叶后段　　　　(3)右肺下叶背段　　　　(4)左肺上叶前段
(5)左肺上叶尖后段　　　(6)左肺下叶背段　　　　(7)右肺中叶内侧段　　　(8)右肺中叶外侧段
(9)右肺下叶外基底段　　(10)右肺上叶尖段　　　　(11)右肺下叶后基底段　　(12)左肺上叶尖段
(13)左肺下叶外基底段　　(14)左肺下叶后基底段

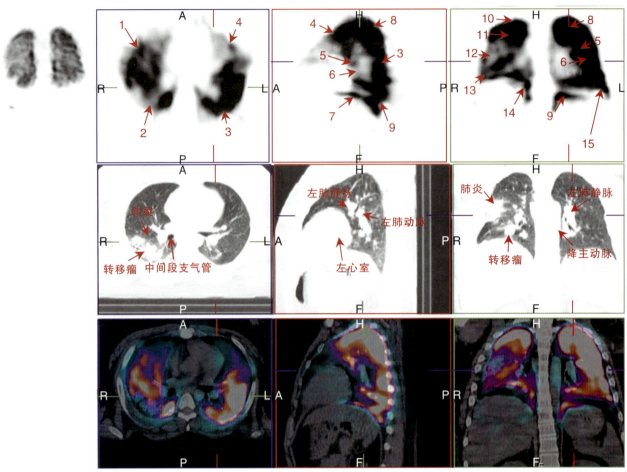

图 3.131　⁹⁹ᵐTc-MAA SPECT/CT

(1) 右肺上叶前段　　(2) 右肺下叶背段　　(3) 左肺下叶背段　　(4) 左肺上叶前段
(5) 左肺上叶上舌段　(6) 左肺上叶下舌段　(7) 左肺下叶前外基底段　(8) 左肺上叶尖后段
(9) 左肺下叶后基底段　(10) 右肺上叶尖段　(11) 右肺上叶尖后段　(12) 右肺中叶外侧段
(13) 右肺下叶外基底段　(14) 右肺下叶后基底段　(15) 左肺下叶前内基底段

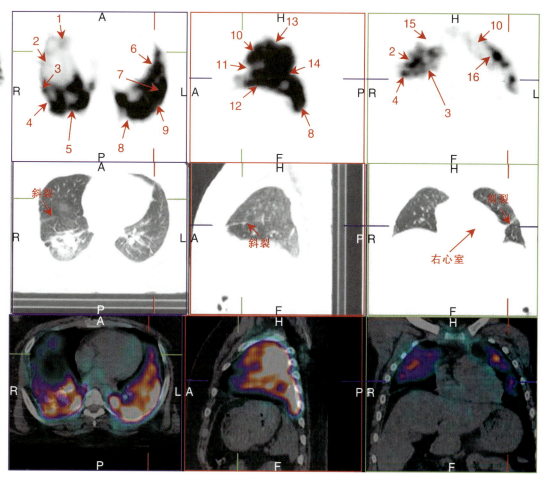

图 3.132　⁹⁹ᵐTc-MAA SPECT/CT 成像

(1)右肺中叶内侧段　　(2)右肺中叶外侧段　　(3)右肺下叶前基底段　　(4)右肺下叶外基底段
(5)右肺下叶后基底段　(6)左肺下叶下舌段　　(7)左肺下叶前内基底段　(8)左肺下叶后基底段
(9)左肺下叶外基底段　(10)左肺上叶前段　　 (11)左肺上叶下舌段　　 (12)左肺下叶前外基底段
(13)左肺上叶尖后段　　(14)左肺下叶背段　　 (15)右肺上叶前段　　　(16)左肺下叶舌段

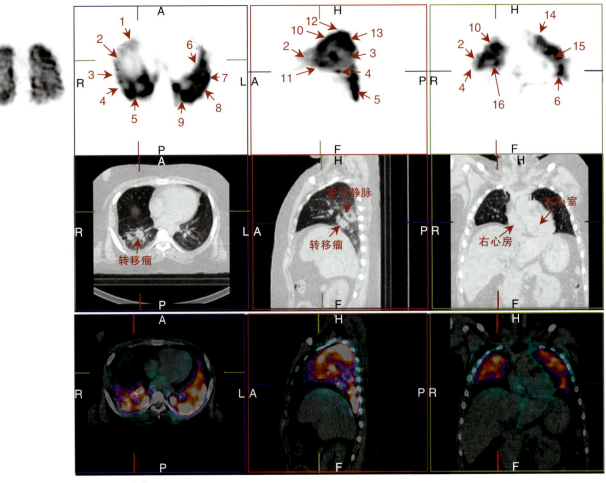

图 3.133 99mTc-MAA SPECT/CT 成像

(1)右肺中叶内侧段 (2)右肺中叶外侧段 (3)右肺下叶背段 (4)右肺下叶外基底段
(5)右肺下叶后基底段 (6)左肺上叶舌段 (7)左肺下叶前内侧段 (8)左肺下叶外基底段
(9)左肺下叶后基底段 (10)右肺上叶前段 (11)右肺下叶前基底段 (12)右肺上叶尖段
(13)右肺上叶后段 (14)左肺上叶前段 (15)左肺上叶上舌段 (16)右肺下叶内侧基底段

3.3.8 副脾

3.3.8.1 病例 1

患者,男,50 岁,体检行 CT 检查发现胰腺尾部有异常强化的肿物。行脾脏 99mTc- 热变性红细胞(DRBC)扫描用于鉴别诊断。胰尾中的结节状病灶显示局灶性摄取增高,提示为副脾(图 3.134 至图 3.141)[78,79]。

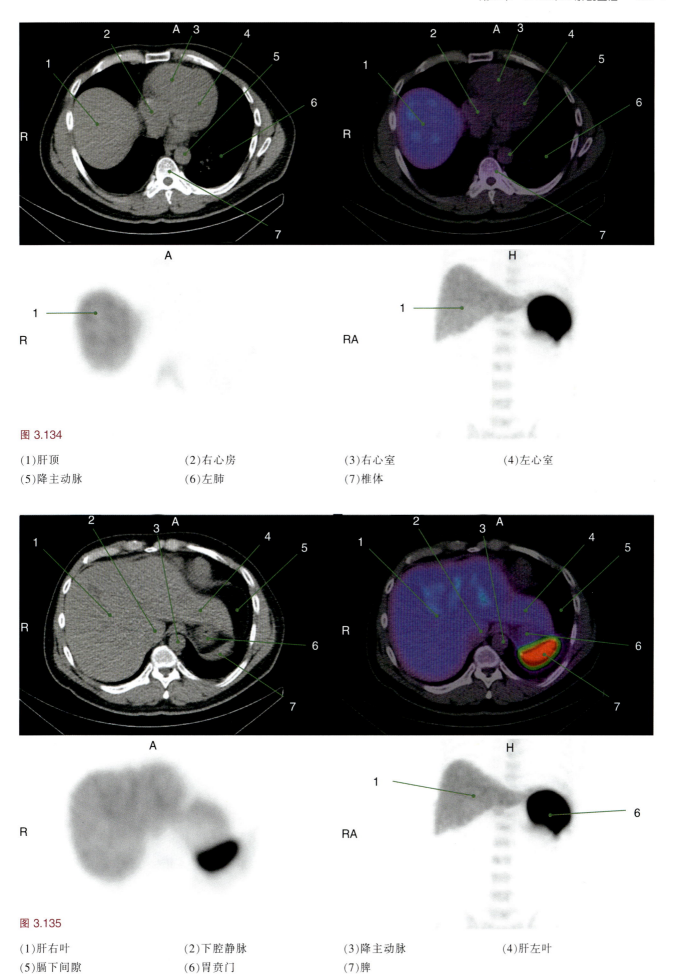

图 3.134

(1)肝顶 (2)右心房 (3)右心室 (4)左心室
(5)降主动脉 (6)左肺 (7)椎体

图 3.135

(1)肝右叶 (2)下腔静脉 (3)降主动脉 (4)肝左叶
(5)膈下间隙 (6)胃贲门 (7)脾

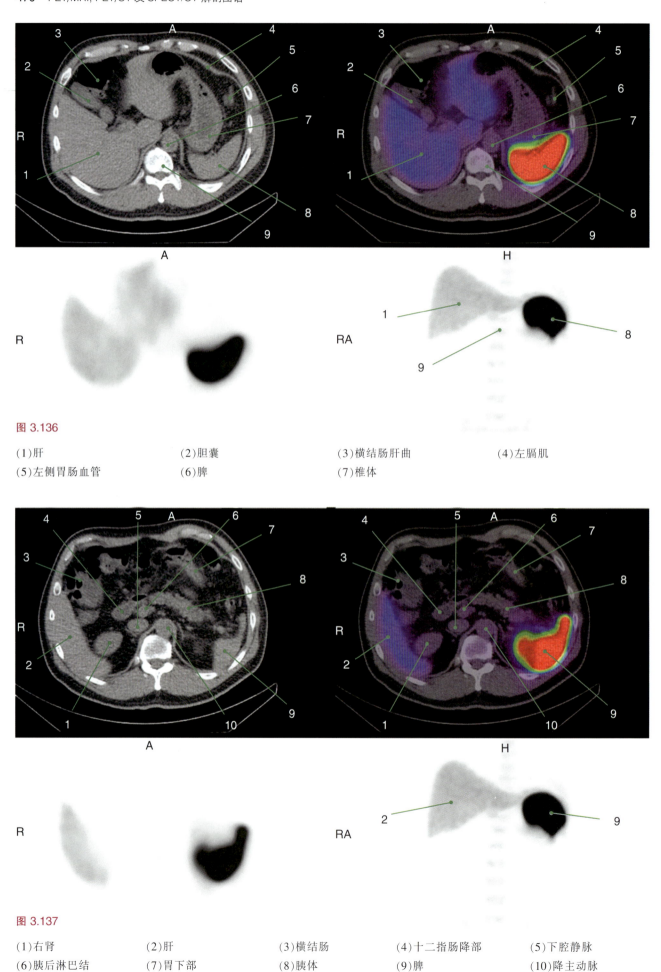

图 3.136

(1) 肝 (2) 胆囊 (3) 横结肠肝曲 (4) 左膈肌
(5) 左侧胃肠血管 (6) 脾 (7) 椎体

图 3.137

(1) 右肾 (2) 肝 (3) 横结肠 (4) 十二指肠降部 (5) 下腔静脉
(6) 胰后淋巴结 (7) 胃下部 (8) 胰体 (9) 脾 (10) 降主动脉

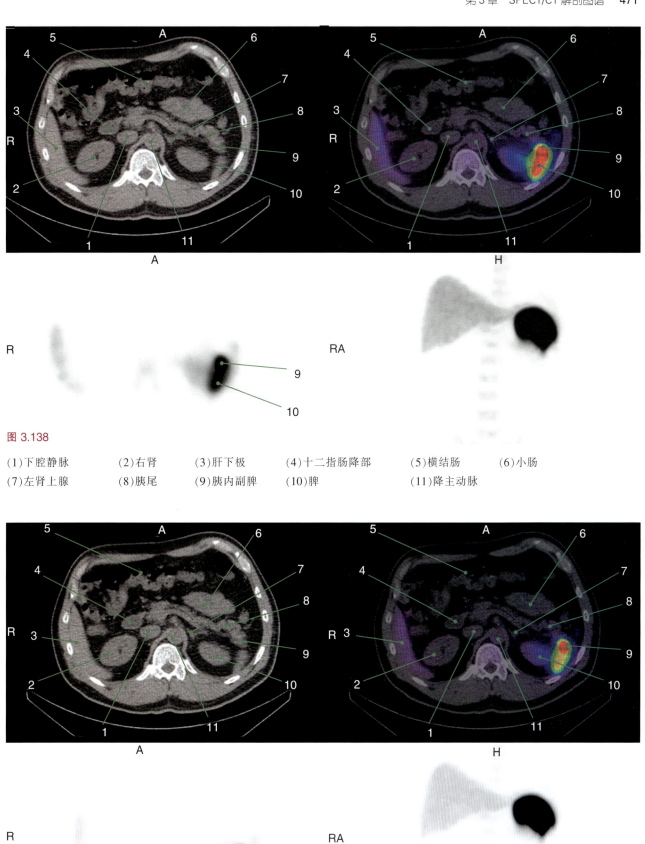

图 3.138

(1)下腔静脉　　(2)右肾　　(3)肝下极　　(4)十二指肠降部　　(5)横结肠　　(6)小肠
(7)左肾上腺　　(8)胰尾　　(9)胰内副脾　　(10)脾　　(11)降主动脉

图 3.139

(1)下腔静脉　　(2)右肾　　(3)肝下极　　(4)十二指肠降部　　(5)横结肠　　(6)小肠
(7)左肾上腺　　(8)胰尾　　(9)胰内副脾　　(10)脾　　(11)降主动脉

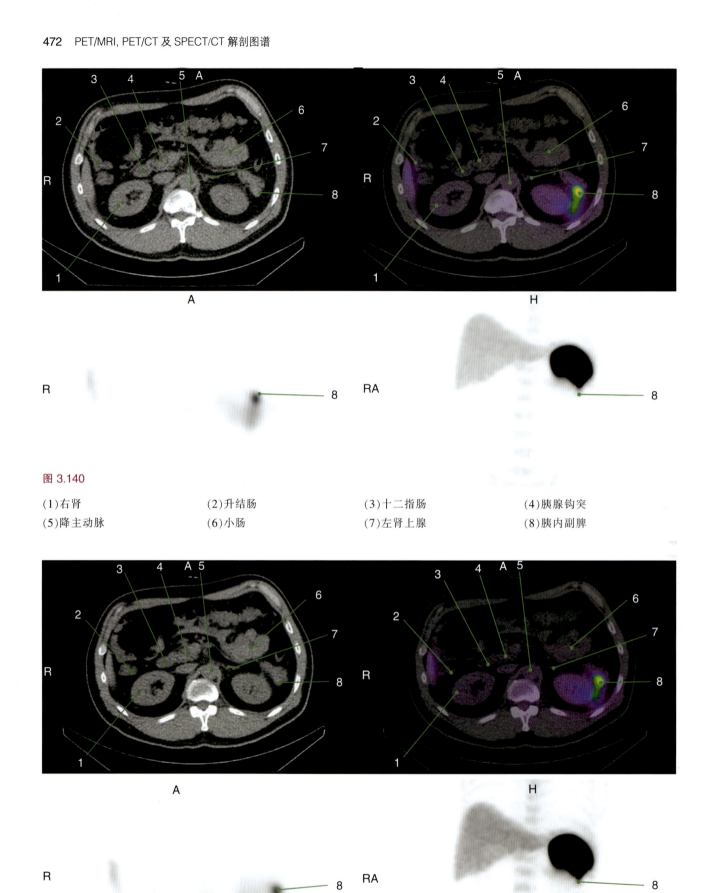

图 3.140

(1) 右肾　　　　(2) 升结肠　　　　(3) 十二指肠　　　　(4) 胰腺钩突
(5) 降主动脉　　(6) 小肠　　　　　(7) 左肾上腺　　　　(8) 胰内副脾

图 3.141

(1) 右肾　　　　(2) 升结肠　　　　(3) 十二指肠　　　　(4) 胰腺钩突
(5) 降主动脉　　(6) 小肠　　　　　(7) 左肾上腺　　　　(8) 胰内副脾

3.3.9 肾上腺增生

3.3.9.1 病例 1

患者,男,52 岁,因右腹疼痛就诊。行 ^{123}I-MIBG SPECT/CT 扫描,提示双侧肾上腺摄取中度增高,但 CT 图像显示右肾大部分软组织无吸收。

术后诊断为右肾细胞癌合并双侧肾上腺增生(图 3.142)[80]。

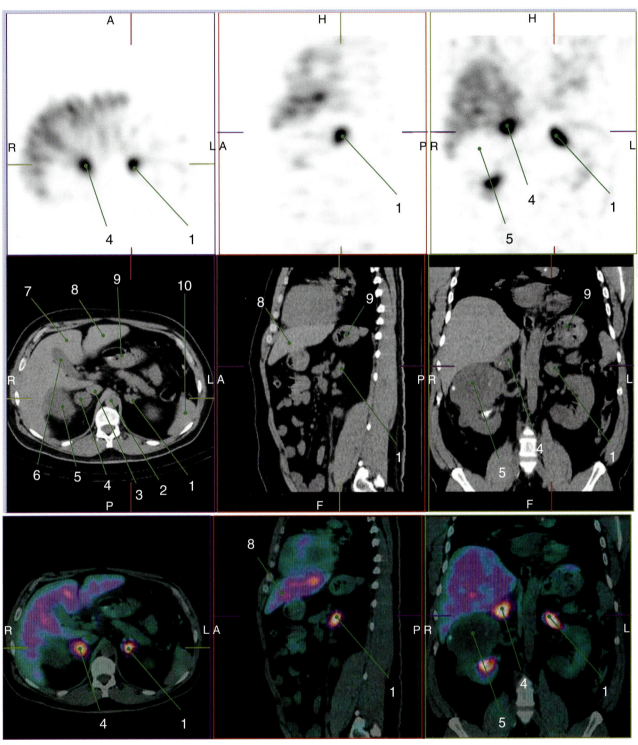

图 3.142

(1)左肾上腺增生　　(2)腹主动脉　　(3)下腔静脉　　(4)右肾上腺增生　　(5)右肾细胞癌
(6)胆囊　　(7)肝脏(Ⅳ段)　　(8)肝左外叶　　(9)胃　　(10)脾

参考文献

1. Langer A. A systematic review of PET and PET/CT in oncology: a way to personalize cancer treatment in a cost-effective manner? BMC Health Serv Res. 2010;10:283.
2. Gandhi SJ, Babu S, Subramanyam P, Shanmuga Sundaram P. Tc-99m macro aggregated albumin scintigraphy—indications other than pulmonary embolism: a pictorial essay. Indian J Nucl Med. 2013;28(3):152–62.
3. Garin E, Rolland Y, Boucher E, Ardisson V, Laffont S, Boudjema K, et al. First experience of hepatic radioembolization using microspheres labelled with yttrium-90 (TheraSphere): practical aspects concerning its implementation. Eur J Nucl Med Mol Imaging. 2010;37(3):453–61.
4. Ahn BC. Macroaggregated albumin (MAA) injected in hepatic artery visualized in a recanalized paraumbilical vein. Clin Nucl Med. 2012;37(9):874.
5. Gulec SA, Mesoloras G, Dezarn WA, McNeillie P, Kennedy AS. Safety and efficacy of Y-90 microsphere treatment in patients with primary and metastatic liver cancer: the tumor selectivity of the treatment as a function of tumor to liver flow ratio. J Transl Med. 2007;5:15.
6. Panzuto F, Boninsegna L, Fazio N, Campana D, Pia Brizzi M, Capurso G, et al. Metastatic and locally advanced pancreatic endocrine carcinomas: analysis of factors associated with disease progression. J Clin Oncol. 2011;29(17):2372–7.
7. Berglund AS, Hulthen UL, Manhem P, Thorsson O, Wollmer P, Tornquist C. Metaiodobenzylguanidine (MIBG) scintigraphy and computed tomography (CT) in clinical practice. Primary and secondary evaluation for localization of phaeochromocytomas. J Intern Med. 2001;249(3):247–51.
8. Lebtahi R, Le Cloirec J, Houzard C, Daou D, Sobhani I, Sassolas G, et al. Detection of neuroendocrine tumors: 99mTc-P829 scintigraphy compared with 111In-pentetreotide scintigraphy. J Nucl Med. 2002;43(7):889–95.
9. Zini L, Porpiglia F, Fassnacht M. Contemporary management of adrenocortical carcinoma. Eur Urol. 2011;60(5):1055–65.
10. Rufini V, Calcagni ML, Baum RP. Imaging of neuroendocrine tumors. Semin Nucl Med. 2006;36(3):228–47.
11. Bushnell DL, Baum RP. Standard imaging techniques for neuroendocrine tumors. Endocrinol Metab Clin North Am. 2011;40(1):153–62. ix.
12. Bombardieri E, Ambrosini V, Aktolun C, Baum RP, Bishof-Delaloye A, Del Vecchio S, et al. 111In-pentetreotide scintigraphy: procedure guidelines for tumour imaging. Eur J Nucl Med Mol Imaging. 2010;37(7):1441–8.
13. Pepe G, Moncayo R, Bombardieri E, Chiti A. Somatostatin receptor SPECT. Eur J Nucl Med Mol Imaging. 2012;39 Suppl 1:S41–51.
14. Ilias I, Divgi C, Pacak K. Current role of metaiodobenzylguanidine in the diagnosis of pheochromocytoma and medullary thyroid cancer. Semin Nucl Med. 2011;41(5):364–8.
15. van der Harst E, de Herder WW, Bruining HA, Bonjer HJ, de Krijger RR, Lamberts SW, et al. [(123)I]metaiodobenzylguanidine and [(111)In]octreotide uptake in begnign and malignant pheochromocytomas. J Clin Endocrinol Metab. 2001;86(2):685–93.
16. Bombardieri E, Giammarile F, Aktolun C, Baum RP, Bischof Delaloye A, Maffioli L, et al. 131I/123I-metaiodobenzylguanidine (mIBG) scintigraphy: procedure guidelines for tumour imaging. Eur J Nucl Med Mol Imaging. 2010;37(12):2436–46.
17. Perri M, Erba P, Volterrani D, Lazzeri E, Boni G, Grosso M, et al. Octreo-SPECT/CT imaging for accurate detection and localization of suspected neuroendocrine tumors. Q J Nucl Med Mol Imaging. 2008;52(4):323–33.
18. Wong KK, Wynn EA, Myles J, Ackermann RJ, Frey KA, Avram AM. Comparison of single time-point [111-In] pentetreotide SPECT/CT with dual time-point imaging of neuroendocrine tumors. Clin Nucl Med. 2011;36(1):25–31.
19. Intenzo CM, Jabbour S, Lin HC, Miller JL, Kim SM, Capuzzi DM, et al. Scintigraphic imaging of body neuroendocrine tumors. Radiographics. 2007;27(5):1355–69.
20. Klimstra DS, Modlin IR, Coppola D, Lloyd RV, Suster S. The pathologic classification of neuroendocrine tumors: a review of nomenclature, grading, and staging systems. Pancreas. 2010;39(6):707–12.
21. Modlin IM, Lye KD, Kidd M. A 5-decade analysis of 13,715 carcinoid tumors. Cancer. 2003;97(4):934–59.
22. Oberg K, Castellano D. Current knowledge on diagnosis and staging of neuroendocrine tumors. Cancer Metastasis Rev. 2011;30 Suppl 1:3–7.
23. Rufini V, Treglia G, Castaldi P, Perotti G, Calcagni ML, Corsello SM, et al. Comparison of 123I-MIBG SPECT-CT and 18F-DOPA PET-CT in the evaluation of patients with known or suspected recurrent paraganglioma. Nucl Med Commun. 2011;32(7):575–82.

24. Warner RR. Enteroendocrine tumors other than carcinoid: a review of clinically significant advances. Gastroenterology. 2005;128(6):1668–84.
25. Maroun J, Kocha W, Kvols L, Bjarnason G, Chen E, Germond C, et al. Guidelines for the diagnosis and management of carcinoid tumours. Part 1: The gastrointestinal tract. A statement from a Canadian National Carcinoid Expert Group. Curr Oncol. 2006;13(2):67–76.
26. Modlin IM, Oberg K, Chung DC, Jensen RT, de Herder WW, Thakker RV, et al. Gastroenteropancreatic neuroendocrine tumours. Lancet Oncol. 2008;9(1):61–72.
27. Gustafsson BI, Kidd M, Chan A, Malfertheiner MV, Modlin IM. Bronchopulmonary neuroendocrine tumors. Cancer. 2008;113(1):5–21.
28. Daffner KR, Sherman JC, Gonzalez RG, Hasserjian RP. Case records of the Massachusetts General Hospital. Case 35-2008. A 65-year-old man with confusion and memory loss. N Engl J Med. 2008;359(20):2155–64.
29. Tan EH, Tan CH. Imaging of gastroenteropancreatic neuroendocrine tumors. World J Clin Oncol. 2011;2(1):28–43.
30. Kaemmerer D, Posorski N, von Eggeling F, Ernst G, Horsch D, Baum RP, et al. The search for the primary tumor in metastasized gastroenteropancreatic neuroendocrine neoplasm. Clin Exp Metastasis. 2014;31(7):817–27.
31. McLean TW, Buckley KS. Pediatric genitourinary tumors. Curr Opin Oncol. 2010;22(3):268–73.
32. Elaini AB, Shetty SK, Chapman VM, Sahani DV, Boland GW, Sweeney AT, et al. Improved detection and characterization of adrenal disease with PET-CT. Radiographics. 2007;27(3):755–67.
33. McNicol AM. Update on tumours of the adrenal cortex, phaeochromocytoma and extra-adrenal paraganglioma. Histopathology. 2011;58(2):155–68.
34. Boedeker CC, Neumann HP, Maier W, Bausch B, Schipper J, Ridder GJ. Malignant head and neck paragangliomas in SDHB mutation carriers. Otolaryngol Head Neck Surg. 2007;137(1):126–9.
35. Wang H, Fu HL, Li JN, Zou RJ, Gu ZH, Wu JC. The role of single-photon emission computed tomography/computed tomography for precise localization of metastases in patients with differentiated thyroid cancer. Clin Imaging. 2009;33(1):49–54.
36. Jeong SY, Lee SW, Kim HW, Song BI, Ahn BC, Lee J. Clinical applications of SPECT/CT after first I-131 ablation in patients with differentiated thyroid cancer. Clin Endocrinol (Oxf). 2014;81(3):445–51.
37. Tharp K, Israel O, Hausmann J, Bettman L, Martin WH, Daitzchman M, et al. Impact of 131I-SPECT/CT images obtained with an integrated system in the follow-up of patients with thyroid carcinoma. Eur J Nucl Med Mol Imaging. 2004;31(10):1435–42.
38. Yamamoto Y, Nishiyama Y, Monden T, Matsumura Y, Satoh K, Ohkawa M. Clinical usefulness of fusion of 131I SPECT and CT images in patients with differentiated thyroid carcinoma. J Nucl Med. 2003;44(12):1905–10.
39. Griggs WS, Divgi C. Radioiodine imaging and treatment in thyroid disorders. Neuroimaging Clin N Am. 2008;18(3):505–15.
40. Moka D, Voth E, Dietlein M, Larena-Avellaneda A, Schicha H. Technetium 99m-MIBI-SPECT: a highly sensitive diagnostic tool for localization of parathyroid adenomas. Surgery. 2000;128(1):29–35.
41. Moka D, Voth E, Larena-Avellaneda A, Schicha H. 99m-Tc-MIBI SPECT parathyroid gland scintigraphy for the preoperative localization of small parathyroid gland adenomas. Nuklearmedizin. 1997;36(7):240–4.
42. Gayed IW, Kim EE, Broussard WF, Evans D, Lee J, Broemeling LD, et al. The value of 99mTc-sestamibi SPECT/CT over conventional SPECT in the evaluation of parathyroid adenomas or hyperplasia. J Nucl Med. 2005;46(2):248–52.
43. Im HJ, Lee IK, Paeng JC, Lee KE, Cheon GJ, Kang KW, et al. Functional evaluation of parathyroid adenoma using 99mTc-MIBI parathyroid SPECT/CT: correlation with functional markers and disease severity. Nucl Med Commun. 2014;35(6):649–54.
44. Smith JR, Oates ME. Radionuclide imaging of the parathyroid glands: patterns, pearls, and pitfalls. Radiographics. 2004;24(4):1101–5.
45. Mariani G, Gulec SA, Rubello D, Boni G, Puccini M, Pelizzo MR, et al. Preoperative localization and radioguided parathyroid surgery. J Nucl Med. 2003;44(9):1443–58.
46. Qureshi NR, Gleeson FV. Imaging of pleural disease. Clin Chest Med. 2006;27(2):193–213.
47. Wang ZJ, Reddy GP, Gotway MB, Higgins CB, Jablons DM, Ramaswamy M, et al. Malignant pleural mesothelioma: evaluation with CT, MR imaging, and PET. Radiographics. 2004;24(1):105–19.
48. Sugarbaker DJ, Wolf AS. Surgery for malignant pleural mesothelioma. Expert Rev Respir Med. 2010;4(3):363–72.
49. Kendi AT, Kara S, Altinok D, Keskil S. Sinonasal ossifying fibroma with fluid-fluid levels on MR images. AJNR Am J Neuroradiol. 2003;24(8):1639–41.
50. Even-Sapir E, Metser U, Mishani E, Lievshitz G, Lerman H, Leibovitch I. The detection of bone metastases in patients with high-risk prostate cancer: 99mTc-MDP Planar bone scintigraphy, single- and multi-field-of-view SPECT, 18F-fluoride PET, and 18F-fluoride PET/CT. J Nucl Med. 2006;47(2):287–97.

51. Maris JM, Hogarty MD, Bagatell R, Cohn SL. Neuroblastoma. Lancet. 2007;369(9579):2106–20.
52. Fish JD, Grupp SA. Stem cell transplantation for neuroblastoma. Bone Marrow Transplant. 2008;41(2):159–65.
53. De Smet AA. How i diagnose meniscal tears on knee MRI. Am J Roentgenol. 2012;199(3):481–99.
54. Wertman M, Milgrom C, Agar G, Milgrom Y, Yalom N, Finestone AS. Comparison of knee SPECT and MRI in evaluating meniscus injuries in soldiers. Isr Med Assoc J. 2014;16(11):703–6.
55. Palestro CJ, Love C, Schneider R. The evolution of nuclear medicine and the musculoskeletal system. Radiol Clin North Am. 2009;47(3):505–32.
56. Van der Wall H, Lee A, Magee M, Frater C, Wijesinghe H, Kannangara S. Radionuclide bone scintigraphy in sports injuries. Semin Nucl Med. 2010;40(1):16–30.
57. Grant FD, Fahey FH, Packard AB, Davis RT, Alavi A, Treves ST. Skeletal PET with 18F-fluoride: applying new technology to an old tracer. J Nucl Med. 2008;49(1):68–78.
58. Senocak O, Degirmenci B, Ozdogan O, Akalin E, Arslan G, Kaner B, et al. Technetium-99m human immunoglobulin scintigraphy in patients with adhesive capsulitis: a correlative study with bone scintigraphy. Ann Nucl Med. 2002;16(4):243–8.
59. Huellner MW, Strobel K. Clinical applications of SPECT/CT in imaging the extremities. Eur J Nucl Med Mol Imaging. 2014;41 Suppl 1:S50–8.
60. Ryan PJ, Evans PA, Gibson T, Fogelman I. Chronic low back pain: comparison of bone SPECT with radiography and CT. Radiology. 1992;182(3):849–54.
61. Sumer J, Schmidt D, Ritt P, Lell M, Forst R, Kuwert T, et al. SPECT/CT in patients with lower back pain after lumbar fusion surgery. Nucl Med Commun. 2013;34(10):964–70.
62. DiGiovanni CW, Patel A, Calfee R, Nickisch F. Osteonecrosis in the foot. J Am Acad Orthop Surg. 2007;15(4):208–17.
63. Kester RR, Welch JP, Sziklas JP. The 99mTc-labeled RBC scan. A diagnostic method for lower gastrointestinal bleeding. Dis Colon Rectum. 1984;27(1):47–52.
64. Bentley DE, Richardson JD. The role of tagged red blood cell imaging in the localization of gastrointestinal bleeding. Arch Surg. 1991;126(7):821–4.
65. Howarth DM. The role of nuclear medicine in the detection of acute gastrointestinal bleeding. Semin Nucl Med. 2006;36(2):133–46.
66. Leder KS, Barlam TF. A case of paraspinal abscess and diskitis due to Peptostreptococcus micros. Clin Infect Dis. 2000;30(3):622–3.
67. Ibrahim NA, Fadeyibi IO. Ectopic thyroid: etiology, pathology and management. Hormones (Athens). 2011;10(4):261–9.
68. Hijaz TA, Cento EA, Walker MT. Imaging of head trauma. Radiol Clin North Am. 2011;49(1):81–103.
69. Marmarou A, Young HF, Aygok GA. Estimated incidence of normal pressure hydrocephalus and shunt outcome in patients residing in assisted-living and extended-care facilities. Neurosurg Focus. 2007;22(4):E1.
70. Joffe HV, Goldhaber SZ. Upper-extremity deep vein thrombosis. Circulation. 2002;106(14):1874–80.
71. Leijte JA, Valdes Olmos RA, Nieweg OE, Horenblas S. Anatomical mapping of lymphatic drainage in penile carcinoma with SPECT-CT: implications for the extent of inguinal lymph node dissection. Eur Urol. 2008;54(4):885–90.
72. Sondak VK, King DW, Zager JS, Schneebaum S, Kim J, Leong SP, et al. Combined analysis of phase III trials evaluating [(9)(9)mTc]tilmanocept and vital blue dye for identification of sentinel lymph nodes in clinically node-negative cutaneous melanoma. Ann Surg Oncol. 2013;20(2):680–8.
73. Hartman TE. Radiologic evaluation of the solitary pulmonary nodule. Radiol Clin North Am. 2005;43(3):459–65.
74. Kumar R, Halanaik D, Malhotra A. Clinical applications of positron emission tomography-computed tomography in oncology. Indian J Cancer. 2010;47(2):100–9.
75. Miller MR, Hankinson J, Brusasco V, Burgos F, Casaburi R, Coates A, et al. Standardisation of spirometry. Eur Respir J. 2005;26(2):319–38.
76. Kligerman SJ, Groshong S, Brown KK, Lynch DA. Nonspecific interstitial pneumonia: radiologic, clinical, and pathologic considerations. Radiographics. 2009;29(1):73–87.
77. Duran-Menducuti A, Sodickson A. Imaging evaluation of the pregnant patient with suspected pulmonary embolism. Int J Obstet Anesth. 2011;20(1):51–9.
78. Kim SH, Lee JM, Han JK, Lee JY, Kim KW, Cho KC, et al. Intrapancreatic accessory spleen: findings on MR Imaging, CT, US and scintigraphy, and the pathologic analysis. Korean J Radiol. 2008;9(2):162–74.
79. Front D, Israel O, Groshar D, Weininger J. Technetium-99m-labeled red blood cell imaging. Semin Nucl Med. 1984;14(3):226–50.
80. Sundin A. Imaging of adrenal masses with emphasis on adrenocortical tumors. Theranostics. 2012;2(5):516–22.

索 引

A
阿尔茨海默病　121,308

B
鼻咽癌　12-16
鼻中隔　14,15,143,404

C
苍白球　134,456
侧裂池　133,456
侧脑室　4,5,8,9,125-137,290,297,305,456
成软骨细胞性骨肉瘤　261

D
大脑镰　2,6,7,122-133,318,325,457
大圆肌　152-156,178,179
胆管癌　63-65
癫痫　333
顶叶　3,4,8,123,303-305,309-312,325,334,422

E
额窦　9,138,422
额上回　3,4,124,129,130,136
腭扁桃体　17,20,146,206-208,405

F
反应性淋巴结　101,188,203,241
放射冠　129,130
非霍奇金淋巴瘤　428
非小细胞性肺癌　464
肺不张　159,160,173,382,417
肺腺癌　282
缝匠肌　102-105,109-111,263-268,383,424,461
副脾　468,471,472
腹股沟淋巴结　77,102,103,251,275-277,461

G
肝细胞癌　63,234,360
肝右静脉　29,41,48,61,83,449
肝圆韧带　228,238
肝中静脉　29,41,48,61,83,158
肝左静脉　29,41,48,61,83

G
冈上肌　271,365,422,462
冈下肌　152-156,176,177,179,210,212,271,422,462
膈脚　30,31,37,38,43,185,228,251,253,254,279,361
宫颈癌　85-89,94,96,97,100,461
骨转移　1,6,12,112-114,151,157,159,376,396,420

H
黑色素瘤　375,459,460,462
滑膜肉瘤　101,106,107

J
甲状旁腺腺瘤　403,411-416
甲状腺滤泡癌　401
间变性大细胞淋巴瘤　448
颈内动脉　14-16,23

K
扣带回　122,131,134,314,327

L
立体定向活检　1
镰状韧带　158,361
淋巴结转移　12,13,17,19-22,31-33,39,74-80,91
　　　　　　-93,144,147,151,159,165,166,169,222
　　　　　　-224,244,278,340,343
鳞状细胞癌　18,85,144,463,464
瘤周水肿　3,4,7,8,122
滤泡性淋巴瘤　251

M
毛细胞性星形细胞瘤　288,289,292,293

N
脑积水　456,457
脑膜瘤　122,126-132
脑桥　10,11,141,142,308,316,323,332,455
内乳血管　34

黏液腺癌 241
黏液性脂肪肉瘤 101

P

帕金森病 121,317
膀胱癌 174,424
皮样囊肿 38
胼胝体 4,5,122,129-132,456
平滑肌肉瘤 69-74

Q

前锯肌 83,157,413
前哨淋巴结 459,461-463

R

乳腺癌 31,32,150,151,340,344,361,363,420,421,
425,434

S

上腔静脉 26,153-157,177,248-250,381,398,413,
415
上矢状窦 6-9,122-133,318,325
神经嵴细胞肿瘤 385
神经节细胞瘤 386
神经内分泌肿瘤 349,352-355,364-371,375-381,
383,384
神经鞘瘤 63,67-69
肾母细胞瘤 203,214,215
肾细胞癌 277,278,281,282,349,352-355,473
生理性摄取 203,244,293-295,302,324,345-347,
349,352-355,377,388
生殖细胞瘤 296,299-301
嗜铬细胞瘤 372-374,385
输尿管扩张 12

T

头臂动脉 24,25,84,413

W

尾状核 5,9,131-133,317-320,327,329,335,456
胃癌 35,37-39,45,216,420

胃肠道间质瘤 188

X

下腔静脉 29-31,40-43,49-52,54-57,59-62,64-66,
69-74,80-83,227-233,256,448-451,469-471
小细胞肺癌 159,161-168,170-173
斜方肌 22,23,148,155-157,210,271,403,405,407,
412,416,454,460
胸大肌 24,33,84,152-156,177,211,271,365,409,
420,436,462,463
胸导管 217
胸锁乳突肌 20-23,146-148,175,196-198,390,397,
403,406,413,459,463
许莫结节 441,444,446
眩晕 1,288
血管细胞瘤 349-351

Y

炎性肠套叠 21
乙状结肠癌 1,6,12,58
异位甲状腺 455
印戒细胞癌 38
原发性震颤 317
原发性中枢神经系统淋巴瘤 2-4

Z

粘连性关节囊炎 437
脂肪肉瘤 38-46,101,108,110,111
直肠癌 74-77
中央沟 122,123
中央后回 2-4,6-8,122,123
中央静脉 458
中央前回 2-4,7,8,122,123
蛛网膜下腔 124,456
主肺动脉窗 178-180
转移性淋巴结 18,149,150,156,216,272,340

其他

FDG PET/MRI 1
Vater 壶腹 58
von Hippel-Lindau 综合征 349